Inhalt

Hinweis: Selbstverständlich sprechen wir in diesem Werk Personen jeglichen Geschlechts an.

1 Ausbildungsstart – Pflegehelfer/-in werden und eine berufliche Identität entwickeln

1.1 In der Schule und in der Lerngruppe ankommen

1. Sie haben sich für eine Ausbildung in der Pflegehilfe entschieden. Neben den praktischen Einsätzen werden Sie den theoretischen Unterricht in der Berufsschule besuchen. Für einige von Ihnen liegt der letzte Schulbesuch schon eine Weile zurück, andere haben gerade erst ihren Schulabschluss abgelegt und sind den Schulalltag noch gewöhnt. Um sich besser kennenzulernen, füllen Sie den nachfolgenden Fragebogen zum „Ankommen in der Lerngruppe und in der Schule" aus und stellen Sie ihn anschließend in Ihrem neuen Klassenverband vor.

Steckbrief

Allgemeine Daten: Name, Alter, Geburtsort/-land, Familienstand, ggf. Kinder, Geschwister

Was habe ich vor Beginn der Ausbildung in Bezug auf Schul- oder Berufsausbildung gemacht?

Welche Gründe waren für mich ausschlaggebend, sich für die Ausbildung in der Pflegehilfe zu bewerben?

Welche Hobbys habe ich bzw. womit beschäftige ich mich in der Freizeit?

Wo liegen meine Stärken im Unterricht (Kommunikation / Computer- oder Sprachkenntnisse …) und wo meine Schwächen?

Was schätze ich an anderen Menschen bzw. was mag ich überhaupt nicht?

Was wünsche ich mir für die Zusammenarbeit in meiner neuen Klasse?

Welche Wünsche und Erwartungen habe ich an die Ausbildung und an meine Fachlehrer/-innen?

2. Vervollständigen Sie den Lückentext zum Thema „Lernen“ mithilfe der Begriffe im Kasten.

Unterrichtsinhalte, Materialien, Lernabsicht, Zuschauen, behält, absichtlich, Wissenserwerb, zwei, beiläufig, Erfahrung, abgespeichert, Leistungsüberprüfungen

Lernen ist ein individueller, auf ______________ basierender Prozess, der über einen gewissen Zeitraum zum ______________ führt. Dabei gibt es im wesentlichen ______________ Arten, um sich das Wissen anzueignen. Man kann ______________ oder beiläufig lernen. Absichtlich lernt man beispielsweise in der Schule, um sich ______________ einzuprägen oder um sich auf ______________ vorzubereiten. Sehr oft im täglichen Leben lernen wir ______________ das bedeutet, dass man ohne konkrete ______________ Inhalte aufnimmt und ______________. Ein Beispiel wäre das ______________ bei der Körperpflege eines Pflegeempfängers. Ganz nebenbei hat man sich die ______________ und die Abfolge der Handlung gemerkt und ______________.

3. Eine wichtige Grundvoraussetzung für ein geeignetes Lernklima ist die Einrichtung eines optimalen Lern- und Arbeitsplatzes. Nummerieren Sie die Felder des Arbeitsplatzes. Beispielhaft ist hier ein Rechtshänderarbeitsplatz vorgegeben.

1 Dieses Feld ist die Arbeitsfläche. Hier liegt alles, woran gerade gearbeitet wird, z. B. der Unterrichtshefter oder das Arbeitsbuch.
2 Hier liegen zusätzliche Arbeitsmaterialien, z. B. das Lehrbuch.
3 Dies ist der Platz für Schreibzeug, Lineal, Schere und Schreibtischbeleuchtung.
4 Hier liegen die Materialien, mit denen man heute schon gearbeitet hat. Sie verbleiben so lange dort, bis man mit allen Aufgaben fertig ist und die Schulsachen für den nächsten Tag packt.

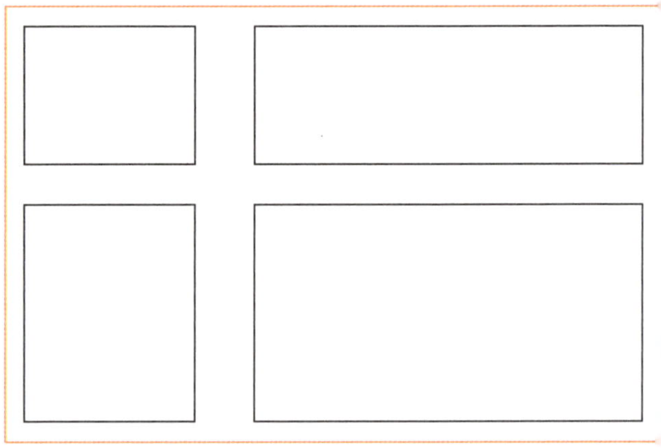

Welche Dinge haben nichts auf dem Schreibtisch zu suchen?

____

____

____

____

____

____

____

____

____

____

____

4. Jeder lernt anders. Wenn man sich jedoch an seinem individuellen Lerntyp orientiert, fällt es leichter, die Lernfähigkeit, die Gedächtnisarbeit und die Denkfähigkeit zu verbessern. Finden Sie zunächst die vier Lerntypen im Suchworträtsel heraus und ordnen Sie diese dann den Aussagen zu.

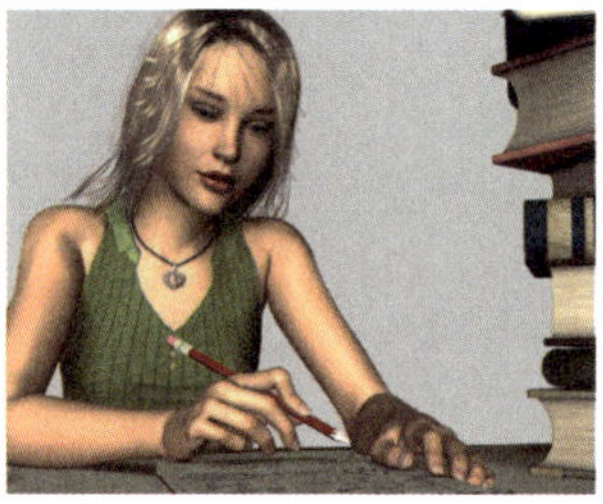

A	V	F	M	Z	J	K	S	Y	E	Q	A	C	X	D	B
C	H	K	O	M	M	U	N	I	K	A	T	I	V	E	R
A	J	B	T	A	V	F	R	W	Y	S	Q	V	X	G	Z
U	U	R	O	L	K	U	Z	T	S	Y	X	W	A	R	Z
D	R	Z	R	V	E	W	A	Y	D	U	I	O	M	H	J
I	E	V	I	S	U	E	L	L	E	R	J	I	A	C	V
T	W	K	S	F	A	N	H	Z	E	R	X	S	Q	T	U
I	Q	I	C	G	S	____________ Lerntyp									L
V	A	O	H	H	N	____________ Lerntyp									J
E	X	D	E	E	H	____________ Lerntyp									O
R	C	S	R	A	J	____________ Lerntyp									X

Aussagen	Lerntyp
Person kann Mitschriften vor ihrem „geistigen Auge" sehen und wiedergeben.	____________
Person kann mit dem bloßen Tafelbild nichts anfangen, sie braucht einen gut erläuterten Unterricht dazu.	____________
Person kann sich Unterrichtsinhalte besser einprägen, wenn der Lehrende übersichtliche Tafelbilder und Lehrfilme im Unterricht einsetzt.	____________
Person prägt sich den Unterrichtsstoff am besten ein, wenn sie diesen im Anschluss an den Unterricht noch einmal mit den Mitlernenden bespricht.	____________
Person verinnerlicht Themen am besten, wenn sie körperlich dargestellt werden können, z. B. im Rollenspiel.	____________
Person kann Inhalte, die sie gehört hat, z. B. bei Sprach-Apps, gut wiedergeben.	____________
Person kann die Unterrichtsinhalte am besten durch „Learning by doing", z. B. Durchführen einer Körperwaschung, verinnerlichen.	____________
Person bereitet sich auf Klausuren und andere Tests am liebsten durch gemeinsames Lernen mit den Mitlernenden vor.	____________

5. Geben Sie den Lerntypen Tipps, was sie bei der Aufnahme bzw. Verarbeitung von Unterrichtsinhalten beachten sollten.

Auditiver Lerntyp: ____

____

Visueller Lerntyp: ____

____

Motorischer Lerntyp: ____

____

Kommunikativer Lerntyp: ____

____

6. Ergänzen Sie den Lückentext zum Thema „Zeitmanagement“ unter Verwendung der im Kasten stehenden Begriffe.

Wochenende, Wichtiges, Ruhephasen, Fernziele, überlastet, Lerngemeinschaften, Konzentrieren, Fazit, Lerninhalte, Ausbildung, Überforderung, belohnen, Stress, Leistungshoch, Umgang, Prioritäten, Lernerfolg, Motivation, Wochenablauf, Wechsel

„Zeitmanagement“ → ein Fremdwort für Sie?

Oft erleben Lernende gerade zu Beginn ihrer ______________, dass sie sich völlig ______________ fühlen von der Flut der vermittelten ______________. Die anfänglich hohe ______________ lässt nach, ein sichtbarer ______________ bleibt aus. Um dem entgegenzuwirken und den effektiven ______________ mit Zeit zu erlernen, sollten einige Grundsätze beachtet werden:

Setzen Sie sich ______________, trennen Sie ______________ von Unwichtigem.

______________ Sie sich immer nur auf eine Aufgabe.

Planen Sie Ihren Tages- oder ______________.

Finden Sie Ihr ______________ im Tagesverlauf heraus und arbeiten Sie in diesem Zeitraum konzentriert an Ihren Aufgaben; in Ihrem persönlichen „Tagestief“ ______________ einplanen;

______________ zwischen Konzentration und Entspannung beugt ______________ vor.

Setzen Sie sich Nah- und ______________ mit verbindlichen Terminvorgaben. Wenn Sie Ihre Ziele erreicht haben, ______________ Sie sich.

Bei ______________ mit bestimmten Aufgaben Mitschüler oder Kolleginnen um Hilfe bitten, ggf ______________ bilden.

Am Tages- oder ______________ persönliches ______________ ziehen, was gut gelungen ist und was noch optimiert werden müsste.

7. Erstellen Sie einen grob strukturierten Plan Ihres Tagesablaufs in der Schulzeit. Stellen Sie Ihre Pläne in einer Unterrichtsdiskussion vor. Haben Sie einen ausgewogenen Tagesplan oder zeichnet sich eine beginnende Überforderung ab? Wo könnten Änderungen helfen?

Zeit	Tagesablauf in der Schule

8. Es gibt eine Vielzahl von Lerntechniken, die das Einprägen von Lerninhalten erleichtern. Eine kleine Auswahl ist nachfolgend dargestellt.

Lernen aus Texten

Beispieltext: Das Drei-Zeugen-Testament
Es müssen drei Zeugen anwesend sein, die weder gesetzliche Erben des Erblassers sind noch in dem Nottestament bedacht werden. Der Erblasser muss seinen Letzten Willen mündlich vor diesen drei Zeugen erklären. Davon wird eine Niederschrift mit Datum, Namen des Erblassers und der drei Zeugen sowie der eigenhändigen Unterschrift der Zeugen angefertigt. Die Niederschrift wird dem Erblasser vorgelesen und er genehmigt sie. Das Nottestament verliert seine Gültigkeit, wenn drei Monate nach Errichtung des Drei-Zeugen-Testaments verstrichen sind und der Erblasser noch am Leben ist.

a) Markieren Sie die wichtigsten Aussagen, um so die wesentlichen Aussagen schnell lernen zu können.

Eselsbrücken (Merksprüche)

Ileus heißt Darmverschluss, dann ist mit dem Stuhlgang Schluss.

b) Geben Sie ein weiteres Beispiel an.

____

Geschichtentechnik

c) Fügen Sie die vorgegebenen Begriffe zu einer kleinen Geschichte zusammen, um sich so die Begriffe leichter merken zu können.

BETT BEET BEERE BERUF BEIN

____

____

____

____

Lernen mit Karteikarten

d) Beim Lernen mit Karteikarten können Sie vorn die Frage und hinten die Antwort notieren, um so Ihr Wissen zu testen. Im Beispiel ordnen Sie bitte die Vorder- und Rückseiten der Sprichwortkarten korrekt zu, indem Sie Verbindungslinien ziehen.

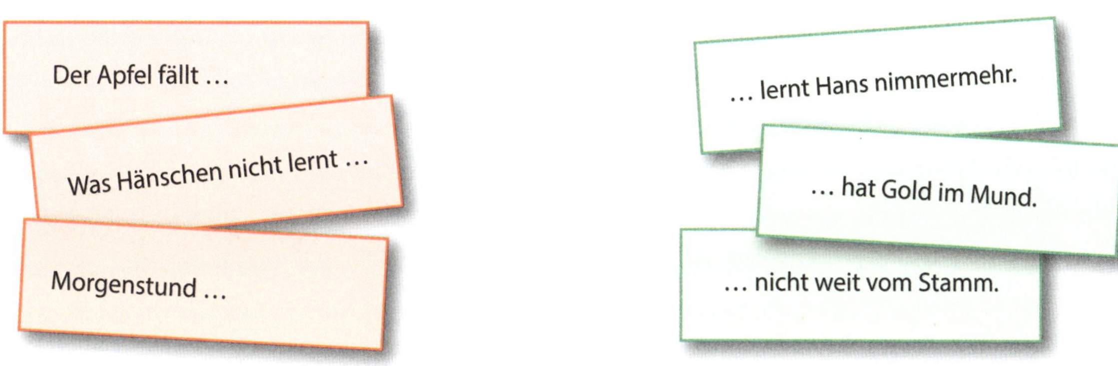
Der Apfel fällt …
Was Hänschen nicht lernt …
Morgenstund …
… lernt Hans nimmermehr.
… hat Gold im Mund.
… nicht weit vom Stamm.

9. Beim Ausarbeiten eines Vortrags wird zwischen einer äußeren und einer inneren Struktur unterschieden. Ordnen Sie die vorgegebenen Elemente den beiden Arten zu, indem Sie Verbindungslinien ziehen.

Äußere Struktur eines Vortrags	Hauptteil
	Handout für die Zuhörer
	Thema des Vortrags
	Literaturverzeichnis
	Inhaltsverzeichnis (Gliederung)
Innere Struktur eines Vortrags	Namen der am Vortrag beteiligten Personen
	Einleitung
	Datum, ggf. Ort
	Schluss und Fazit
	Name der Lehrkraft/des Lernfelds oder Unterrichtsfachs

10. Geben Sie die logische Reihenfolge der inneren Strukturelemente (siehe Aufgabe 9) an.

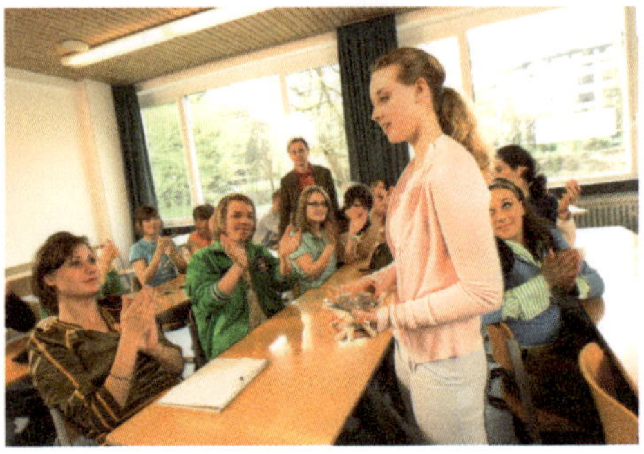

11. Nicht jeder ist ein großer Freund vom Präsentieren und Halten von Vorträgen. Das A und O ist dabei die Vorgehensweise beim Erarbeiten. Wie gehen Sie beim Ausarbeiten eines Vortrags vor? Erstellen Sie eine stichpunktartige Übersicht. Erörtern Sie anschließend das Thema im Unterricht. Wer hat besonders hilfreiche Ideen?

1.2 In der Pflegepraxis im Team ankommen

1. Ihr Ausbildungsberuf beinhaltet eine Vielzahl von Tätigkeiten rund um die Pflege von Menschen aller Altersstufen. Betrachten Sie die Fotos. Welche Tätigkeiten sind zu erkennen? Notieren Sie diese unter den Fotos.

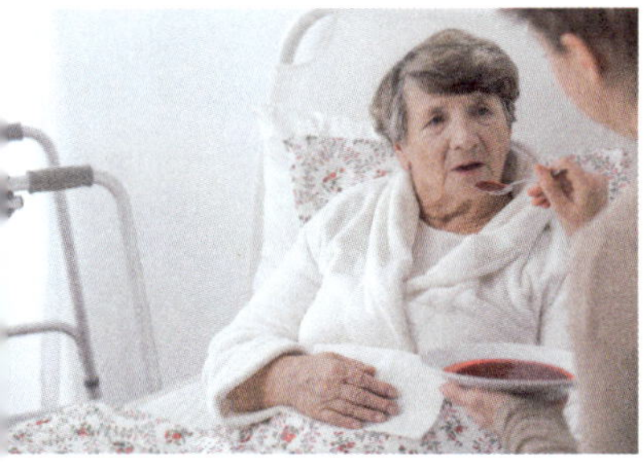

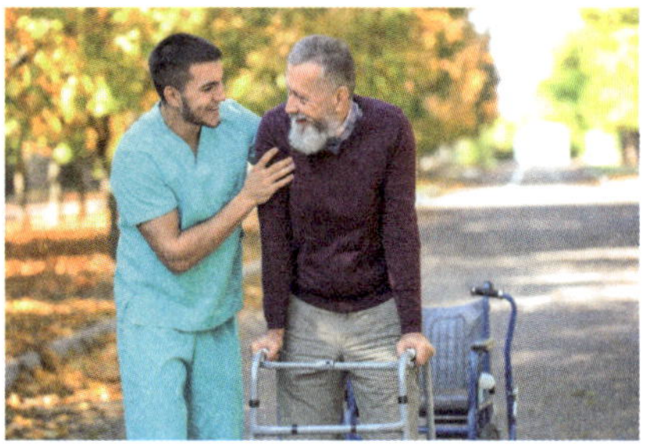

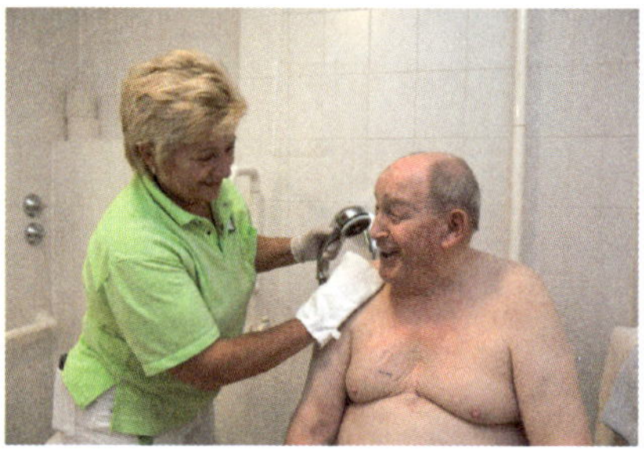

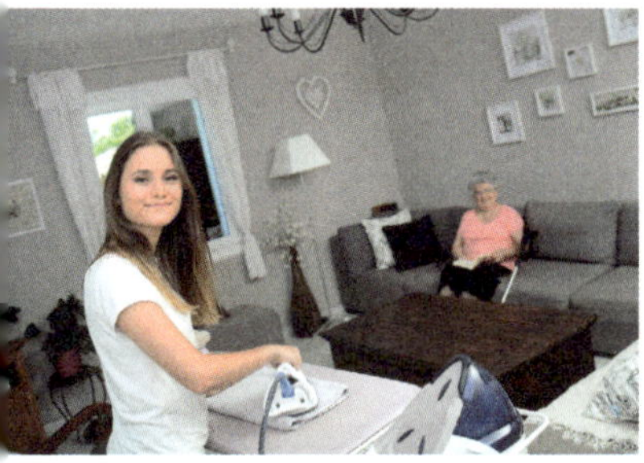

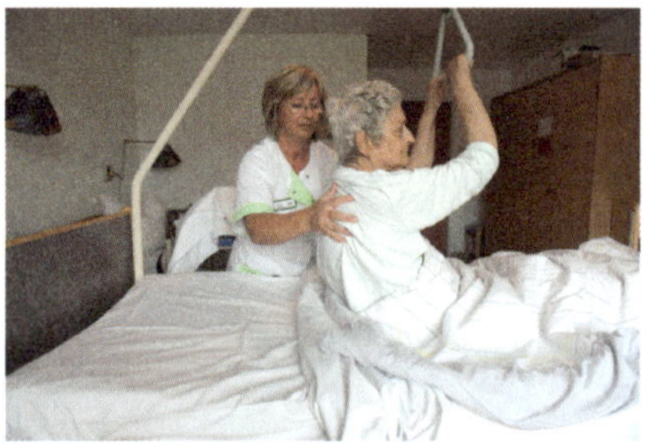

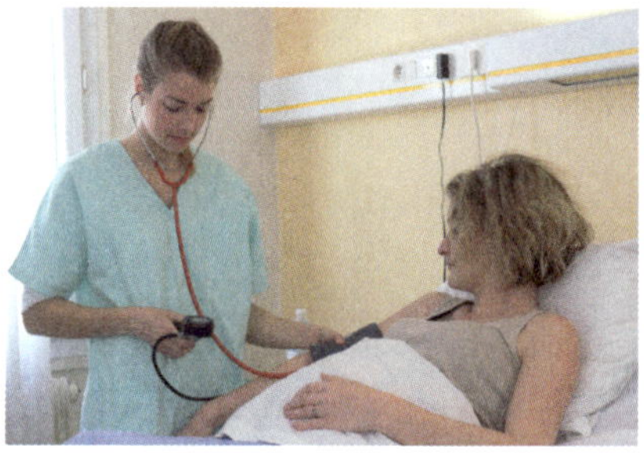

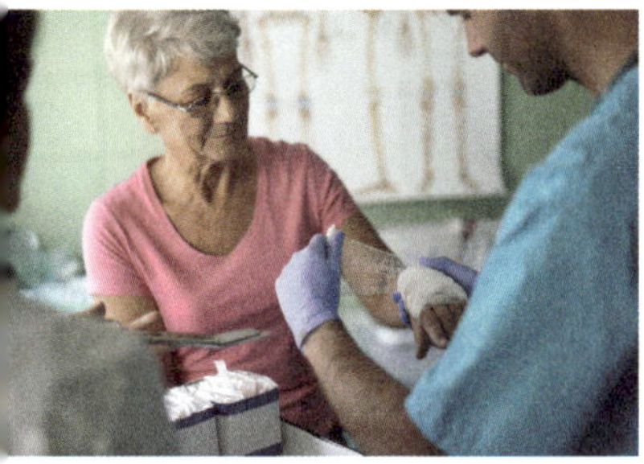

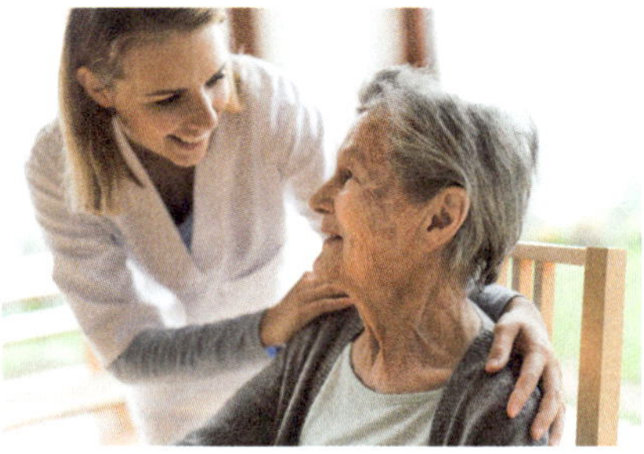

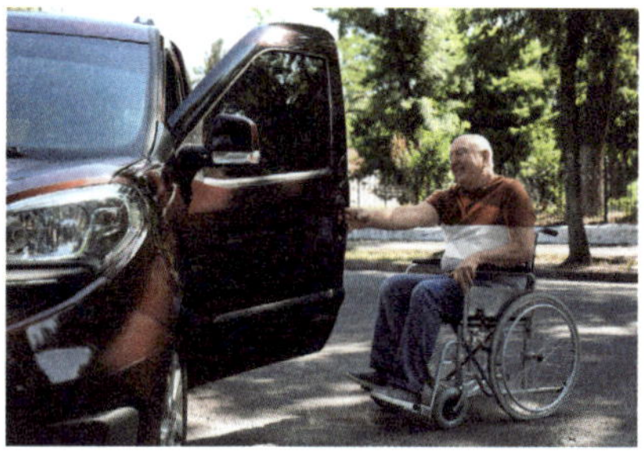

2. Ergänzen Sie weitere Tätigkeiten, die in Ihr Aufgabengebiet in der Pflegehilfe gehören.

3. Die Einsatzmöglichkeiten in der Pflegehilfe sind breit gefächert und umfassen präventive, kurative, rehabilitative und palliative Pflegebereiche. Erklären Sie die Unterschiede der Pflegeintentionen und in welchen Einrichtungen sie Anwendung finden.

präventive Pflege:

Einrichtung:

kurative Pflege:

Einrichtung:

rehabilitative Pflege:

Einrichtung:

palliative Pflege:

Einrichtung:

4. Stellen Sie Ihre Praxiseinrichtung Ihren Mitschülern vor. Geben Sie einen Überblick über die Spezifik der Pflegeeinrichtung (einschließlich des Pflegeleitbilds), die Einrichtungsgröße und die Anzahl der zu pflegenden Personen.

.3 Berufliche Identität entwickeln

.3.1 Pflege als Beruf

1. Auf den Fotos sind Personen abgebildet, die die Geschichte der Pflege geschrieben haben bzw. schreiben. Arbeiten Sie die besonderen Verdienste der abgebildeten Persönlichkeiten unter Zuhilfenahme externer Quellen heraus. Vergleichen Sie im Unterrichtsgespräch.

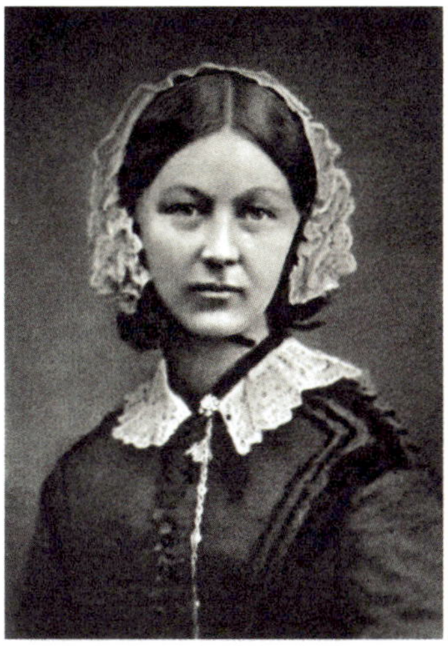

Florence Nightingale
1820 – 1910

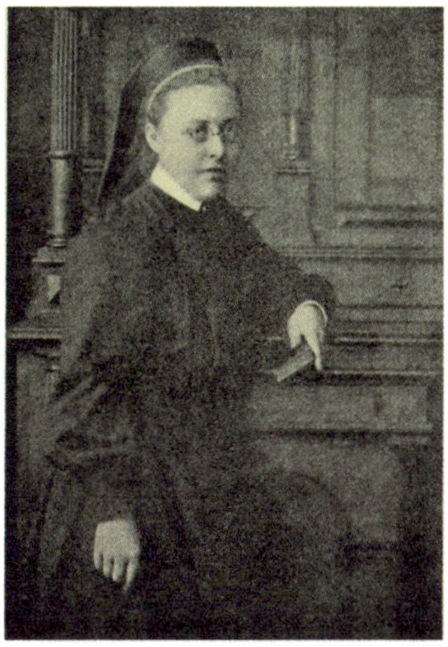

Agnes Karll
1868 – 1927

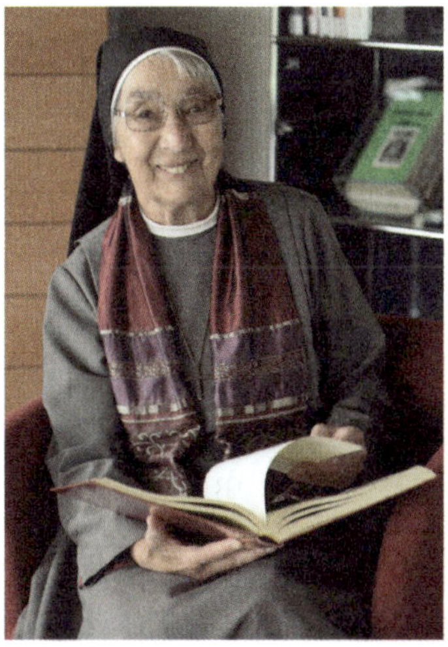

Liliane Juchli
1933 – 2020

2. Das Pflegeberufegesetz löste am 01. Januar 2020 das bis dahin gültige Altenpflegegesetz und das Krankenpflegegesetz ab. Die generalistische Pflegeausbildung hat als oberste Zielsetzung, die Ausbildung so zu gestalten, dass der Ausbildungsberuf zur Pflegefachperson deutlich an Attraktivität gewinnt und man so den Fachkräftemangel in der Pflege lindern kann. Zusätzlich erfolgte die Einführung der einjährigen Pflegehilfeausbildung. Informieren Sie sich in einer Internetrecherche über die Ausbildungsmöglichkeiten im Anschluss an diese. Beantworten Sie anschließend die folgenden Fragen.

a) Welche bisherigen Ausbildungsberufe wurden in der generalistischen Pflegeausbildung zusammengeführt?

b) Wie heißt der Berufsabschluss?

c) Wie lange dauert die Ausbildung?

d) Wie ist die Ausbildung gegliedert?

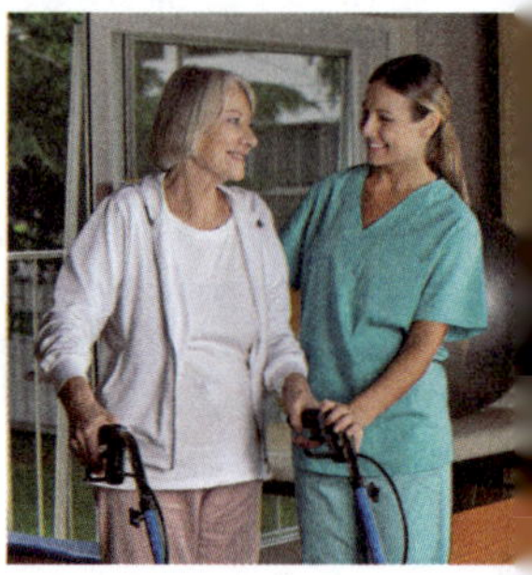

e) Welche Zugangsvoraussetzungen müssen die Auszubildenden erfüllen?

1.3.2 Prozesshaft pflegen

Der 6-schrittige Pflegeprozess

1. Der Pflegeprozess ist die Arbeitsgrundlage in der professionellen Pflege. Die notwendigen Einzelschritte können in einem Regelkreis dargestellt werden. Bringen Sie die vorgegebenen Begriffe in eine logische Reihenfolge. (Darstellung des inhaltlich gleichen Regelkreises ist je nach Autor auch als 4- bzw. 5-Phasen-Modell möglich.)

Planung von Zielen – Planung von Maßnahmen – Einschätzung/Informationssammlung – Überprüfung und Beurteilung der Wirkung der Pflege – Durchführung der Pflegemaßnahmen – Benennung der Ressourcen und Probleme

1. ______

2. ______

3. ______

4. ______

5. ______

6. ______

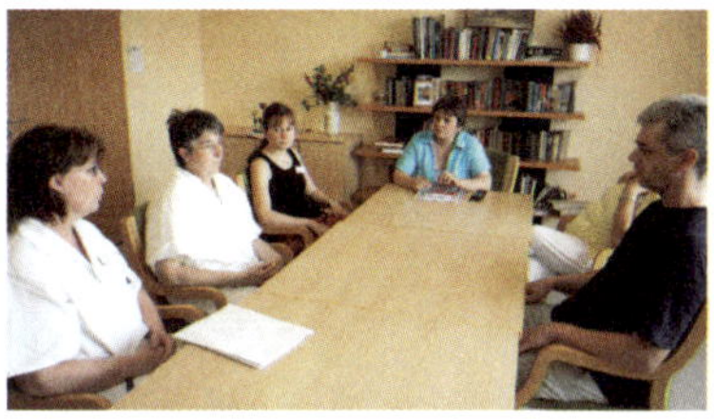

In einer Informationssammlung werden Daten zur Einschätzung der Situation der zu pflegenden Person zusammengetragen. Dabei unterscheidet man zwischen subjektiven und objektiven Daten. Erklären Sie den Unterschied der beiden Begriffe.

Subjektive Daten:

Objektive Daten:

3. Tragen Sie die aktuellen Probleme im nachfolgenden Fallbeispiel zusammen. Versuchen Sie, danach potenzielle Probleme abzuleiten.

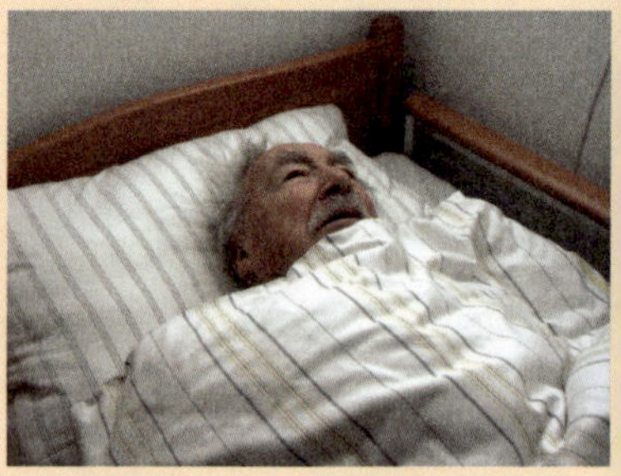

Herr Meier, 92 Jahre, lebt seit vier Jahren im Seniorenheim „Alpenrose". Er hat zu vielen Bewohnern einen guten Kontakt aufgebaut. Regelmäßig nimmt er an den wöchentlich stattfindenden Skatabenden teil. Dabei kann er seine bestehende Schwerhörigkeit mit einem Hörgerät ausgleichen. Seit einem Jahr nutzt Herr Meier für längere Strecken einen Rollator. Dadurch kann er wieder das Heim verlassen und dreimal in der Woche mit seinem Sohn im angrenzenden Park spazieren gehen. Vor zwei Wochen rutschte Herr Meier jedoch bei der Körperpflege auf dem nassen Boden des Bades aus. Der Arzt stellte eine Verstauchung und Bänderdehnung im linken Sprunggelenk fest. Die starken Schmerzen lassen Herrn Meier trotz der Schmerzmedikamente kaum zur Ruhe kommen. Schlaflosigkeit plagt ihn. Er ist oft launisch und ungehalten. Alle Versuche, Herrn Meier zum Aufstehen zu bewegen, scheitern. Er verschließt sich dem Pflegepersonal zunehmend, versteckt das Hörgerät und liegt vollkommen passiv im Bett.

Aktuelle Probleme:

Potenzielle Probleme:

4. Welche Ressourcen könnte man bei Herrn Meier versuchen zu nutzen?

5. Nach der Festlegung von Pflegezielen können konkrete Pflegemaßnahmen zugeordnet werden. Finden Sie die passenden Kombinationen aus Zielen und Maßnahmen heraus und verbinden Sie diese.

Pflegeziel
Frau Sammut fühlt sich verstanden
Frau Sammut hat regelmäßigen Stuhlgang
Frau Sammut fühlt sich sauber und wohl
Frau Sammut fühlt sich sicher bei der Mobilisation

Pflegemaßnahme
In Gesprächen auch auf nonverbale Äußerungen achten
Verwendung eines Rollators während der Mobilisation
Hilfestellung während der Körperpflege geben
Auf regelmäßige Flüssigkeitsaufnahme achten

Weitergabe und Dokumentation von Informationen

6. Herkömmliche Dokumentationssysteme für die stationäre Langzeitpflege und ambulante Pflege enthalten fünf Formulare, auf denen alle für die Pflege notwendigen Eintragungen erfasst werden können. Geben Sie diese an.

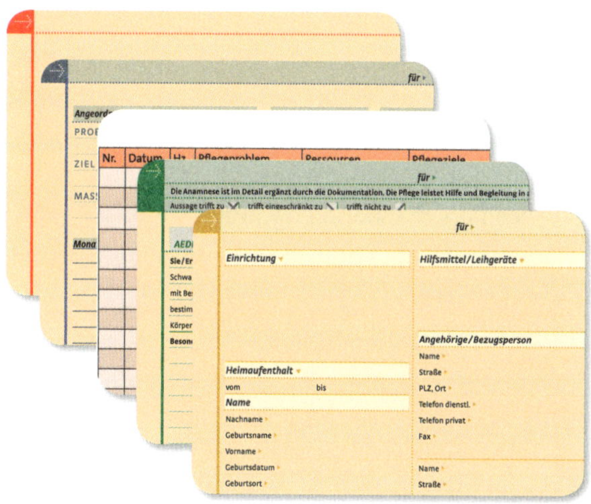

7. Beim Strukturmodell, welches ebenfalls in der stationären Langzeitpflege und in der ambulanten Pflege angewandt wird, erkennt man eine deutliche Reduktion der Dokumentation. Welche Formulare werden hier genutzt?

8. Welche Daten enthält eine Patientenakte in der stationären Akutpflege?

9. Sie waren gerade im Bad und haben Herrn Simon bei der Grundpflege unterstützt. Nach der Körperpflege begleiten sie ihn zum Bett zurück. Nachdem Herr Simon auf der Bettkante sitzt, gibt er an, dass er plötzlich so ein flaues Gefühl in der Magengegend hat und dass sein Herz rast. Wie verhalten Sie sich?

10. Kreuzen Sie an, ob die Aussagen zur Dokumentation und Überprüfung der Pflegemaßnahmen richtig oder falsch sind. Falsche Aussagen korrigieren Sie im Unterrichtsgespräch.

Alle Pflegemaßnahmen werden am Dienstende von der Wohnbereichs-/Stationsleitung in den Dokumentationsunterlagen mit Handzeichen, Datum und Uhrzeit abgezeichnet.

Richtig: ☐ Falsch: ☐

Die Ergebnisse (Wirkungen) werden im Pflegebericht dokumentiert.

Richtig: ☐ Falsch: ☐

Informationen sachlich beschreiben, wenn nötig, eigene Bewertungen notieren

Richtig: ☐ Falsch: ☐

Die Pflegedokumentation dient lediglich dem Pflegeteam als Arbeitsgrundlage. Weiteren Personen ist die Einsicht in diese Unterlagen untersagt.

Richtig: ☐ Falsch: ☐

Durch die Pflegedokumentation werden alle Schritte des Pflegeprozesses nachvollziehbar und überprüfbar.

Richtig: ☐ Falsch: ☐

Das Pflegemodell nach Krohwinkel

11. Das Pflegemodell der ganzheitlich fördernden Prozesspflege von Monika Krohwinkel ist in vielen Alten- und Pflegeeinrichtungen Deutschlands konzeptionelle Grundlage für die Pflege und Betreuung. Es orientiert sich an den Aktivitäten, Beziehungen und existenziellen Erfahrungen des Lebens (ABEDL®).
Tragen Sie die 13 ABEDLs® zusammen.

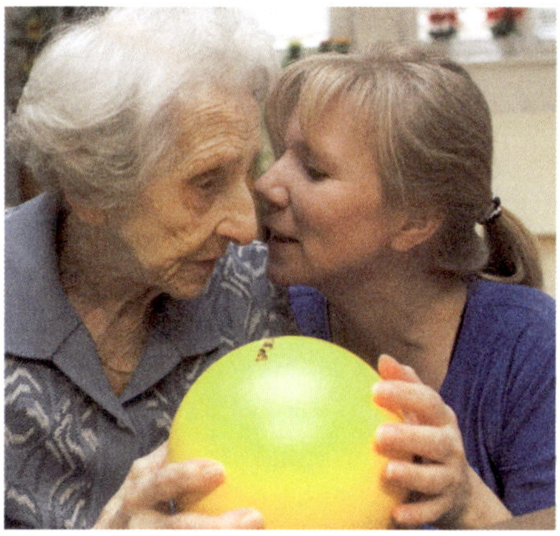

12. Sämtliche alltagsrelevante Aspekte und Handlungen können den ABEDLs® zugeordnet werden. Geben Sie nach dem Lesen der Sätze die passenden ABEDLs® an.

Frau Sinner legt großen Wert auf gepflegte Nägel.

Herr Meier ist mit dem täglichen Wechseln des Anus-praeter-Beutels vertraut.

Frau Borek möchte selbst bei hohen Außentemperaturen ihre Weste anziehen, da sie immer leicht friert.

Frau Grocholl benötigt seit ihrem Schlaganfall ein Spezialbesteck, um weiterhin selbstständig essen zu können.

Herr Rothe erscheint zum Lesekreis immer mit korrekt gebundener Krawatte.

Frau Poerschke leidet unter ihrer zunehmenden Schwerhörigkeit.

Frau Richter genießt es, nach einem Kurzurlaub bei ihren Kindern wieder im eigenen Bett schlafen zu können.

Herr Lehmann hat sich seit dem Tod seiner Frau völlig zurückgezogen, findet aber Trost in seinem festen Glauben.

Mit der farblichen Gestaltung ihrer Tür findet Frau Berke trotz ihrer Demenz immer ihr Zimmer.

Herr und Frau Simon genießen es, händehaltend auf dem Sofa des Wohnbereichs zu sitzen.

Herr Braune möchte am liebsten immer von derselben Pflegeperson gewaschen und versorgt werden.

Mit der Anschaffung eines Rollators hat sich der Aktionsradius von Herrn Schmidt deutlich vergrößert.

as Strukturmodell

3. Für die Entbürokratisierung der Pflegedokumentation wurde das „Strukturmodell" entwickelt, das sowohl in der ambulanten als auch in der stationären Pflege angewandt werden kann. Dieses Modell ist 4-schrittig und löst sich vom 6-schrittigen Pflegeprozess. Zeigen Sie zum Vergleich zu Aufgabe 1 auf S. 13 die Teilschritte des Strukturmodells auf.

Der 4-phasige Pflegeprozess im Sinne des Strukturmodells

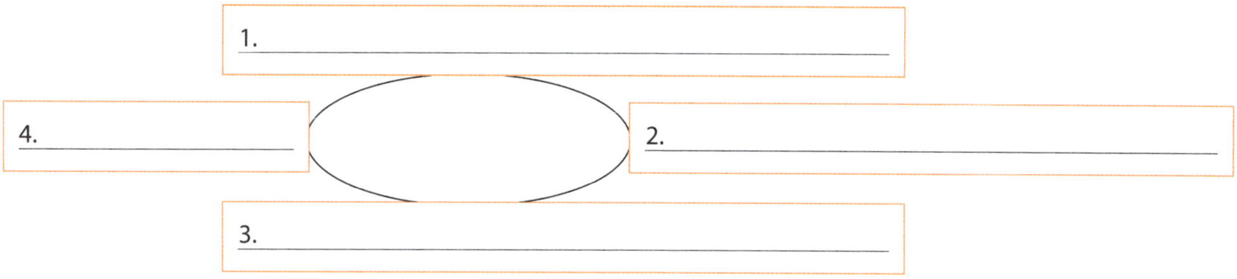

4. Pflegeeinrichtungen, die sich am Strukturmodell orientieren, erstellen als ersten Schritt die sogenannte Strukturierte Informationssammlung (SIS®). Sie besteht aus drei Kernelementen und erfasst den aktuellen Pflegebedarf. Erklären Sie kurz die Inhalte der drei Kernelemente.

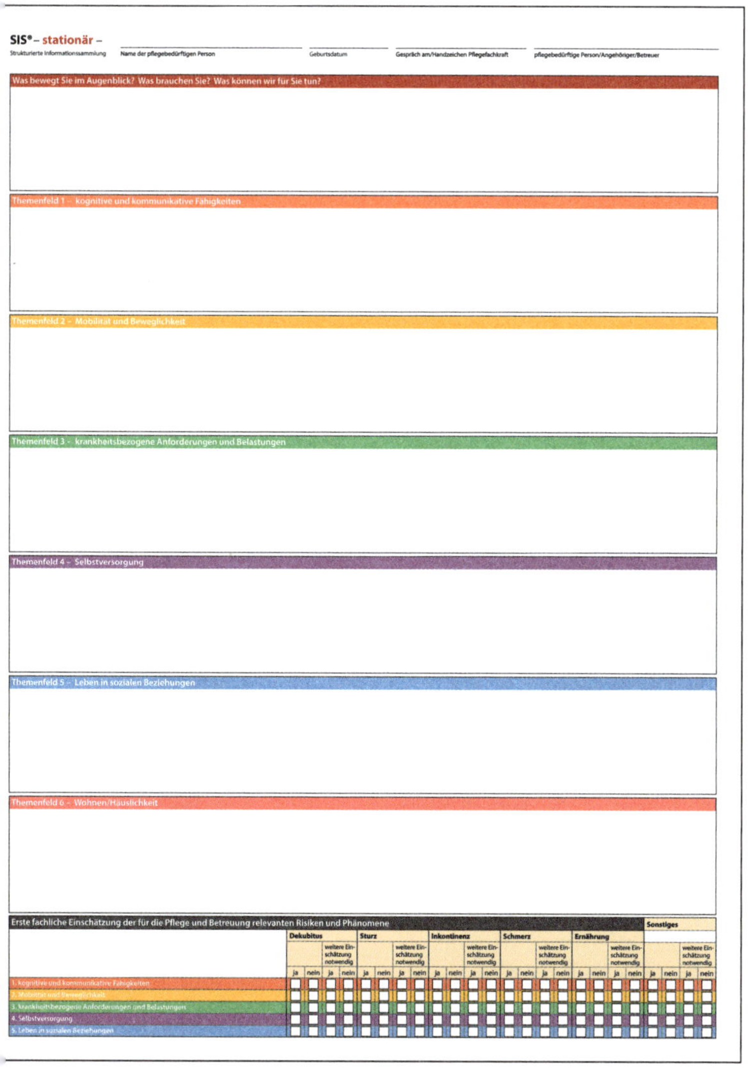
SIS® – stationär –
Strukturierte Informationssammlung

Name der pflegebedürftigen Person | Geburtsdatum | Gespräch am/Handzeichen Pflegefachkraft | pflegebedürftige Person/Angehöriger/Betreuer

Was bewegt Sie im Augenblick? Was brauchen Sie? Was können wir für Sie tun?

Themenfeld 1 – kognitive und kommunikative Fähigkeiten

Themenfeld 2 – Mobilität und Beweglichkeit

Themenfeld 3 – krankheitsbezogene Anforderungen und Belastungen

Themenfeld 4 – Selbstversorgung

Themenfeld 5 – Leben in sozialen Beziehungen

Themenfeld 6 – Wohnen/Häuslichkeit

Erste fachliche Einschätzung der für die Pflege und Betreuung relevanten Risiken und Phänomene	Dekubitus				Sturz				Inkontinenz				Schmerz				Ernährung				Sonstiges			
			weitere Einschätzung notwendig				weitere Einschätzung notwendig				weitere Einschätzung notwendig				weitere Einschätzung notwendig				weitere Einschätzung notwendig				weitere Einschätzung notwendig	
	ja	nein	ja	nein	ja	nein	ja	nein	ja	nein	ja	nein	ja	nein	ja	nein	ja	nein	ja	nein	ja	nein	ja	nein
1. kognitive und kommunikative Fähigkeiten																								
2. Mobilität und Beweglichkeit																								
3. krankheitsbezogene Anforderungen und Belastungen																								
4. Selbstversorgung																								
5. Leben in sozialen Beziehungen																								

1. ______

2. ______

3. ______

1.4 Erste Pflegeerfahrungen reflektieren und verständnisorientiert kommunizieren

1.4.1 Grundlagen der nonverbalen und verbalen Kommunikation

Wahrnehmung

1. Wahrnehmung ist die Aufnahme von Reizen aus der Umgebung mithilfe der Sinnesorgane und deren Verarbeitung. Betrachten Sie die Abbildungen aus dem Blickwinkel einer Pflegeperson. Welche Reize lösen die Wahrnehmung der Pflegeperson aus? Welche Sinnesorgane werden jeweils genutzt?

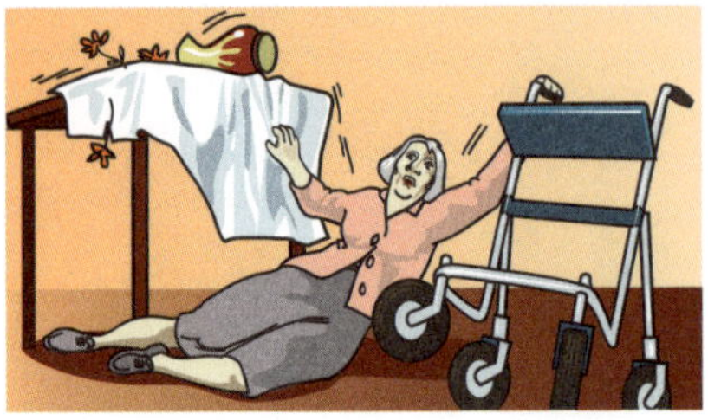

Was nimmt die Pflegeperson wahr?

____

____

Sinnesorgan: ________________

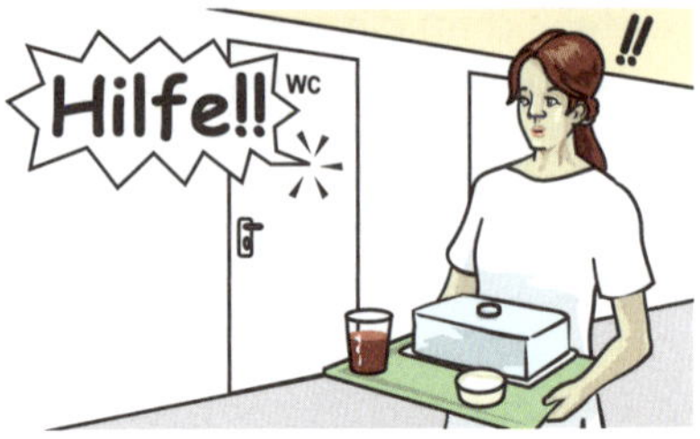

Was nimmt die Pflegeperson wahr?

____

____

Sinnesorgan: ________________

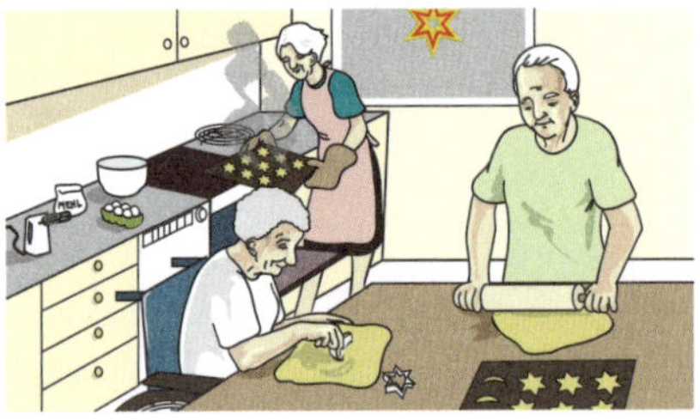

Was nimmt die Pflegeperson wahr?

____

____

Sinnesorgan: ________________

2. Mitunter kann uns unsere Wahrnehmung auch Streiche spielen, wie man an optischen Täuschungen erkennen kann. Was sehen Sie?

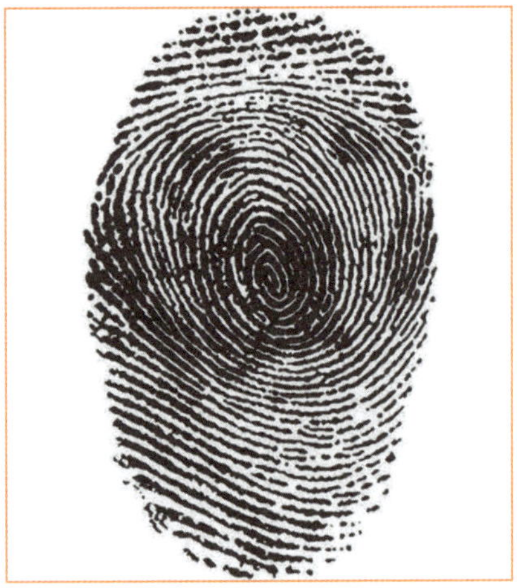

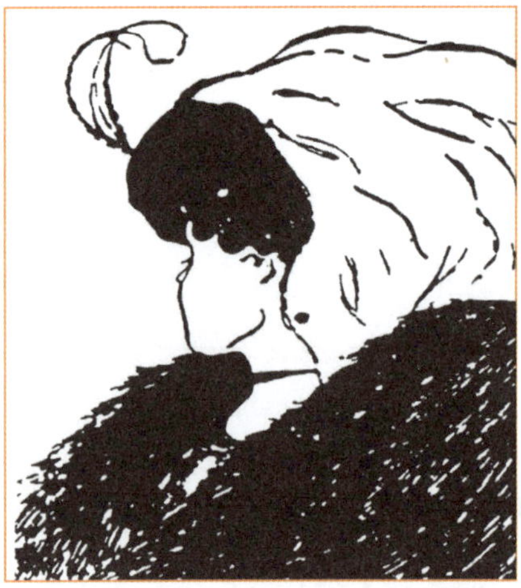

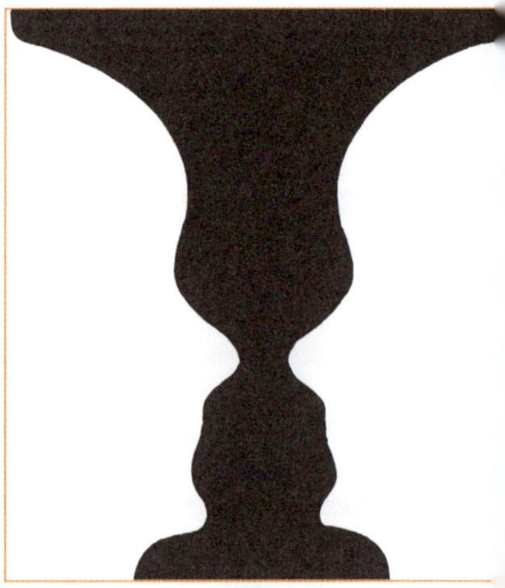

____

____

eobachtung

3. Beobachtung ist eine zielgerichtete, geplante Wahrnehmung und die anschließende Bewertung der Ergebnisse. Lesen Sie das Fallbeispiel. Arbeiten Sie die Beobachtungsergebnisse heraus und ordnen Sie diese den vorgegebenen Beobachtungskriterien zu.

Frau Krämer hat bereits eine fortgeschrittene Osteoporose, die u.a. durch den ausgeprägten Rundrücken immer erkennbarer wird. Durch die Veränderungen der Wirbelkörper hat Frau Krämer trotz medikamentöser Therapie häufig starke Rückenschmerzen. Drei Tage pro Woche verbringt sie in einer Tagespflege in ihrer Nähe.
Heute ist wieder so ein Tag. Frau Krämer sitzt abseits der Anderen und meidet jeden Kontakt. Sie hat eine nach vorn gebeugte Schonhaltung eingenommen. Die Augen sind geschlossen und das Gesicht ist schmerzlich verkrampft. Nach wiederholter Ansprache ist von Frau Krämer ein leiser Hinweis auf die Rückenschmerzen und ihren Wunsch, nach Hause gebracht zu werden, zu vernehmen. Mit kleinen, trippelnden Schritten geht sie zum Ausgang. Schmuck und gepflegte Kleidung sind Frau Krämer, einer ehemaligen Sekretärin, sehr wichtig. Zuhause nimmt sie ihren Schmuck ab, legt sich in ihren Liegesessel und versucht, eine schmerzarme Position zu finden.

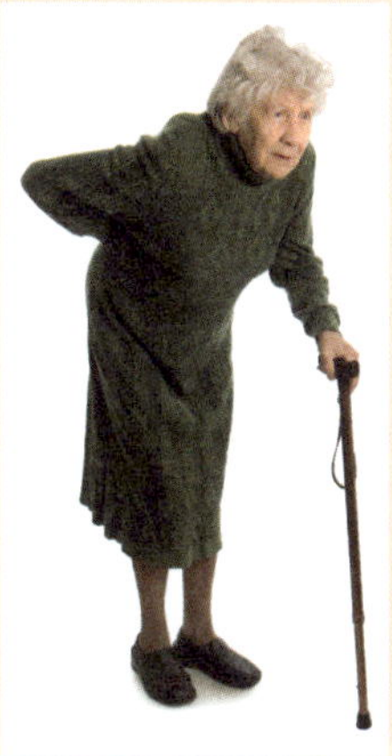

Sprache und Stimme: ______________________________

Äußeres Erscheinungsbild: ______________________________

Kommunikations und Kontaktfähigkeit: ______________________________

Haltung: ______________________________

Gangbild: ______________________________

Mimik: ______________________________

. Betrachten Sie die Personen. Notieren Sie Ihre Beobachtungen hinsichtlich des Gesichtsausdrucks.

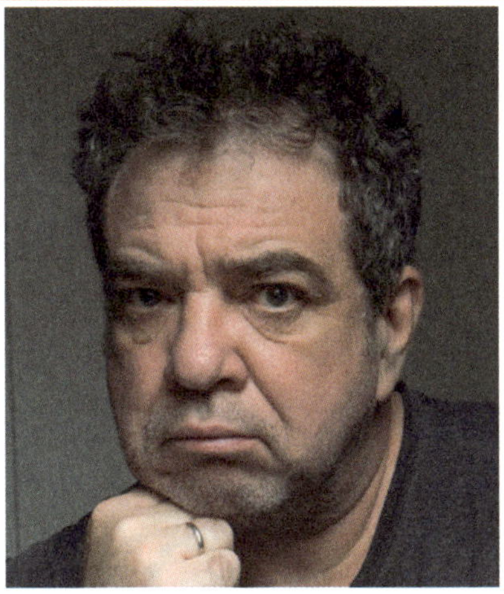

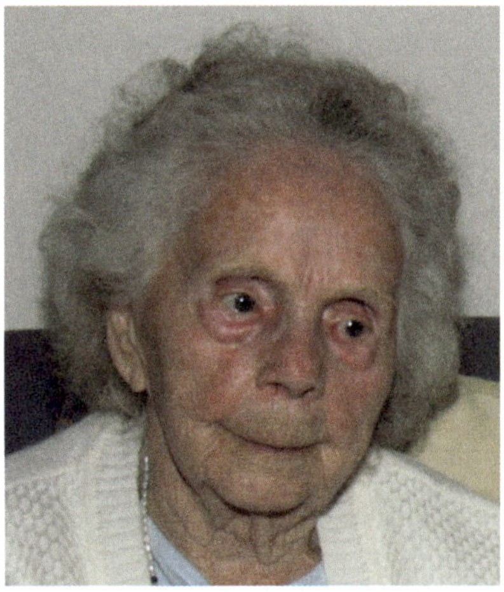

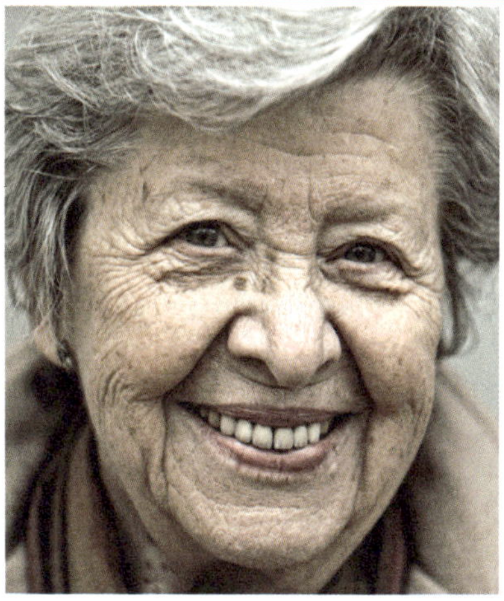

Sender-Empfänger-Modell

5. Mit dem Sender-Empfänger-Modell lässt sich die zwischenmenschliche Kommunikation gut darstellen. Nutzen Si das Grundmodell für die Anwendung im Fallbeispiel. Die Vorgaben dazu finden Sie im Kasten.

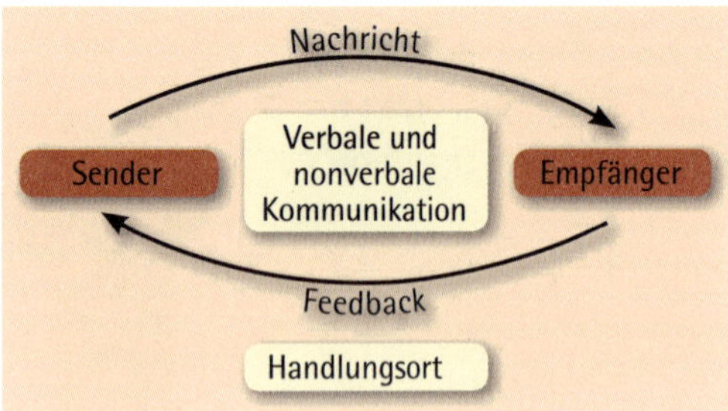

Pflegeempfänger Herr Braune – „Ich möchte Ihren Verbandwechsel durchführen." – freundliche Mimik – Wohnzimmer von Herrn Braune – Pflegefachperson Frau Berke – gesprochene Sprache – „Das freut mich. Ich habe Sie schon erwartet."

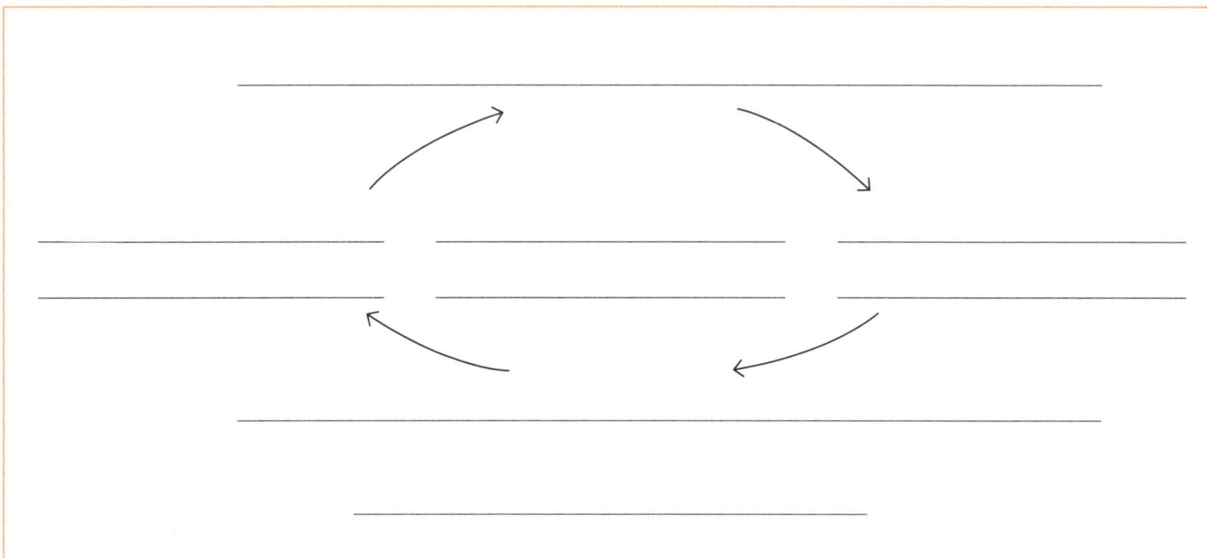

6. Jede Nachricht enthält gleichzeitig vier Botschaften. Bearbeiten Sie mithilfe des vorgegebenen Grundschemas d Fallbeispiel, indem Sie die vier Botschaften des Senders zusammentragen.

Frau Tornow hat heute um 9.00 Uhr einen Termin beim Augenarzt. Die Pflegefachperson Frau Grocholl will Frau Tornow aus ihrem Zimmer abholen und sie zum bereits wartenden Taxi begleiten. Frau Tornow ist aber noch nicht fertig. Sie richtet sich noch und will ihre Kette anlegen. Frau Grocholl weist sie darauf hin, dass das Taxi bereits wartet und der Arzttermin in 20 Minuten ist.

Die vier Botschaften des Senders (Pflegefachperson Frau Grocholl)

Der Sachinhalt

____

Die Beziehung

____

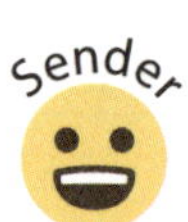

Die Selbstoffenbarung

____

Der Appell

____

7. Der Empfänger interpretiert die Nachricht mit „vier verschiedenen Ohren". Nutzen Sie nochmals das Fallbeispiel aus der Aufgabe 6 und geben Sie die vier Seiten des Empfangs an.

Die vier Seiten des Empfangs (Pflegeempfänger Frau Tornow)

Sach-Ohr:

Appell-Ohr:

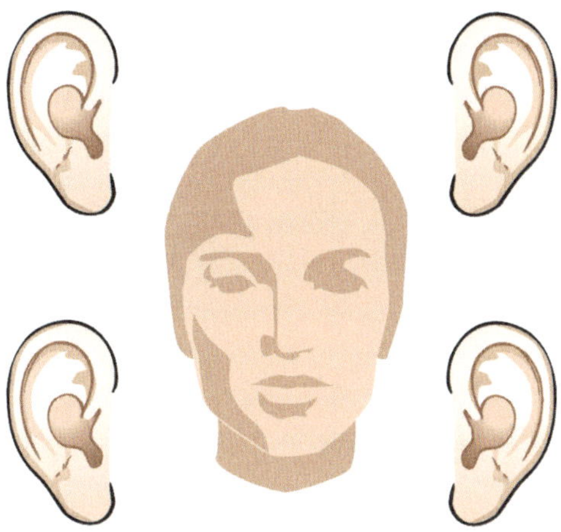

Selbstoffenbarungs-Ohr:

Beziehungs-Ohr:

Verständnisorientierte Kommunikation

8. Nennen Sie Grundregeln für eine verständnisorientierte Kommunikation.

9. Es gibt viele unterschiedliche Fragetechniken. Durch einen geschickten Einsatz kann man ein Gespräch in eine gezielte und verständnisorientierte Richtung führen. Lesen Sie die folgenden Sätze und entscheiden Sie, welche Art der Fragetechnik Anwendung findet.

Frage	Fragetechnik	
„Möchten Sie, dass ich das Licht anlasse?"	☐ offene Frage ☐ Alternativfrage	☐ geschlossene Frage ☐ Gegenfrage
„Wo finde ich Ihre Zeitschrift?"	☐ offene Frage ☐ Gegenfrage	☐ geschlossene Frage ☐ Suggestivfrage
„Möchten Sie die rote oder die braune Bluse anziehen?"	☐ geschlossene Frage ☐ Alternativfrage	☐ Gegenfrage ☐ Suggestivfrage
„Warum klingeln Sie nicht, wenn Ihnen das Buch auf den Boden gefallen ist?"	☐ Suggestivfrage ☐ Alternativfrage	☐ offene Frage ☐ geschlossene Frage
Die Erwiderung „Ist es wirklich so dringend?" auf „Ich muss auf Toilette."	☐ Gegenfrage ☐ Suggestivfrage	☐ offene Frage ☐ Alternativfrage
„Hatten Sie gestern Besuch von Ihrem Sohn?"	☐ Alternativfrage ☐ geschlossene Frage	☐ Gegenfrage ☐ offene Frage
„Finden Sie nicht auch, dass das Essen heute sehr gut schmeckt?"	☐ geschlossene Frage ☐ Alternativfrage	☐ offene Frage ☐ Suggestivfrage

10. Sie haben in Ihren Praxiseinsätzen schon mehrmals die Aufnahme eines Pflegeempfängers erlebt. Jeder von ihnen hat individuelle Erwartungen und Vorstellungen, oft aber auch Ängste vor der neuen Situation. Beschreiben Sie an einem erlebten Beispiel Ihre erste Kontaktaufnahme mit einer zu pflegenden Person.

a) Welche Inhalte hatte Ihr Gespräch?
b) Konnten Sie eine gute und verständnisorientierte Kommunikation aufbauen?
c) Wie hat die zu pflegende Person reagiert?
d) Was würden Sie an Ihrer Gesprächsführung beim nächsten Mal ändern?

.4.2 Erste Pflegeerfahrungen reflektieren und eigene Emotionen wahrnehmen

1. Beschreiben Sie Ihre ersten Tage in der Praxis.
   a) Wie wurden Sie vom Team und von der Praxisanleitung begrüßt und aufgenommen?
   b) Wurden Ihre persönlichen Erwartungen erfüllt?
   c) Begründen Sie Ihre Antwort.
   d) Diskutieren Sie Ihre ersten Praxiseindrücke im Klassenverband.

2. Lesen Sie die drei Fallbeispiele. Haben Sie ähnliche Situationen auch schon erlebt? Wie haben Sie sich gefühlt? Haben Sie sich geschämt oder empfanden Sie Ekel? Wie sind Sie mit Ihrer Scham oder Ihrem Ekel umgegangen? Zeigen Sie des Weiteren Möglichkeiten auf, wie Sie in den betreffenden Fällen reagieren sollten bzw. wie eine solche Situation eventuell vermieden werden könnte.

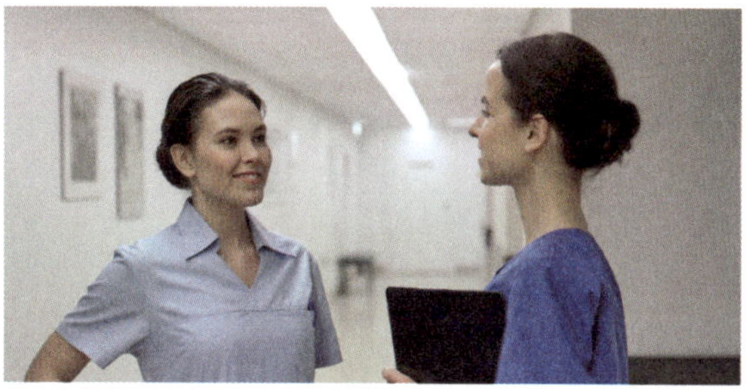

Die angehende Pflegehelferin Manuela arbeitet in diesem Praxisturnus in einem anderen Wohnbereich der Pflegeeinrichtung. Als sie die Intimpflege bei Herrn Seymer durchführen will, bekommt dieser eine Erektion.

Frau Meerheim, Bewohnerin der Pflegeeinrichtung „Sonnenrose", „lauert" männlichen Pflegepersonen förmlich auf, greift fest deren Hände und versucht sie an ihre Brüste oder in ihren Schritt zu schieben.

Das Lichtsignal im Zimmer von Herr Sadic leuchtet im Flur auf. Sven, ein Auszubildender in der Pflegehilfe, geht in das Zimmer zu Herrn Sadic, doch bevor dieser etwas sagen kann, erbricht er mit starkem Schwall und benetzt Svens Dienstkleidung.

3. Sie bemerken schon nach wenigen Tagen in Ihrer Praxiseinrichtung, dass Sie Emotionen wie Ekel, Überraschung und Traurigkeit empfinden. Hinzu kommen Angst oder auch Wut in anderen Situationen. Tauschen Sie sich mit Ihren Lehrenden und Mitschüler/-innen darüber aus. Beschreiben Sie an konkreten Beispielen Ihre erlebten Emotionen. Tragen Sie gemeinsam Möglichkeiten zusammen, wie Sie zukünftig besser damit umgehen können.

Gewaltphänomene in der Pflege

4. Der Begriff „Gewalt in der Pflege" wird meist im Zusammenhang mit körperlicher Gewaltanwendung von Pflegenden gegen Pflegeempfängern verwendet. Die Gewalt gegen Pflegefachpersonen wird dagegen häufig unterschätzt. Geben Sie Beispiele von Gewaltanwendungen für beide Seiten an.

Gewalt, die von Pflegenden ausgeht:	Gewalt, die von zu Pflegenden ausgeht:

5. Reflektieren Sie ein Erlebnis aus Ihren Praxiseinsätzen zum Thema „Gewalt".

a) Wie ist Ihnen Gewalt begegnet? Was haben Sie erlebt? Was hat die Gewalt ausgelöst?

b) Wie haben Sie sich gefühlt? Wie haben Sie reagiert? Wie hat das Umfeld (Pflegeteam, Angehörige) reagiert? Hatten Sie Ansprechpartner?

2 Zu pflegende Menschen in der Bewegung, Mobilität und Selbstversorgung unterstützen

2.1 Menschen bei der Bewegung und der Mobilität unterstützen

2.1.1 Anatomie und Physiologie des Bewegungsapparats

1. Beschriften Sie mithilfe der vorgegebenen Begriffe den passiven Bewegungsapparat (Skelett).

Zehenknochen, Rippe, Speiche, Fingerknochen, Innenknöchel, Sitzbein, Beckenkamm, Oberarmknochen, Kniescheibe, Mittelhandknochen, Schienbein, Darmbein, Elle, Schulterblatt, Brustbein, Handwurzelknochen, Außenknöchel, Wadenbein, Schambein, Schlüsselbein, Fußwurzelknochen, Oberschenkelknochen, Kreuzbein, Mittelfußknochen, Brustwirbel

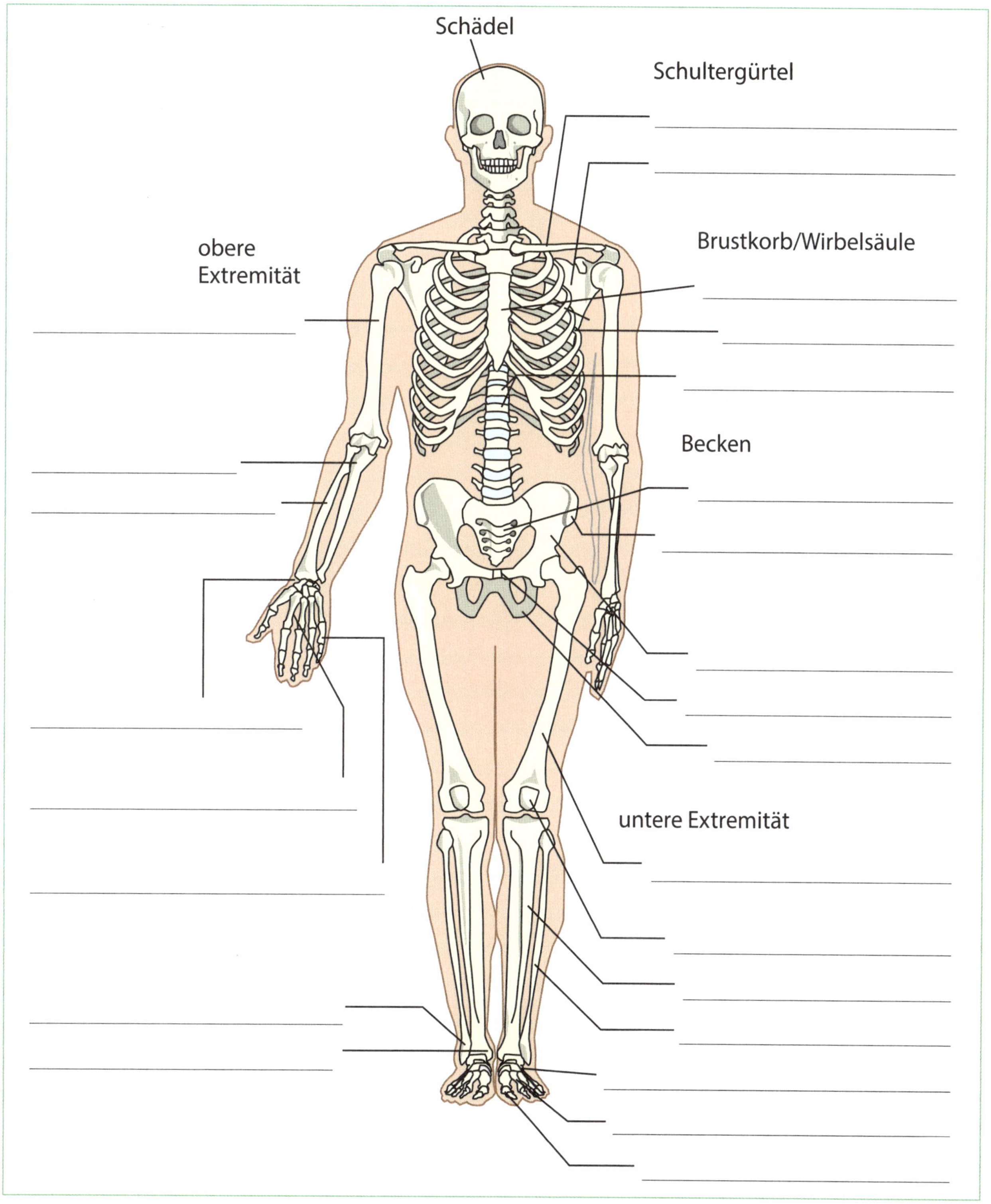

2. Beschriften Sie mithilfe der vorgegebenen Begriffe den aktiven Bewegungsapparat (Muskulatur).

Wadenmuskel, gerader Bauchmuskel, Armstrecker, Kopfnicker/-wender/-dreher (2 x), Schultermuskel (2 x), Schenkelmuskel, Band des Handgelenks, Armbeuger, Schneidermuskel, Achillessehne, Kapuzenmuskel, vorderer Schienbeinmuskel, großer Brustmuskel, breitester Rückenmuskel, großer Gesäßmuskel

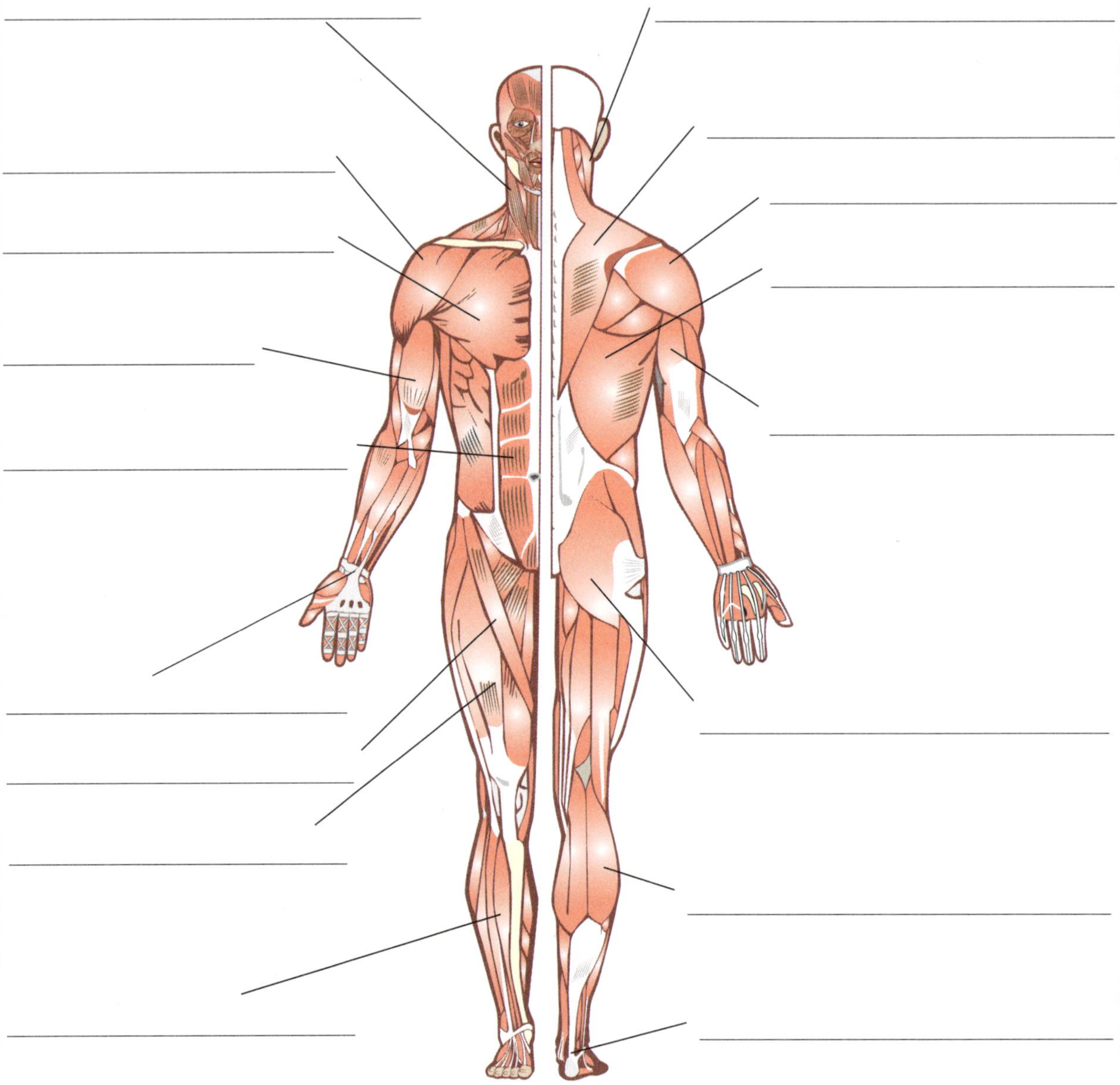

3. Beschriften Sie die Abbildung zum Aufbau eines Röhrenknochens.

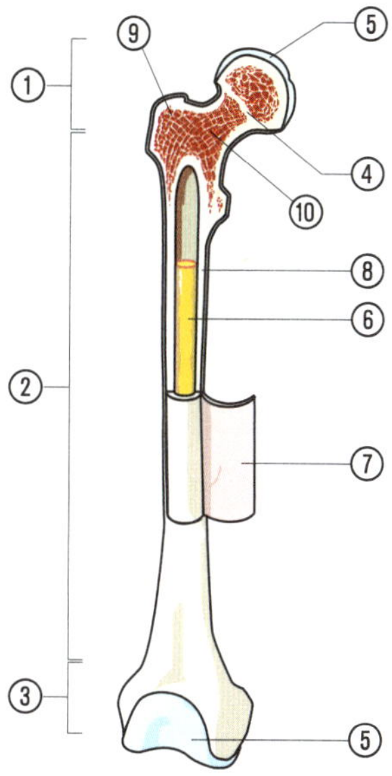

① ______________________________

② ______________________________

③ ______________________________

④ ______________________________

⑤ ______________________________

⑥ ______________________________

⑦ ______________________________

⑧ ______________________________

⑨ ______________________________

⑩ ______________________________

____

____

4. Geben Sie die im Skelett farblich hervorgehobenen Knochenarten an und ordnen Sie je zwei Beispiele zu.

	Farbe	Knochenart	Beispiele
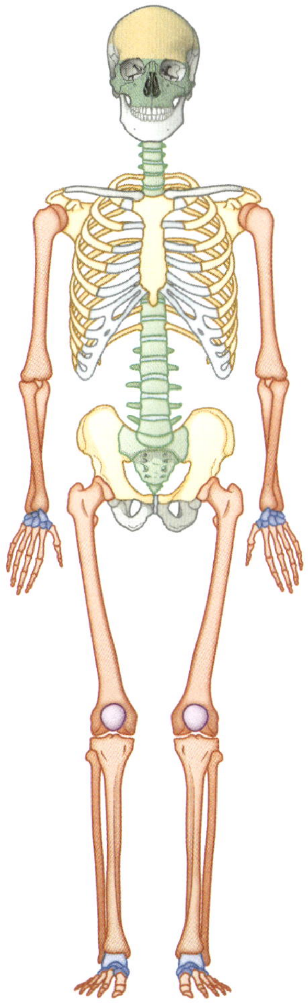	Braun	Röhrenknochen	
	Blau	kurze Knochen	
	Gelb	platte Knochen	
	Grün	unregelmäßig geformte Knochen	

5. Betrachten Sie die Abbildung zum Aufbau eines Gelenks und geben Sie die Strukturen an.

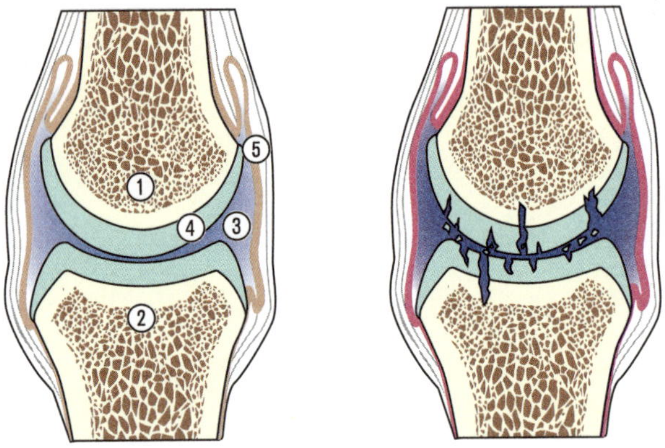

① ______________________

② ______________________

③ ______________________

④ ______________________

⑤ ______________________

a) Welche Veränderungen sind im rechten Bild erkennbar?

____

____

____

b) Wie heißt die dargestellte Erkrankung?

____

6. Im nachfolgenden Bild sind verschiedene Gelenkarten mit ihren Bewegungsrichtungen abgebildet. Ordnen Sie die Bezeichnung der Gelenkarten mithilfe der vorgegebenen Begriffe korrekt zu.

Rad- oder Zapfengelenk, Kugelgelenk, planes Gelenk, Scharniergelenk, Sattelgelenk, Eigelenk

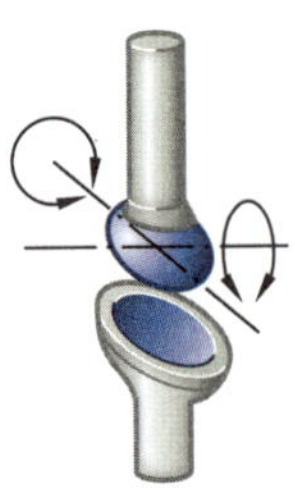

____

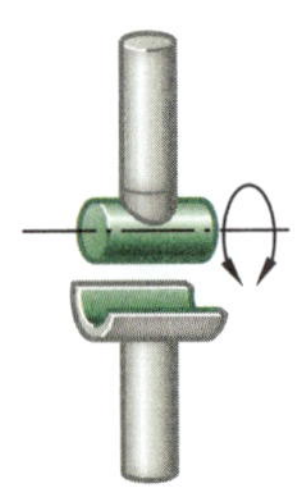

____

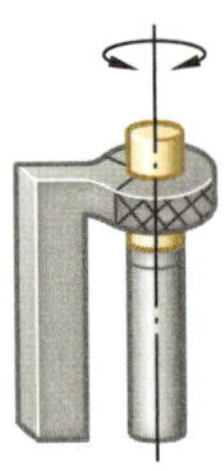

____

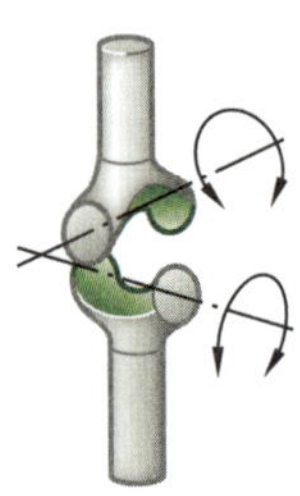

____

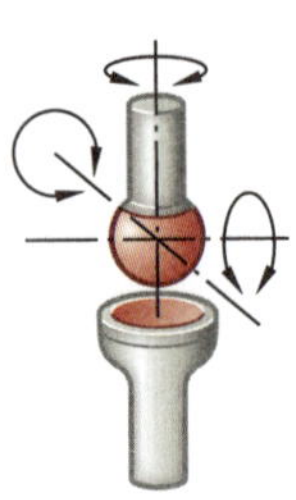

____

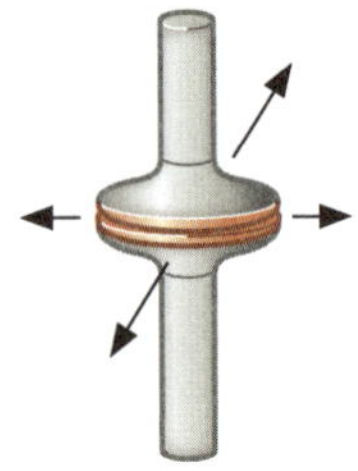

____

a) Gliedern Sie die Wirbelsäule in ihre 5 Abschnitte. Geben Sie jeweils die Anzahl der Wirbelkörper an.

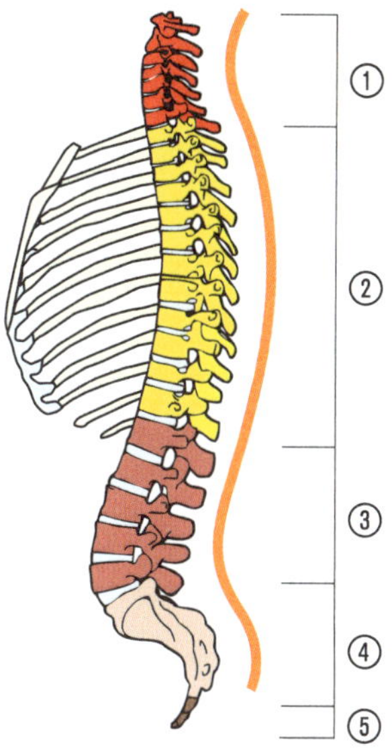

① ______________________________

② ______________________________

③ ______________________________

④ ______________________________

⑤ ______________________________

b) Benennen Sie die Form der Wirbelsäule.

Form der Wirbelsäule:

____

b) Erklären Sie in dem Zusammenhang die Begriffe Lordose und Kyphose.
Ordnen Sie die Begriffe den Abschnitten der Wirbelsäule zu.

Lordose:

____

____

____

____

Kyphose:

____

____

____

____

Beschriften Sie die einzelnen Anteile des Beckens.

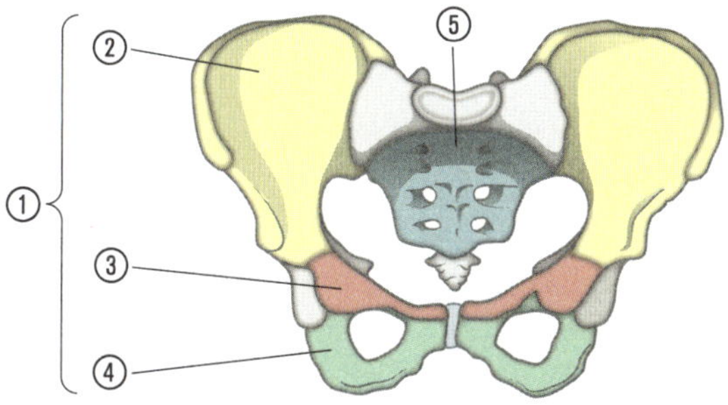

① ______________________________

② ______________________________

③ ______________________________

④ ______________________________

⑤ ______________________________

9. Kreuzen Sie an, ob die Aussagen zum Bewegungsapparat richtig oder falsch sind. Korrigieren Sie falsche Aussagen im Unterrichtsgespräch.

	richtig	falsch
Die bewegliche Verbindung zweier Knochen wird als Gelenk bezeichnet.	☐	☐
Muskeln sind von einer festen Fettgewebshülle ummantelt.	☐	☐
Die Gelenkflächen sind mit Knochenhaut überzogen, um so eine optimale Beweglichkeit zu ermöglichen.	☐	☐
Röhrenknochen setzen sich aus zwei Gelenkenden und dem dazwischen befindlichen Knochenschaft zusammen.	☐	☐
Bei Muskeln, die nicht bewegt werden, entwickelt sich eine Muskelhypertrophie.	☐	☐
Knochen, Knorpel und Gelenke bilden den passiven Teil des Bewegungsapparats.	☐	☐
Die Bandscheiben liegen zwischen den Wirbelkörpern und ermöglichen die Beweglichkeit der Wirbelsäule.	☐	☐
Das Skelett besteht aus unterschiedlich geformten Knochen; u. a. den Röhrenknochen, den Schaltknochen und den platten Knochen.	☐	☐
Die Skelettmuskulatur wird auch als unwillkürliche, glatte Muskulatur bezeichnet.	☐	☐
Die halbmondförmigen Knorpelscheiben im Kniegelenk werden Menisken (Meniskus) genannt.	☐	☐

10. Wie viele Knochen hat ein menschliches Skelett (Erwachsener)?

☐ ca. 320 Knochen ☐ ca. 206 Knochen ☐ ca. 195 Knochen

11. Befragen Sie im nächsten Praxiseinsatz zehn zu Pflegende zu ihren bisher bevorzugten sportlichen Aktivitäten.
Notieren Sie die Informationen auf einem Extrablatt.
Vergleichen und ergänzen Sie im nächsten Unterricht.

2. In der Übersicht (erarbeitet von der Bundeszentrale für gesundheitliche Aufklärung (BZgA)) sehen Sie anhand der Bilder die Entwicklung der Beweglichkeit und Körpermotorik bei Kindern. Ordnen Sie durch Eintragen der Ziffern die Aussagen im rechten Kasten den Entwicklungsphasen zu.

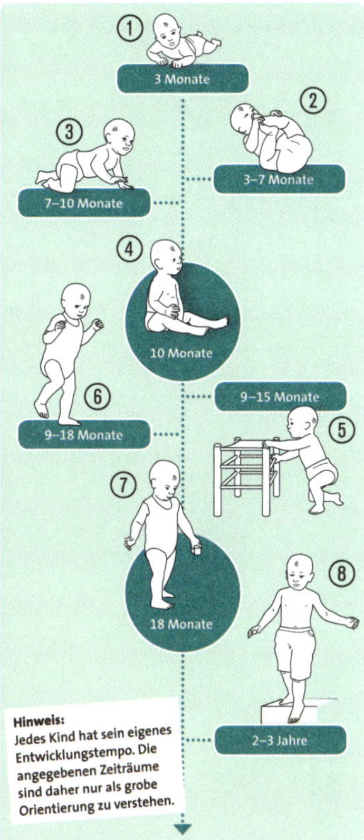

Entwicklung der Körpermotorik und Beweglichkeit (vgl. BZgA, 02/2016)

Nummer	Erklärung
______	An Stühlen, Tischbeinen, Regalen zieht sich das Kind hoch in den Stand und lernt an Möbeln und Wänden entlangzugehen.
______	Das Kind lernt zunehmend frei zu gehen.
______	Das Baby kann selbst den Kopf heben und aufrecht halten.
______	Das Kind weiß immer sicherer mit seinem Körper umzugehen. Es kann schon rennen und steigt Treppen, fährt Lauf- oder Dreirad.
______	Das Kind kann frei sitzen und hat nun beide Hände frei zum Spielen.
______	Beginn der eigenständigen Fortbewegung – jedes Kind auf seine Art: robbend, schlängelnd, kriechend, auf allen Vieren.
______	Beginn der eigenständigen Drehung 1. erst zur Seite 2. dann vom Bauch auf den Rücken 3. schließlich vom Rücken auf den Bauch
______	Das Kind kann frei gehen. Auf dem Spielplatz, auf der Wiese, auf Feld- und Waldwegen probiert es sich nun aus.

3. Ergänzen Sie den Lückentext zu den motorischen Fähigkeiten im Alter. Nutzen Sie dazu die vorgegebenen Begriffe im Kasten.

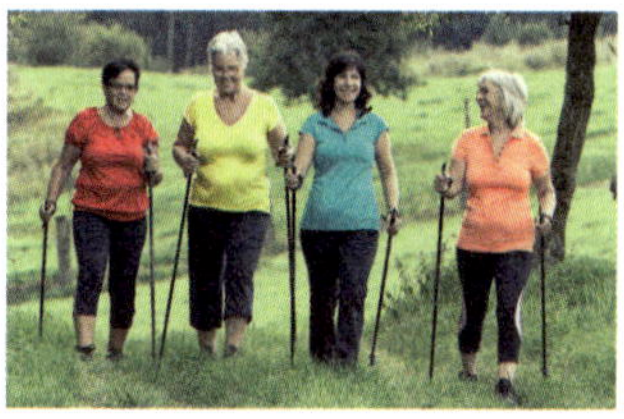

Schnelligkeit, selbstständig, Arthrosen, Training, motorischen, Sportverein, Ausdauer, Bewegungen, motiviert, Kindesalter, täglich, Nebeneffekt, Weichteilrheuma, Beweglichkeit, Freude, Leistungsfähigkeit, alterstypische

Die ____________________ Fähigkeiten, die man im ____________________ nach und nach erlernt, lassen ab einem Alter zwischen 50 und 60 Jahren ohne ____________________ zunehmend nach. Deshalb ist es wichtig, ____________________ gezielte Übungen und ____________________ durchzuführen. So werden die fünf motorischen Fähigkeiten ____________________, Kraft, ____________________, Koordination und ____________________ bewusst und kontrolliert trainiert und die ____________________ bleibt altersentsprechend erhalten. Als positiver ____________________ wird die Gefahr ____________________ Erkrankungen des Bewegungssystems wie ____________________, Osteoporose oder ____________________ zu bekommen, verringert. Man kann die Bewegungsübungen über den Tag verteilt ____________________ durchführen oder im ____________________. Das Trainieren in der Gruppe ____________________ zusätzlich und macht zudem auch ____________________.

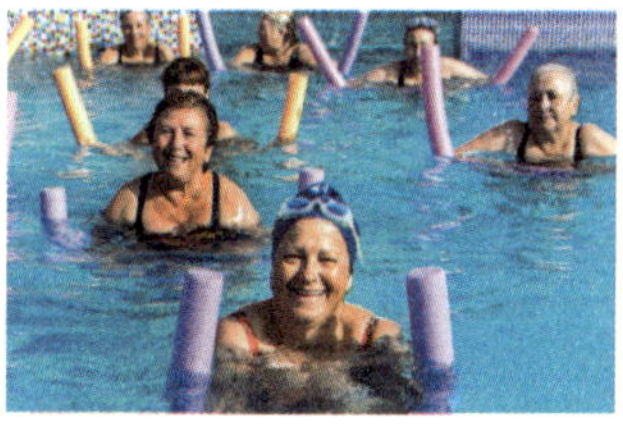

2.1.2 Pflegepraktische Grundlagen

Aufbau eines Pflegebetts und Betten

Für einige Pflegebedürftige ist das Bett krankheitsbedingt zum Lebensmittelpunkt geworden. Um den individuellen Bedürfnissen in Bezug auf die Positionierung der zu pflegenden Person nachkommen zu können, müssen sich die Pflegepersonen mit dem Aufbau und der Funktion eines Pflegebetts auskennen.

1. Beschriften Sie die fehlenden Angaben zum Aufbau eines Pflegebetts.

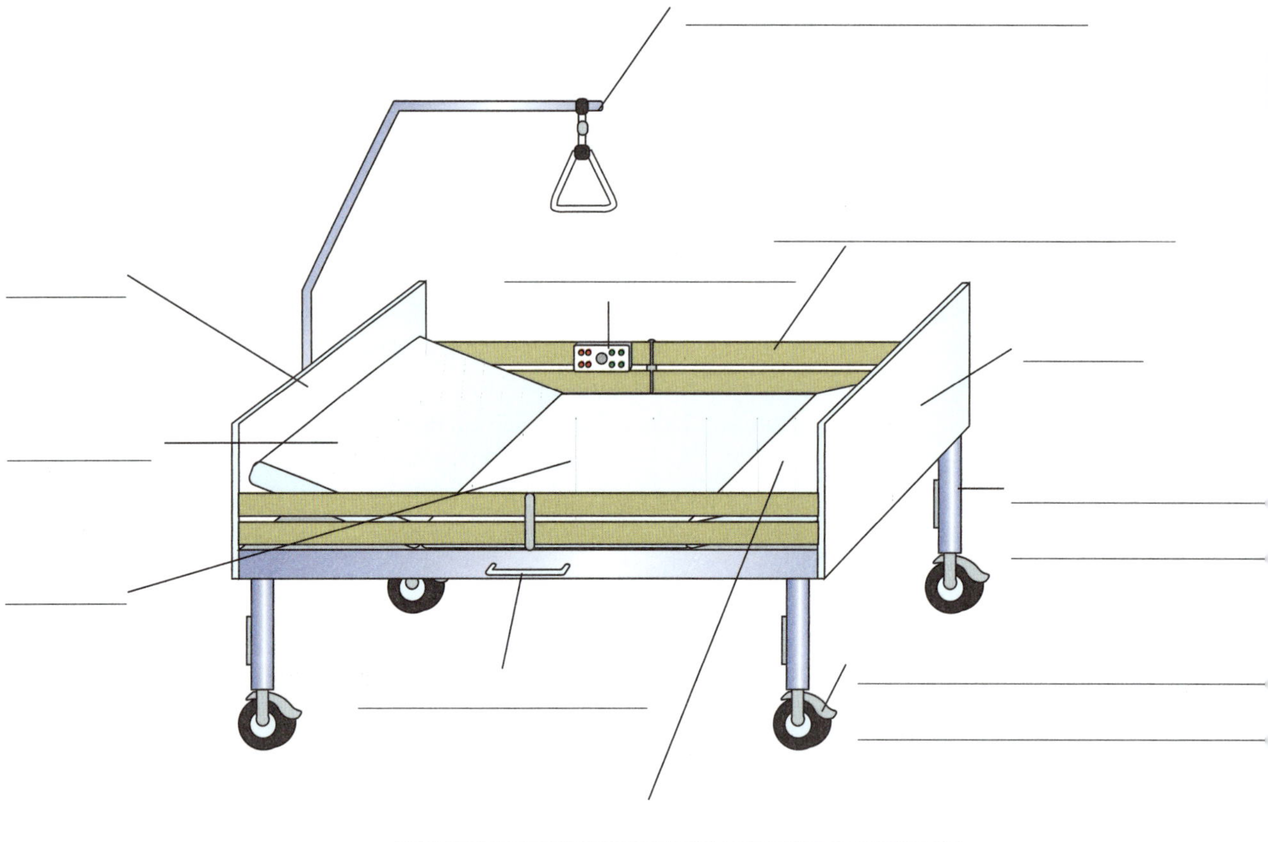

2. Welche Funktionen lassen sich mit einem Pflegebett ausführen? Geben Sie mindestens vier Funktionen an.

____

____

____

____

3. Folgendes Zubehör gehört zur Ausstattung eines Pflegebetts. Lesen Sie die Umschreibung und notieren Sie anschließend die Zubehörteile.

besteht meist aus Schaumstoff; gibt es in verschiedenen Härtegraden ______________

findet Anwendung bei Inkontinenz oder starkem Schwitzen ______________

müssen aus bis 95 °C waschbaren Synthetikmaterialien bestehen ______________

Lesen Sie das Fallbeispiel. Sie sind mit dem Herrichten des Tagesbetts von Frau Meier beauftragt. Welche Arbeitsschritte sind notwendig? Bringen Sie die nachfolgenden Aussagen in die richtige Reihenfolge, indem Sie Zahlen in die Kästchen eintragen.

Frau Meier, 42 Jahre alt, lebt seit dem schweren und fortschreitenden Verlauf ihrer Erkrankung Multiple Sklerose in der Pflege-WG „Bergblick". Sie lädt gern Mitbewohnerinnen zu sich ein, um nette Gespräche bei einer Tasse Tee zu führen. Sie bewohnt ein Einzelzimmer in der WG, die aus 6 Zimmern und einem gemeinsamen Aufenthaltsbereich besteht. Großen Wert legt die Rollstuhlfahrerin auf eine gemütliche Atmosphäre in ihrem Zimmer. Dazu gehört für sie auch das tägliche Herrichten des Tagesbetts.

- ☐ Bett auf Arbeitshöhe einstellen
- ☐ Kissen, Bettdecke, Positionierungshilfsmittel aus dem Bett entfernen
- ☐ Bett in die von der zu pflegenden Person gewünschten Höhe bringen
- ☐ Bettdecke halbieren oder der Länge nach über das Bett legen
- ☐ Kopfteil flach stellen und Laken ausspannen
- ☐ Kopfkissen aufschütteln und auf Verschmutzungen achten
- ☐ Bettdecke ausschütteln und auf Verschmutzungen achten

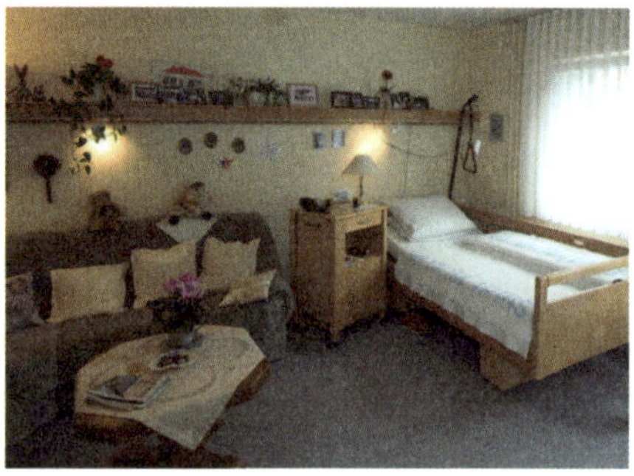

- ☐ Bett mit einer Tagesdecke abdecken
- ☐ Positionierungshilfsmittel wieder in das Bett legen
- ☐ Bei Verschmutzungen Lakenwechsel
- ☐ Lüften des Zimmers und Herausfahren des Wäschewagens
- ☐ Dokumentation der Pflegemaßnahmen
- ☐ Laken wieder straff und faltenfrei einspannen
- ☐ Nachbereitung der Materialien und abschließende Händedesinfektion
- ☐ Wäschewagen und Wäschesack bereitstellen

Beim Herrichten des Bettes bei einem immobilen Pflegeempfänger ist abschließend oft ein Hochziehen des zu Pflegenden notwendig. In den Abbildungen sind zwei mögliche Grifftechniken abgebildet. Worauf sollten Sie aber in jedem Fall achten?

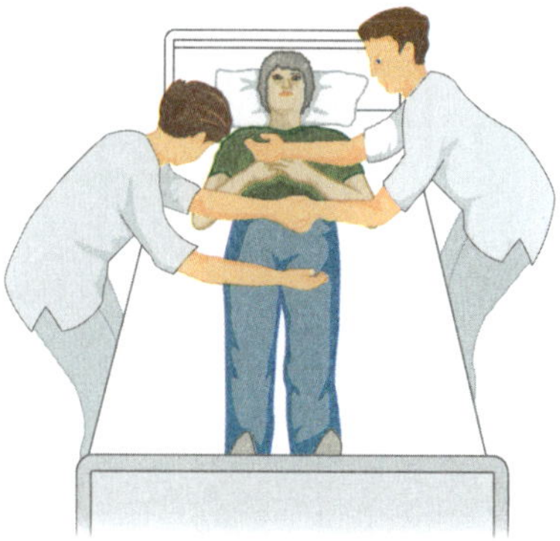

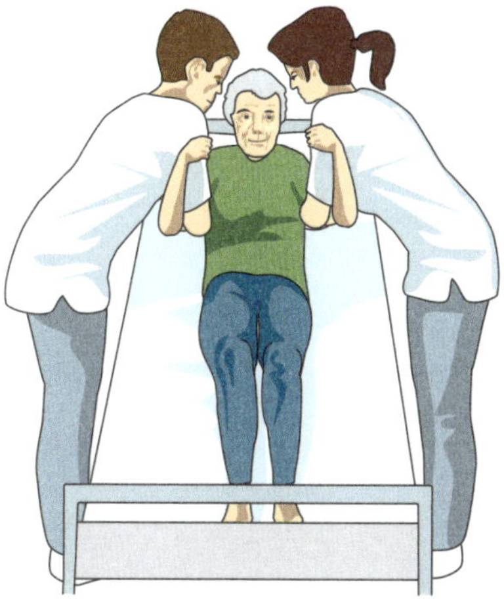

Ausgestaltung eines Pflegezimmers

6. Gestalten Sie ein Pflegezimmer (Zimmer in einer Pflege-WG oder in einer stationären Langzeitpflegeeinrichtung) Versuchen Sie dabei sowohl den pflegerischen Anforderungen, z.B. beim Betten, als auch dem Wohlfühlempfinde der jeweiligen Bewohner gerecht zu werden.

a) Zeichnen Sie die von Ihnen aus der Liste ausgewählten Einrichtungsgegenstände im Maßstab 1:25* auf ein kariertes Blatt und ordnen Sie diese nach dem Ausschneiden in dem leeren Zimmer an.

b) Stellen Sie Ihre Variante im Unterrichtsgespräch vor.

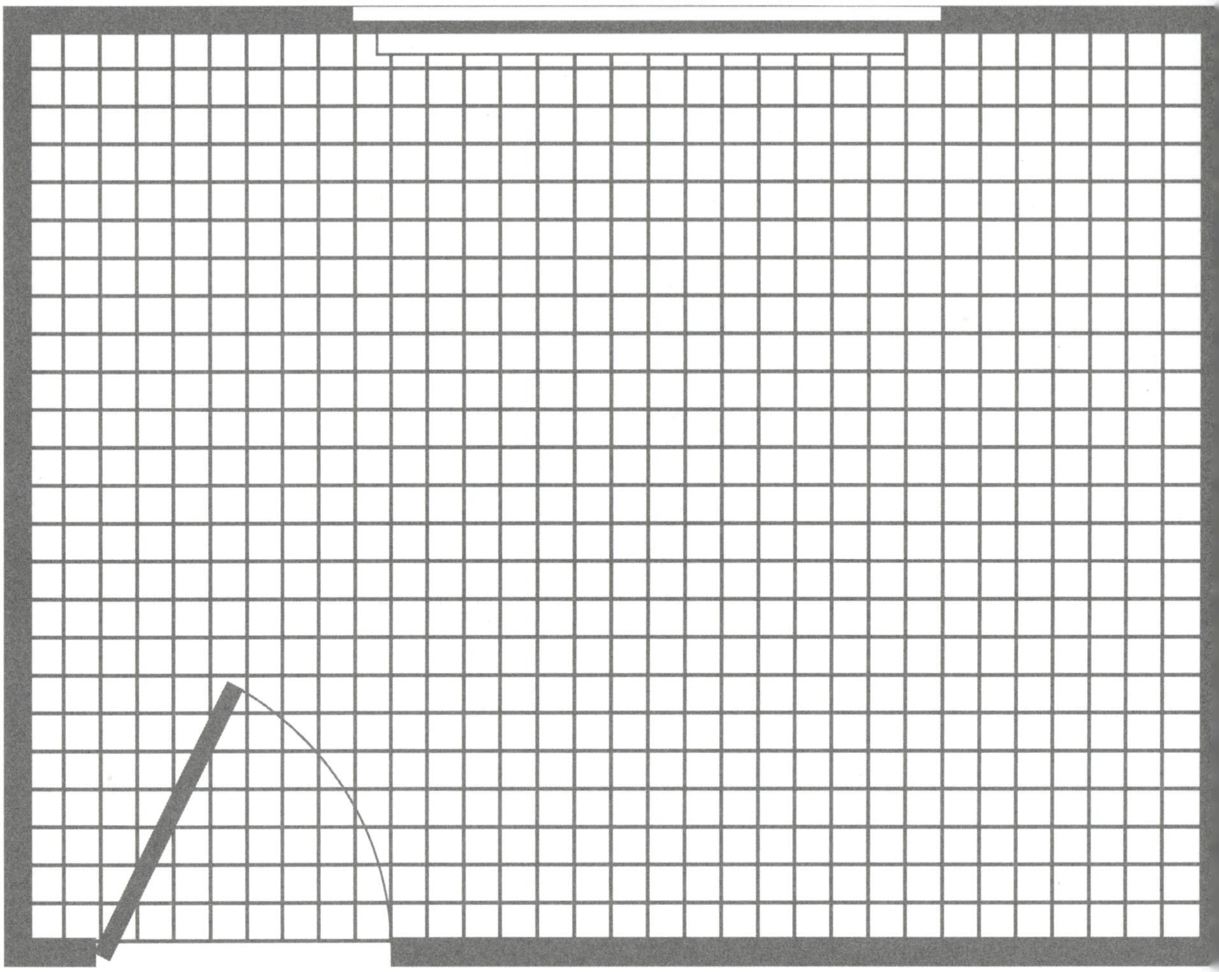

Vorschläge für das Inventar (kein Teppich als Bodenbelag):

① Kleiderschrank, ② Gardinen, ③ Blumenbank/-regal, ④ Tisch, ⑤ Sessel mit Fußstütze, ⑥ Sessel (od. Stuhl), ⑦ Bett, ⑧ Nachttisch, ⑨ Sideboards/Regal, ⑩ Fernseher/Radio, ⑪ Stehlampe, ⑫ Bilder (oder Fotos d. Familie), ⑬ Uhr, Kalender

Ergänzen Sie ggf. weitere Gestaltungselemente:

Tisch, Bett, Stuhl (Stühle), Gardinen, Nachttisch, Blumen, Bilder, Schrank, Regal, Lampe, Sessel

* Maßstab 1:25 bedeutet, 1 cm auf Ihrem Blatt entspricht 25 cm in der Realität

.1.3 Mobilisation und Positionierung

obilisations- und Positionierungshilfen

Beschriften Sie die Abbildung zum Aufbau eines Rollstuhls. Nutzen Sie dabei die vorgegebenen Begriffe.

Antriebsrad, Fußstütze, Sitzfläche, Schiebegriff, Rückenlehne, Greifreifen, Bremse, Armlehne, Fersenband, Beinstütze, Schwenklenkrad

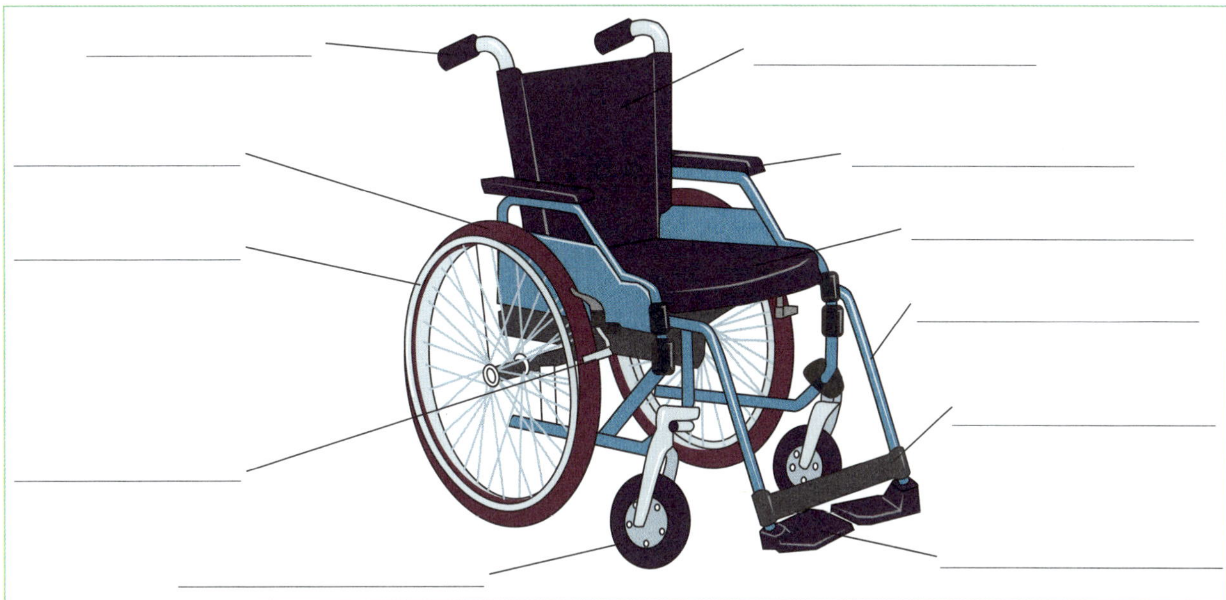

Neben Rollstühlen gibt es eine große Auswahl an weiteren Geh- und Fortbewegungshilfen. Benennen Sie die abgebildeten Hilfsmittel.

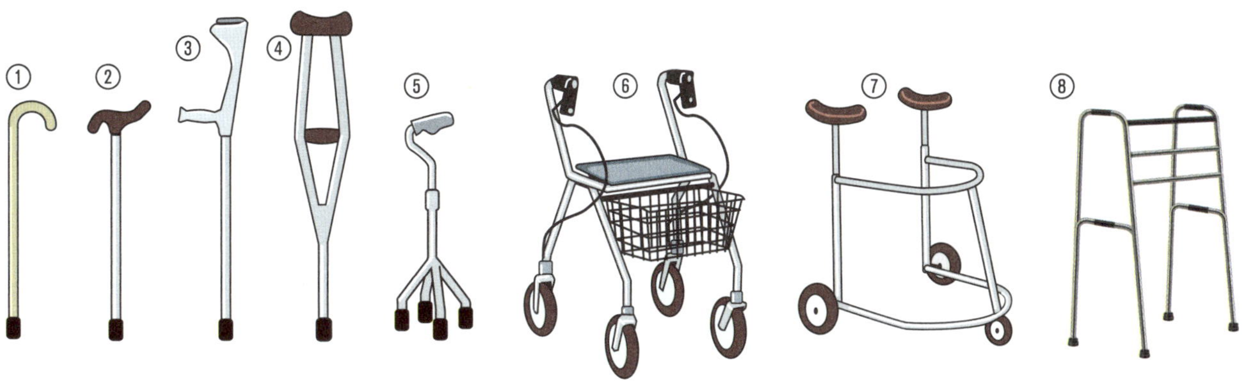

① ______________________________

② ______________________________

③ ______________________________

④ ______________________________

⑤ ______________________________

⑥ ______________________________

⑦ ______________________________

⑧ ______________________________

3. Welche Positionierungshilfen sind auf den Fotos abgebildet? Vervollständigen Sie die Abbildungen durch Ergänzen der Begriffe und nutzen Sie diese anschließend im Lückentext.

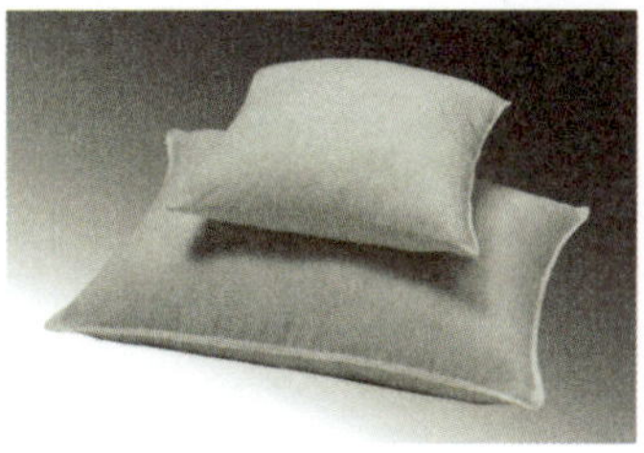

____

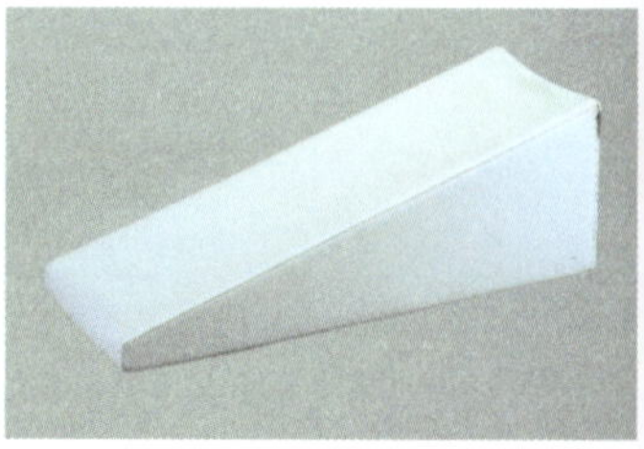

____

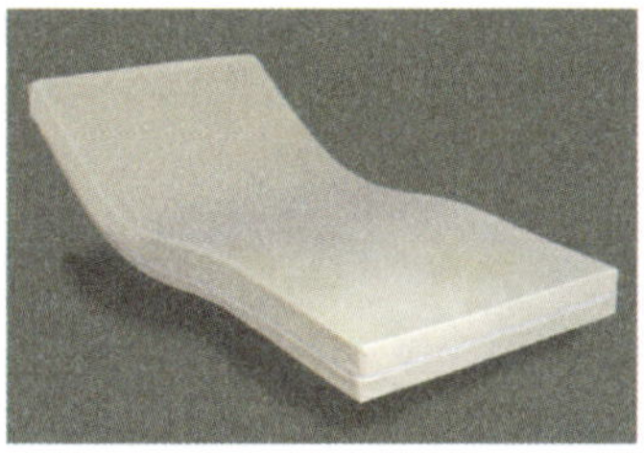

____

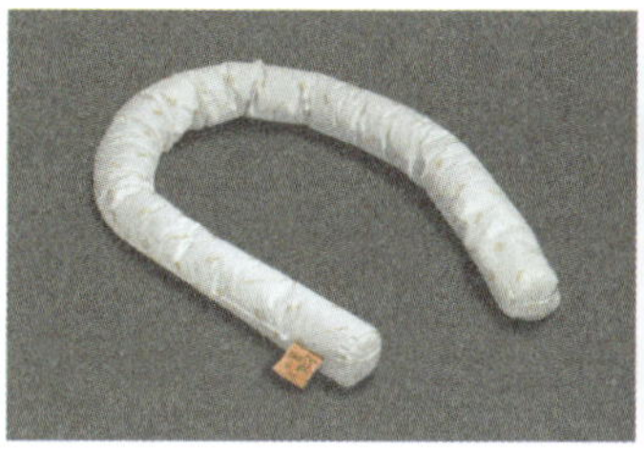

____

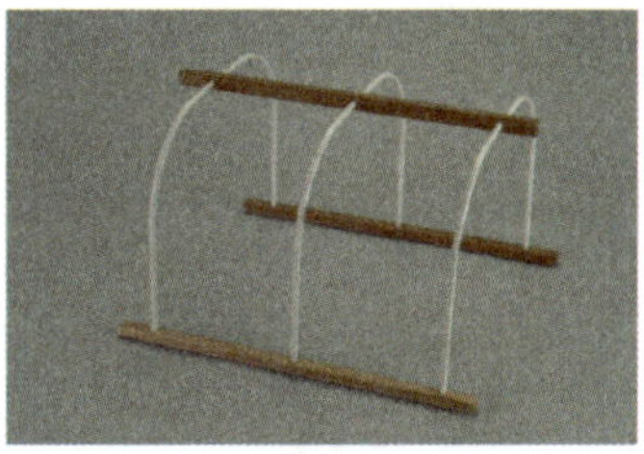

____

Der ____________________ wird genutzt, um den Druck der Bettdecke auf die Füße zu minimieren. Bei Venenerkrankungen kann ein ____________________ aus Schaumstoff Anwendung finden. Körperregionen wie Bauchdecke oder Halswirbelsäule können durch eine ____________________ entlastet werden. Um gezie eine Weich-, Frei- oder Hohllagerung vornehmen zu können, benötigt man ____________________. ____________________ mit Wechseldrucksystemen dienen der Entlastung dekubitusgefährdeter Körperregionen bei immobilen Pflegeempfängern.

agerungs- und Positionierungsarten

1. Geben Sie die Fachbegriffe und jeweils mindestens ein Anwendungsbeispiel für die dargestellten Lagerungs- bzw. Positionierungsarten an.

Positionierungsarten	Anwendungsbeispiele
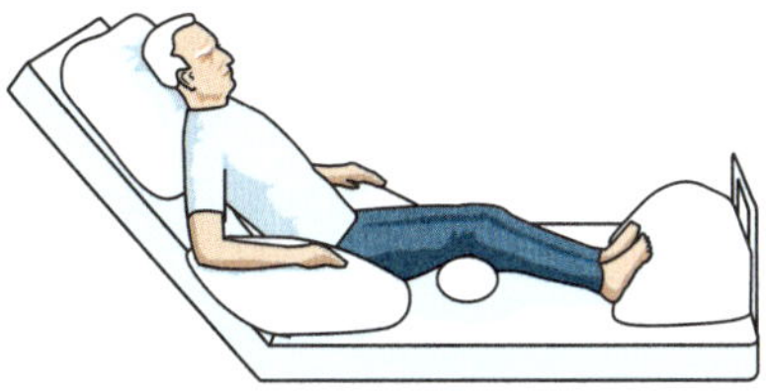	
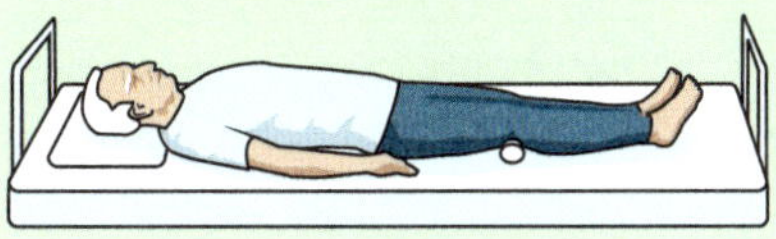	
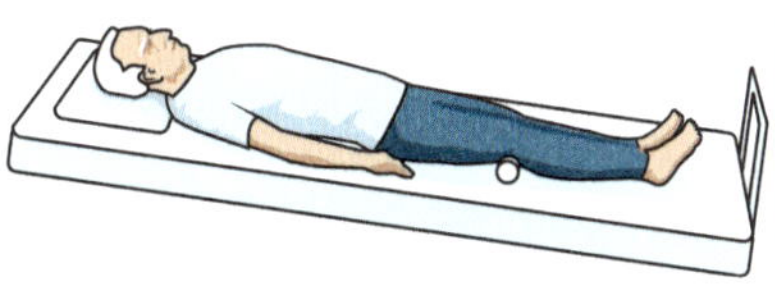	
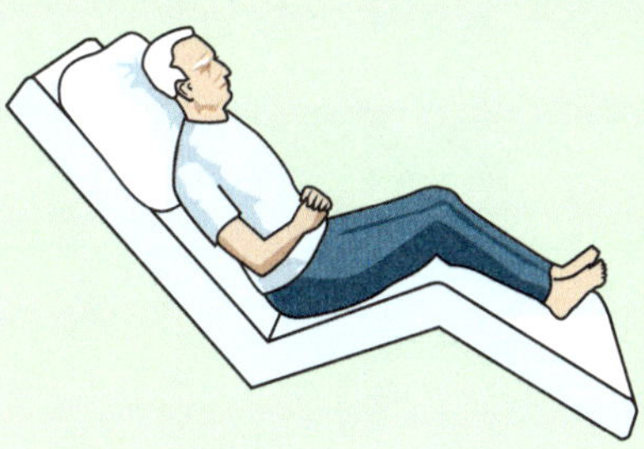	
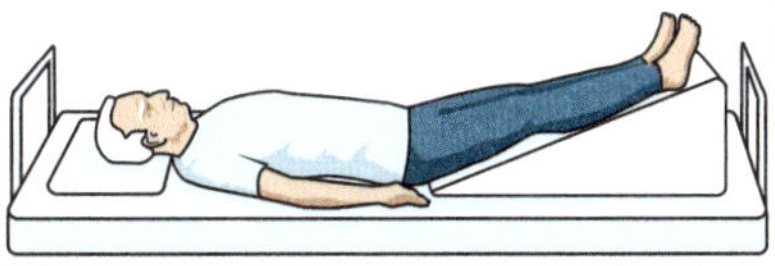	

2.1.4 Krankheitslehre und Pflege bei Erkrankungen des Bewegungsapparats

1. Lesen Sie das Fallbeispiel. Welche Ursachen können Auslöser für Knochenbrüche (Frakturen) besonders im höheren Lebensalter sein (allgemeine und krankheitsbedingte Ursachen)?

Frau Borek, 85 Jahre alt, wird seit vier Jahren von ihrer Tochter betreut. Als diese morgens die Mutter bei der Körperpflege unterstützen will, liegt Frau Borek im Flur und deutet wimmernd auf ihr linkes Bein. Bei der Untersuchung im Krankenhaus stellt sich ein Oberschenkelhalsbruch, eine sehr häufige Fraktur bei älteren Frauen, heraus.

2. Knochenbrüche, Verstauchungen und andere Verletzungen entstehen häufig durch Stürze. Zeigen Sie Maßnahmen der Sturzprophylaxe auf.

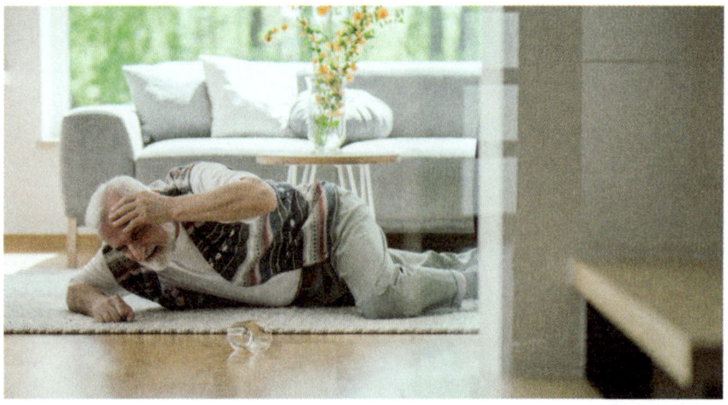

3. Bei Knochenbrüchen kann man in geschlossene und offene Frakturen unterteilen. Des Weiteren kann man anhand des Bruchverlaufs verschiedene Brucharten unterscheiden. Benennen Sie die abgebildeten Brucharten.

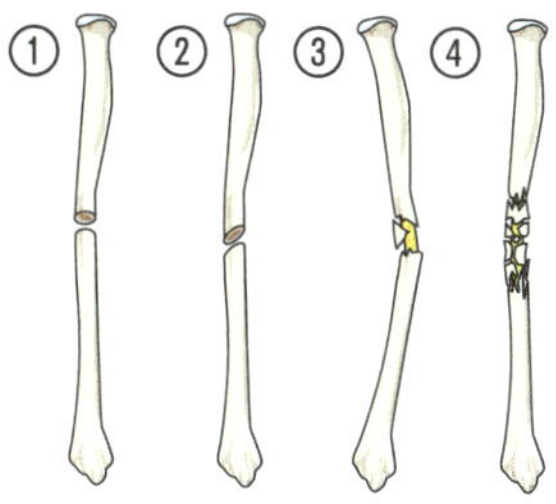

① ______________________________

② ______________________________

③ ______________________________

④ ______________________________

4. Die Versorgung von Knochenbrüchen kann konservativ oder operativ erfolgen. Die nachfolgenden Bilder zeigen Ihnen einige Möglichkeiten. Ordnen Sie die vorgegebenen Begriffe richtig zu.

Verplattung, operative, künstlicher Gelenkersatz, Gipsverband, konservatives, Verschraubung

____________ Verfahren			____________ Verfahren
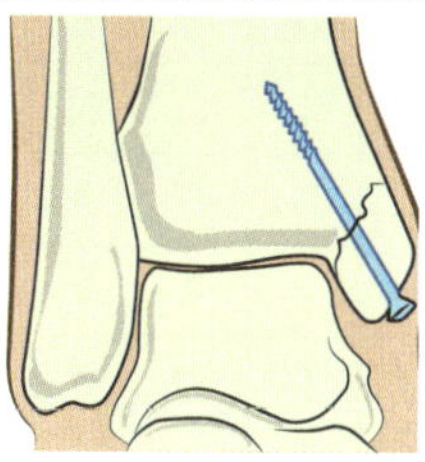	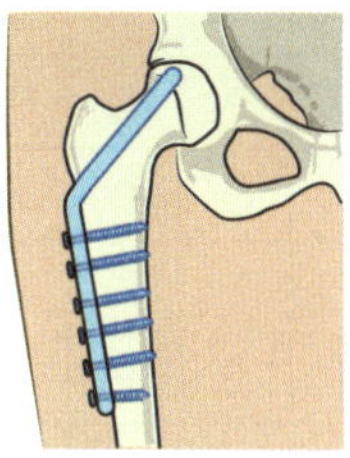	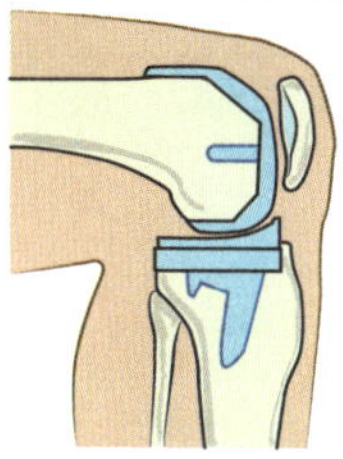	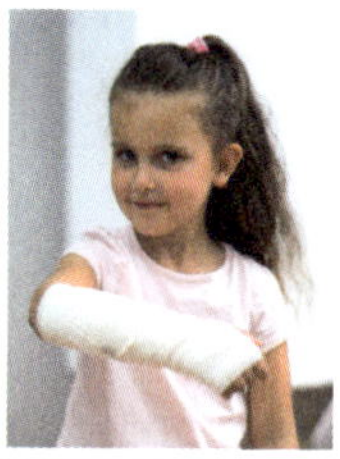
____________	____________	____________	____________
____________	____________	____________	____________

5. Ergänzen Sie die Begriffe „Verstauchung" und „Verrenkung" in den beiden Begriffserklärungen.

Eine ____________________ ist eine schwere Gelenkschädigung, bei der sich die Gelenkflächen durch die Gewalteinwirkung voneinander trennen.

Eine ____________________ ist eine Zerrung eines Bands oder einer Gelenkkapsel mit einer schmerzhaften Überdehnung der Strukturen.

6. Sie haben sicher schon viel über das Krankheitsbild „Osteoporose", den krankhaften Knochenschwund, gehört oder gelesen.

a) Mit welchen vorbeugenden Maßnahmen können Sie selbst aktiv werden?

____

____

____

____

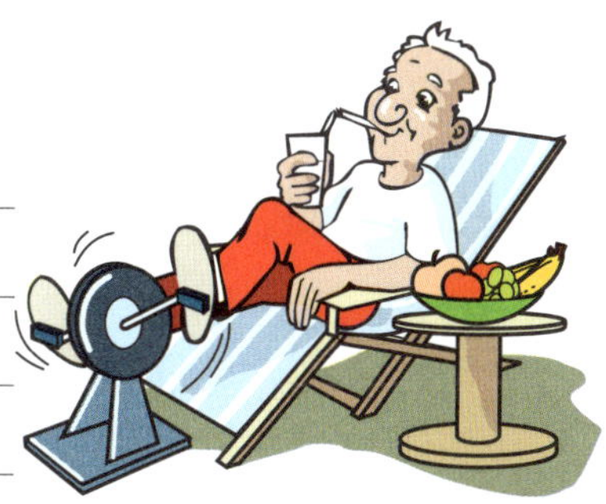

b) Geben Sie Symptome dieses Krankheitsbilds an.

____

____

____

____

7. Eine Arthrose ist der degenerative Verschleiß der Knorpelschicht in einem Gelenk. Die Knorpelschicht wird dünner, im schlimmsten Fall reiben die Knochen aufeinander. Arthrosen können in allen Gelenken auftreten, am häufigsten sind aber die Hüft- und Kniegelenke betroffen.
Finden Sie im Suchworträtsel 15 Begriffe zu Ursachen, Symptomen und Behandlungsmaßnahmen einer Kniegelenksarthrose und ordnen Sie diese anschließend den Schwerpunkten zu (ü = ue; → ↓ ↘).

G	E	L	E	N	K	E	N	T	Z	U	E	N	D	U	N	G	E	N	A	D	E	R
R	G	T	Z	U	D	C	Y	A	Q	V	B	M	L	G	O	A	W	S	C	V	B	T
V	E	R	L	E	T	Z	U	N	G	E	N	C	V	G	E	S	A	D	E	R	T	Z
N	L	I	A	S	E	G	B	E	N	M	C	N	M	K	L	H	E	I	T	B	N	A
X	E	B	B	D	S	E	R	U	B	E	W	E	G	L	I	C	H	K	E	I	T	B
I	N	A	D	E	G	H	J	T	Z	E	U	I	K	S	L	O	C	I	V	A	E	W
C	K	C	J	C	G	Z	F	H	D	H	R	A	B	C	H	G	G	U	L	I	O	P
D	S	V	O	F	V	E	Q	D	A	E	C	W	I	H	U	A	N	A	S	F	E	F
E	P	B	U	E	G	U	R	R	S	R	J	E	A	M	J	S	X	D	F	E	E	S
R	I	H	Z	H	E	I	A	A	M	T	F	O	P	E	R	A	T	I	O	N	F	N
T	E	R	Y	L	R	O	X	Z	E	Z	A	R	O	R	R	R	C	H	F	A	S	W
B	G	D	E	S	A	P	C	U	D	U	Q	T	L	Z	K	M	S	A	B	Y	Q	A
H	E	E	R	T	I	M	A	I	I	U	S	Z	D	E	K	C	U	E	W	A	U	S
N	L	S	A	E	S	O	L	O	K	I	Z	C	A	N	L	H	E	N	E	S	J	T
U	U	A	S	L	E	C	T	P	A	K	R	U	H	H	V	Z	T	T	G	E	L	I
J	N	X	D	L	R	D	E	H	M	J	U	E	B	E	R	L	A	S	T	U	N	G
I	G	Y	E	U	T	E	R	A	E	H	D	D	W	K								
X	R	A	R	N	C	R	M	S	N	R	V	S	E	L								
A	G	A	N	G	B	I	L	D	T	D	A	X	R	I								
S	E	C	T	E	B	J	I	X	E	F	N	P	T	U								
E	I	V	Z	N	N	K	O	C	T	D	M	V	I	M								
B	P	D	M	B	I	A	P	C	R	E	A	A	C	E								

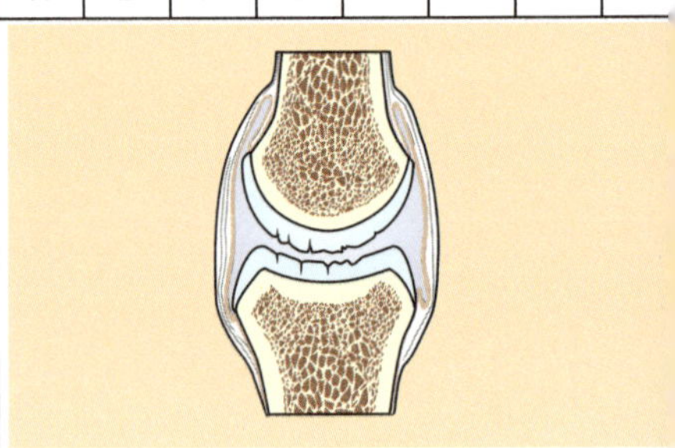

Ursachen

______________________ wie X-Bein oder O-Bein

____

______________________ wie Band- oder Meniskus-schädigung

______________________, z. B. durch Leistungssport

______________________, durch veränderte Stoffwechsel-vorgänge

Symptome

______________________, anfangs bei Belastung, später auch in Ruhe

Abnahme der ______________________

Zunehmende Veränderung des ______________________s

______________________ bei Beugung und Streckung des Kniegelenks

______________________ bei Entzündung im Gelenk

Behandlungsmaßnahmen

______________________ zur Glättung der Knorpeloberfläche

______________________, z. B. durch Krankengymnastik und Bewegungsübungen

schmerz- und entzündungshemmende ______________________

______________________, z. B. Einsatz eines künstlichen Kniegelenks

Orthopädietechnik, z. B. durch ______________________

8. Eine Kontraktur ist eine dauerhafte Bewegungs- und Funktionseinschränkung eines Gelenks. Die Ursachen für die Entstehung einer Gelenkversteifung sind vielfältig.

a) In der Übersicht finden Sie eine Reihe möglicher Ursachen. Beurteilen Sie, ob die jeweilige Aussage eine Ursache für eine Kontraktur ist. Begründen Sie Ihre Entscheidung im Unterrichtsgespräch.

Ursachen einer Kontraktur	richtig	falsch
ausgedehnte Ekzeme an der entsprechenden Extremität	☐	☐
lange Ruhigstellung durch einen Gipsverband	☐	☐
Immobilität und Bettlägerigkeit	☐	☐
Schonhaltung bei chronischen Schmerzen	☐	☐
Spitzentanz bei Balletttänzern	☐	☐
Verbrennungen an einer Extremität mit Narbenbildungen	☐	☐
tägliches Trainieren im Fitness-Studio	☐	☐
Halbseitenlähmung nach einem Schlaganfall	☐	☐
Bettdeckendruck auf die Füße bei längerem Liegen	☐	☐

b) Tragen Sie Maßnahmen der Kontrakturenprophylaxe zusammen. Nutzen Sie dazu Ihre Praxiserfahrungen. Vergleichen und ergänzen Sie im Unterricht.

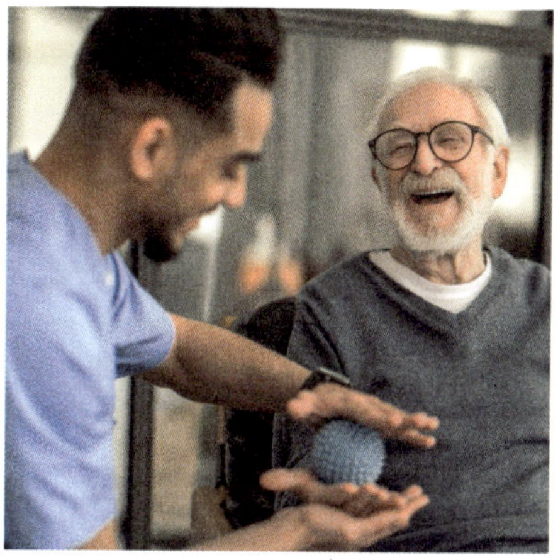

9. Der Begriff Kinästhetik ist ein Kunstwort und besteht aus den Begriffen „kinesis“ (Bewegung) und „aesthesie“ (Wahrnehmung). Nutzen Sie diese Hilfestellung, um eine Definition für den Begriff Kinästhetik abzuleiten.

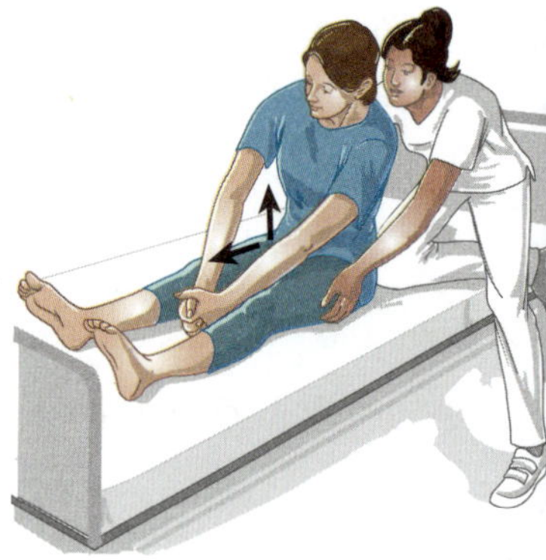

____

____

____

____

10. Vervollständigen Sie den Lückentext unter Nutzung der im Kasten vorgegebenen Wörter bzw. Wortgruppen.

> Ressourcen, Eigenbeweglichkeit, schrittweise, geringeren Kraftaufwand, chronischen Rückenschmerzen, Aufstehen, Rollstuhl, hohen Kraftaufwand

Bei zahlreichen Tätigkeiten im Pflegealltag, z. B. beim ____________ oder beim Transfer eines zu Pflegenden in den ____________, beklagen viele Pflegepersonen den ____________. Einige von ihnen leiden bereits nach wenigen Jahren an ____________.

Die kinästhetische Mobilisation macht es möglich, durch gezielte, ____________ interaktive Bewegungsabläufe, Erleichterung und ____________ für Pflegende und Pflegeempfänger zu erzielen.

____________ und die noch vorhandene ____________ der zu Pflegenden werden optimal genutzt.

11. In der Kinästhetik wird der menschliche Bewegungsapparat in Massen (Stabilität) und Zwischenräume (Beweglichkeit) eingeteilt. Ein wichtiger Leitsatz des Konzepts lautet „Massen fassen, Zwischenräume spielen lassen“. Ordnen Sie die Strukturen korrekt zu.

Der Körper wird unterteilt in:	sieben Massen	sechs Zwischenräume
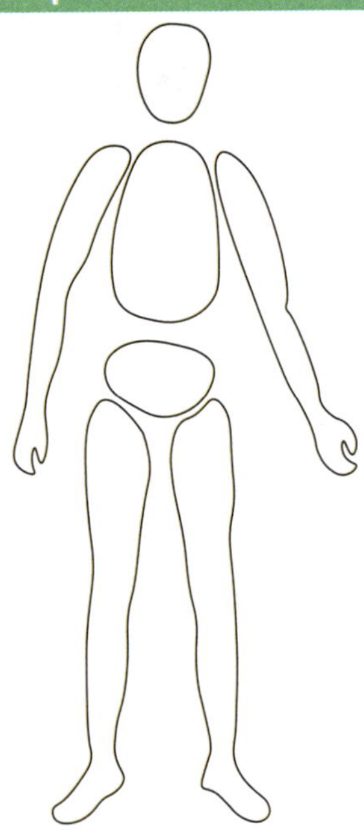		

2.2 Menschen bei der Körperpflege und beim Kleiden unterstützen

2.2.1 Anatomie und Physiologie der Haut und der Harn- und Geschlechtsorgane

1. Beschriften Sie die Zeichnung vom Querschnitt der Haut.

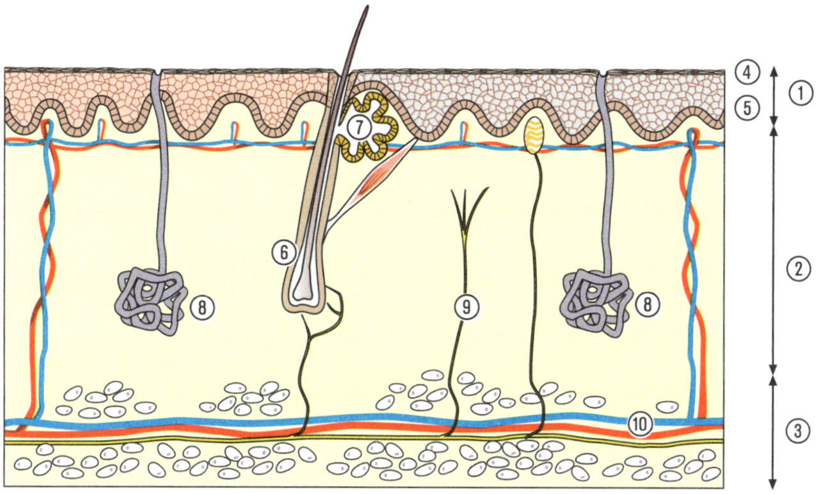

① ______________________

② ______________________

③ ______________________

④ ______________________

⑤ ______________________

⑥ ______________________

⑦ ______________________

⑧ ______________________

⑨ ______________________

⑩ ______________________

2. Nennen Sie die Hautanhangsgebilde.

____

____

____

3. Die Haut ist das größte Organ des menschlichen Organismus. Sie hat zahlreiche Aufgaben. Tragen Sie die wesentlichen Aufgaben zusammen.

____

____

____

____

____

____

____

____

____

____

____

____

4. Vervollständigen Sie die Beschriftung der weiblichen und männlichen Harn- und Geschlechtsorgane. Nutzen Sie dazu die vorgegebenen Begriffe.

Scheide, Harnblase, Kitzler, Gebärmutter, Harnröhre, Eierstock, Enddarm, Schambein, Harnleiter, Muttermund

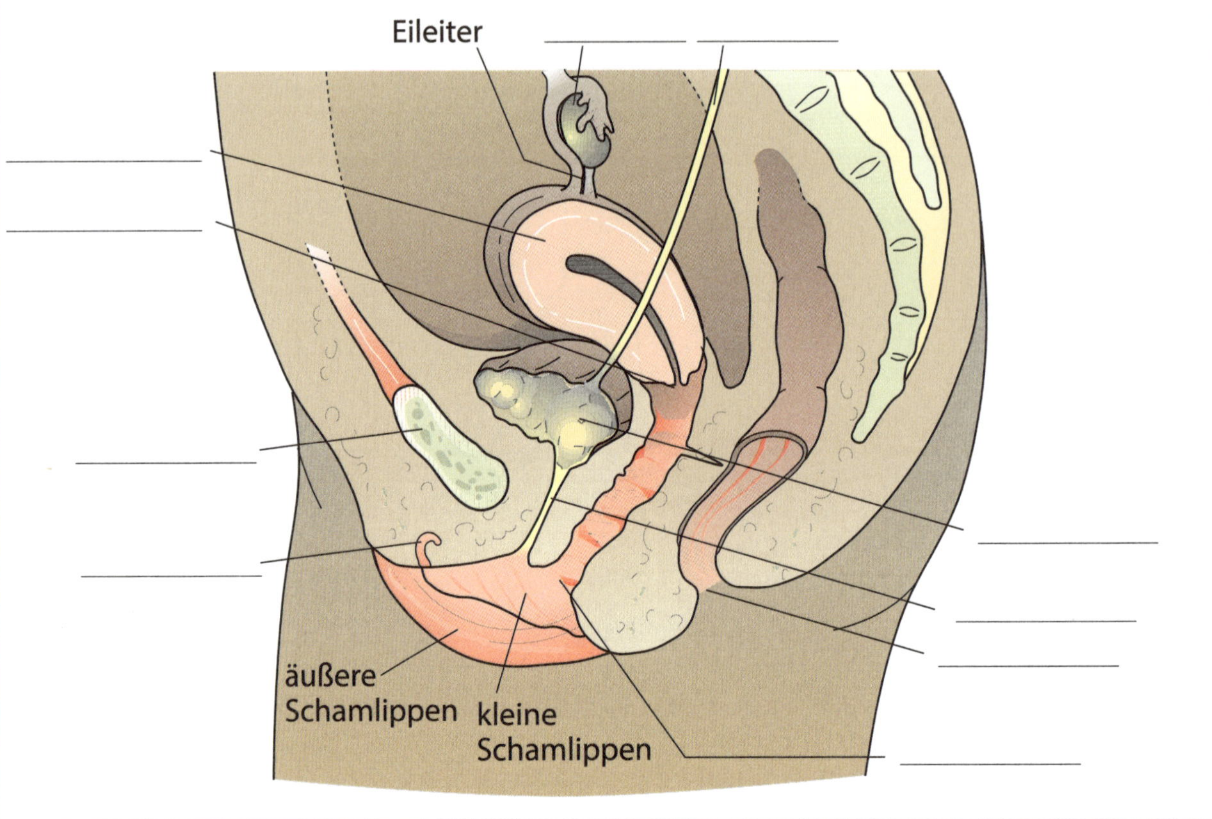

Harnröhre, Samenleiter, Hoden, Harnleiter, Eichel, Harnblase, Nebenhoden

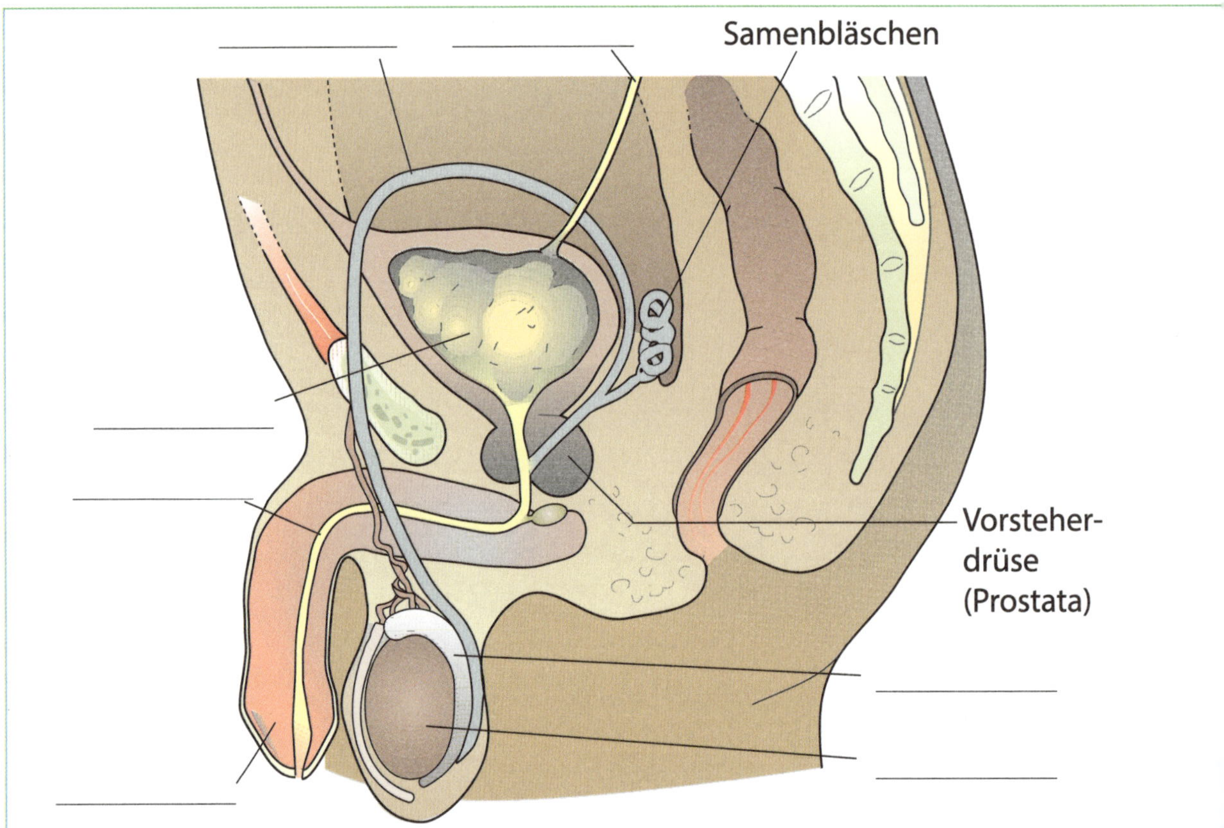

2.2.2 Körperpflege

1. Markieren Sie in dem Suchworträtsel 19 weitere Begriffe zum Thema „Körperpflege".
Die Wörter sind waagerecht, senkrecht und diagonal versteckt (Ö = OE; → ↓ ↘).

P	J	S	F	H	A	N	K	L	E	I	D	E	N	V	M
O	K	N	K	E	S	I	S	N	M	L	U	H	A	F	E
E	H	A	U	T	P	F	L	E	G	E	S	B	G	I	W
M	E	S	M	E	I	B	S	R	I	P	C	D	E	O	A
C	E	S	L	M	E	I	A	F	N	F	H	K	L	I	N
B	W	R	A	A	G	F	C	R	E	M	E	E	P	M	N
O	C	A	B	M	E	R	S	I	T	W	N	H	F	H	E
D	U	S	S	U	L	O	P	S	M	P	L	E	L	R	N
Y	A	U	S	C	B	G	R	U	B	N	F	E	E	U	L
L	U	R	R	E	H	I	M	R	L	X	E	L	G	K	I
O	W	V	B	N	I	L	E	A	K	M	F	E	E	Z	F
T	P	K	A	I	M	H	A	N	D	T	U	C	H	G	T
I	S	J	D	Z	A	H	N	P	A	S	T	A	B	L	E
O	E	L	E	A	F	D	E	P	P	I	U	T	W	A	R
N	O	I	N	T	I	M	P	F	L	E	G	E	X	G	I
I	N	W	A	X	L	P	I	E	D	V	N	A	P	O	L

2. Eine 52-jährige Pflegeempfängerin in einer Reha-Einrichtung muss nach einem Schlaganfall im Bett gewaschen werden. Um eine angenehme Atmosphäre und einen störungsfreien Ablauf zu ermöglichen, sind alle Materialien vollständig vorzubereiten. Ergänzen Sie die Materialien, die Sie für eine Körperpflege im Bett benötigen.

Materialien für die Mundpflege

Materialien für die Ganzkörperwaschung

Materialien für die Haarpflege

3. Geben Sie die Reihenfolge der zu waschenden Körperpartien an. Beachten Sie dabei die Einhaltung der Hygienevorschriften. Da bei der Ganzkörperwaschung die spezifischen Pflegestandards der Einrichtungen und die individuellen Wünsche des zu Pflegenden zu berücksichtigen sind, können im praktischen Alltag Abweichungen auftreten.

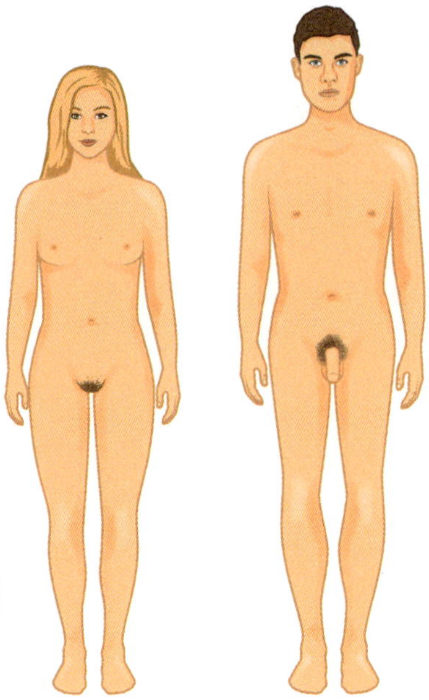

- Kopf ☐
- Rücken ☐
- Oberkörper ☐
- Arm, körpernah* ☐
- Arm, körperfern* ☐
- Bauch + Genitalbereich ☐
- Gesäß ☐
- Bein, körpernah* ☐
- Bein, körperfern* ☐

* vom Pflegenden aus betrachtet

4. Ordnen Sie die Handlungsabläufe bei der Durchführung eines Säuglingsbads folgerichtig zu, indem Sie die Ziffern 1 – 8 korrekt platzieren.

☐ Ausziehen des Säuglings, Säuberung des Windelbereichs, danach Säugling mit der linken Hand unter den Nacken zur Schulter fassen, sodass der Kopf des Babys auf dem linken Unterarm ruht, vorsichtiges Hineingleiten in das Wasser, Füße zuerst

☐ Herausheben aus der Wanne und anschließendes sorgfältiges Abtrocknen, ggf Verwendung von Hautpflegeprodukten, abschließend Säugling windeln, bekleiden und ins Bettchen legen

☐ zu Beginn Händedesinfektion, danach Räumlichkeit vorbereiten (angenehme Temperatur, keine Zugluft) und Wickelplatz mit neuen Sachen, Windeln und Hautpflegeprodukten vorbereiten ggf. Fön bereitlegen

☐ Babybadewanne zur Hälfte mit 36 – 37 °C warmen Wasser befüllen und Überprüfung der Temperatur mit einem Badethermometer.

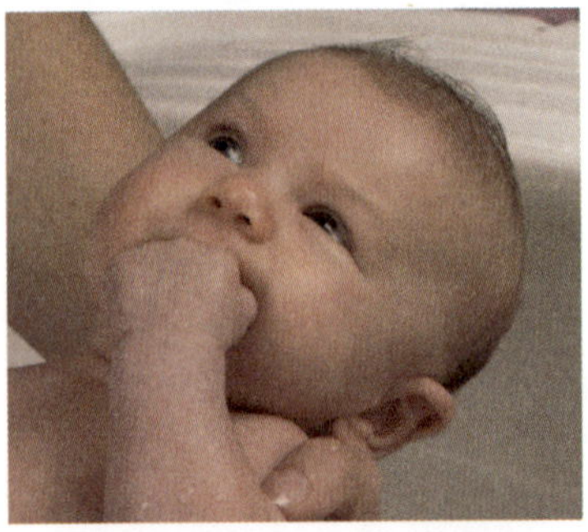

☐ Kind drehen mit der rechten Hand in Bauchlage – Nacken, Rücken, Beine und Gesäß mit dem zweiten Lappen waschen

☐ sanftes Waschen des Körpers mit der rechten Hand, am Kopf beginnend (Haare zum Schluss), dabei sämtliche Körperfalten sorgfältig reinigen, Genitalbereich waschen, anschließend Waschlappenwechsel

☐ Nachbereitung der Materialien, abschließende Händedesinfektion und Dokumentation der Pflegemaßnahme

☐ Materialien für das Bad vorbereiten
- Badeschüssel/Babywanne
- 2 weiche Waschlappen
- 1 – 2 Badehandtücher
- ggf. milde Waschlotion

5. Entscheiden Sie, ob die nachfolgenden Aussagen richtig oder falsch sind, und korrigieren Sie gegebenenfalls. Unterstreichen Sie die entsprechenden Lösungsbuchstaben und tragen Sie diese zu einem Lösungswort zusammen.

Aussage	richtig	falsch	Korrektur
Die Fußnagelpflege gehört generell in den Aufgabenbereich des Pflegepersonals.	K	H	
Antithrombosestrümpfe sind vor dem Aufstehen anzuziehen.	Y	O	
Nach dem Auftragen des Rasierschaums sind die Barthaare gegen die Haarwuchsrichtung zu entfernen.	M	G	
Die Intimpflege wird vom Anus zur Harnröhre hin ausgeführt.	R	I	
Bei Zahnlosigkeit können vorgefertigte Mundpflegesticks verwendet werden.	E	A	
Die Wassertemperatur beim Duschen und Baden sollte ca. 39 °C betragen.	U	N	
Der Waschzusatz sollte pH-neutral sein.	E	P	

Lösungswort: ______________

6. Bei wahrnehmungsbeeinträchtigten Pflegeempfängern, z. B. nach einem Apoplex, versucht man mit der belebenden oder beruhigenden Teil- oder Ganzkörperwaschung, als einer Form der Basalen Stimulation, positive Erlebnisse in Bezug auf das eigene Körpergefühl zu erzielen. Tragen Sie die wesentlichen Unterschiede der beiden Arten mithilfe der vorgegebenen Kriterien zusammen.

	Belebende Waschung	Beruhigende Waschung
Wassertemperatur		
Waschrichtung		
Waschutensilien (Waschlappen, Handtuch)		
Zusätze im Wasser (falls angewendet)		

7. Die gezielte Auswahl von Badezusätzen kann die Wirkung der Körperpflege beeinflussen. Bestimmen Sie die Kräuter und geben Sie jeweils an, ob sie eine belebende oder beruhigende Wirkung haben.

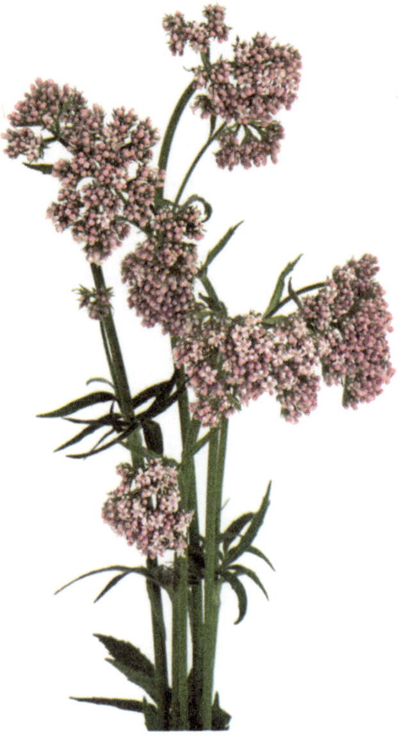

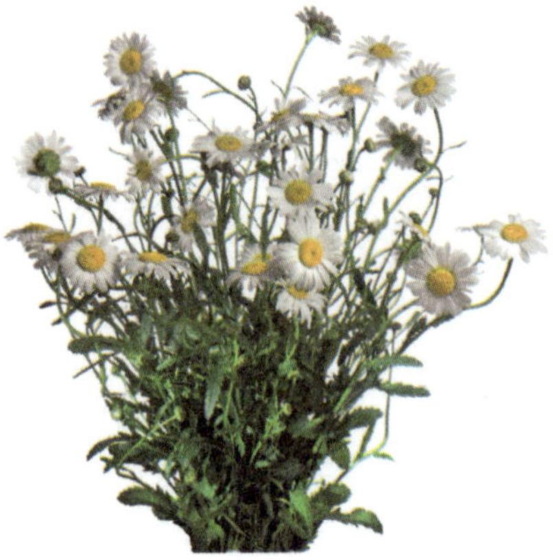

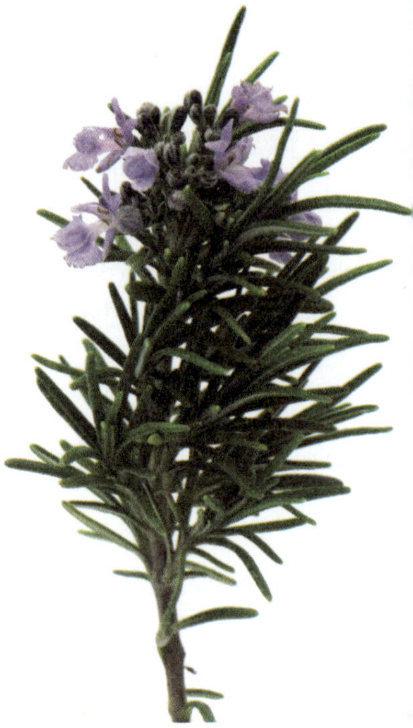

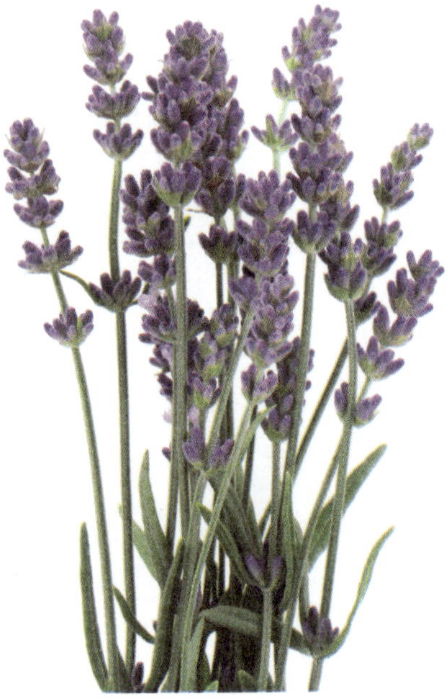

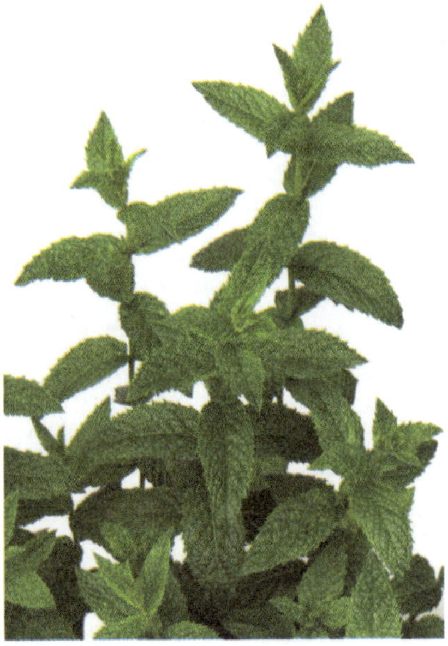

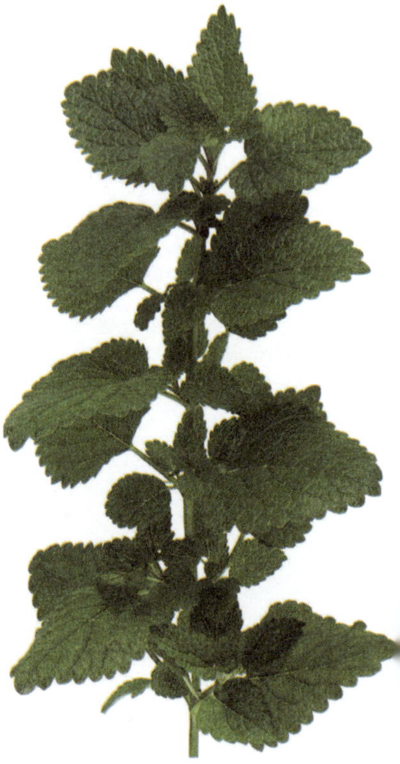

2.3 Kleiden

Stellen Sie sich vor, Sie sind krankheitsbedingt vorrübergehend auf eine umfassende Hilfe bei der Körperpflege und beim Bekleiden angewiesen.

a) Führen Sie Ihre eigenen Wünsche in Bezug auf die Auswahl der Bekleidung auf.

b) Kennen Sie diese Hilfsmittel, die das Anziehen im Bedarfsfall deutlich erleichtern? Benennen Sie die dargestellten Hilfsmittel.

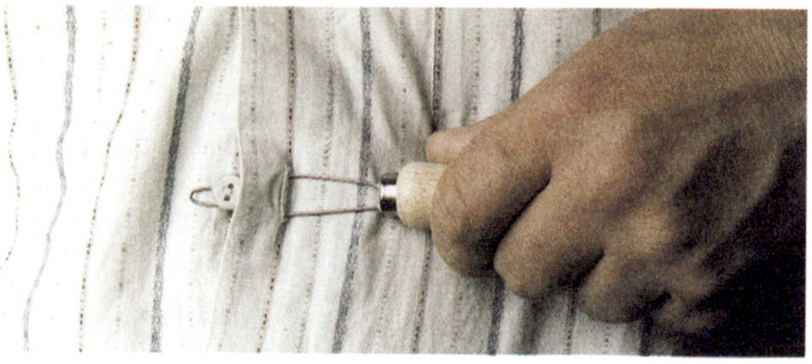

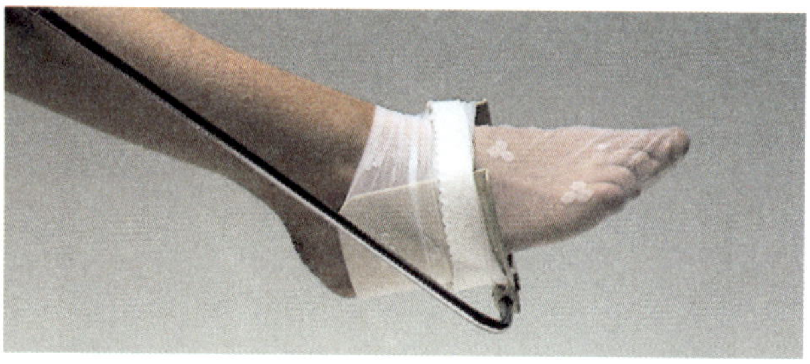

Sie haben durch erste Praxiserfahrungen schon die Problematik beim Bekleiden von halbseitig gelähmten Menschen, z. B. nach einem Schlaganfall, kennengelernt. Nutzen Sie die heutige Unterrichtsstunde, um diese Erfahrungen zu festigen.
Leiten Sie in Partnerarbeit eine Mitschülerin oder einen Mitschüler beim Anziehtraining korrekt an. Vergessen Sie das Motivieren und Loben nicht, denn es ist für Ungeübte nicht einfach, sich nur mithilfe einer Hand zu bekleiden. Nutzen Sie dazu die beiden Abbildungen.

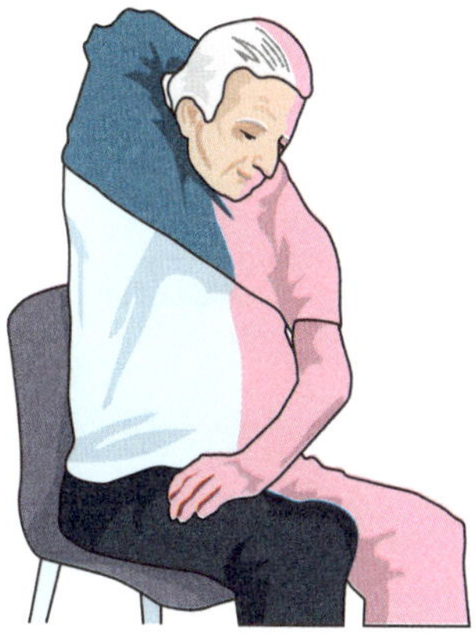

Anziehtraining bei Halbseitenlähmung – Anziehen eines Pullovers

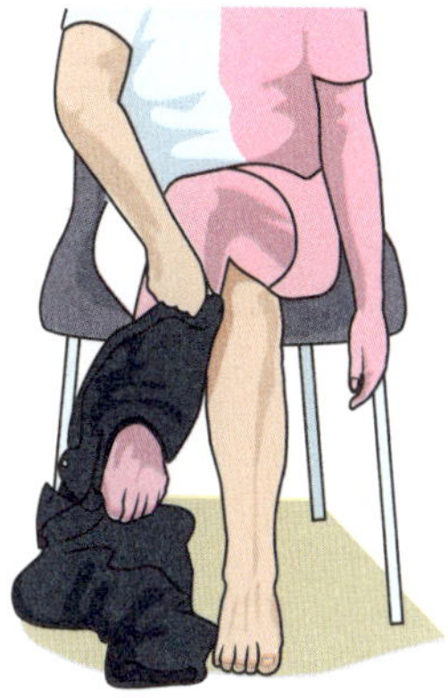

Anziehtraining bei Halbseitenlähmung – Anziehen einer Hose

2.2.4 Krankheitslehre und Pflege von Menschen mit Erkrankungen der Haut

1. Betrachten Sie die Abbildungen und entscheiden Sie durch Ankreuzen, welche Hauterkrankung/-schädigung jeweils dargestellt ist.

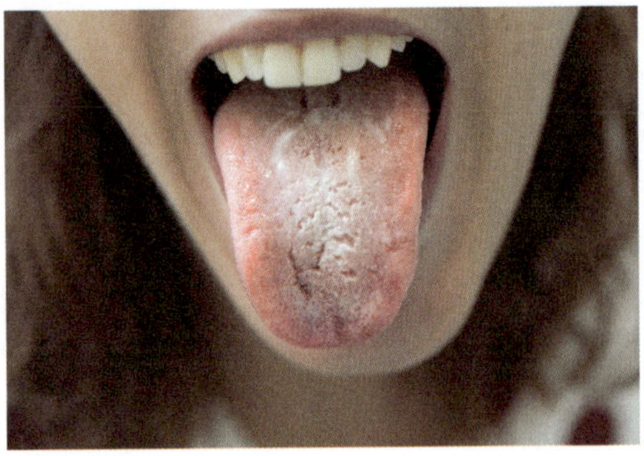

- ☐ Verbrennung
- ☐ Soor
- ☐ Eiterflechte

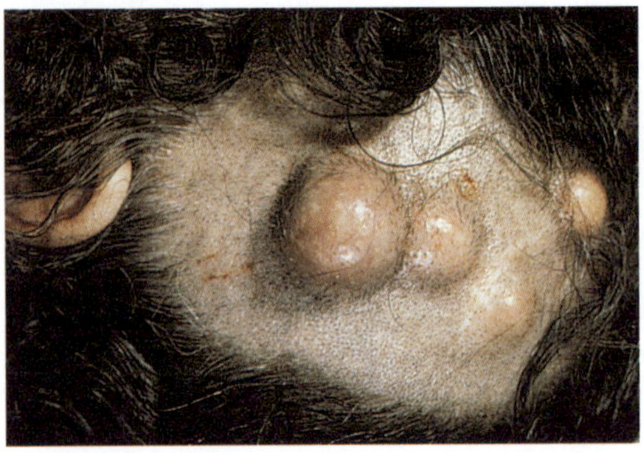

- ☐ Grützbeutel
- ☐ Warzen
- ☐ Leberflecken

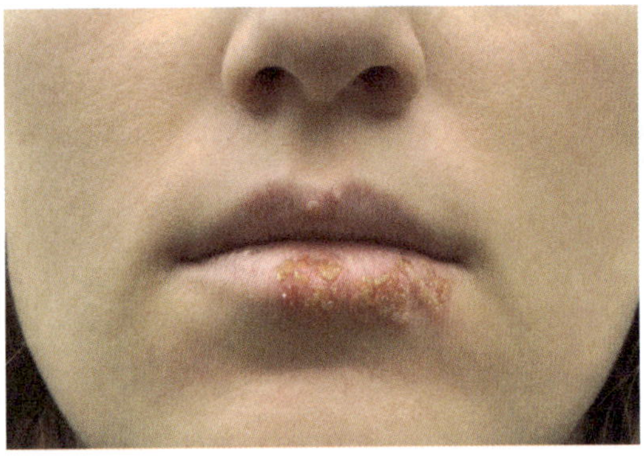

- ☐ Krätze
- ☐ Neurodermitis
- ☐ Herpes

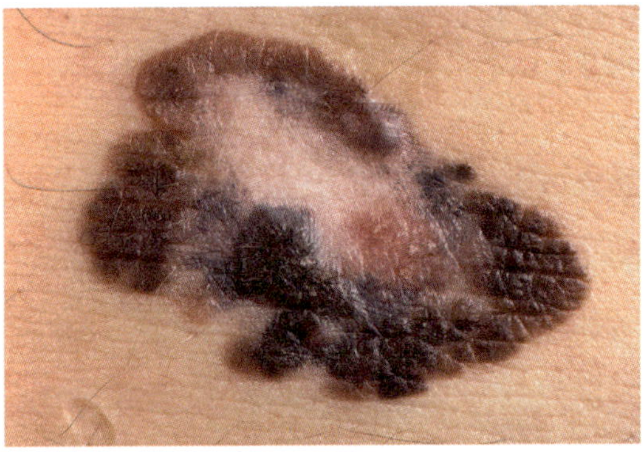

- ☐ Melanom
- ☐ Quetschung
- ☐ Leberfleck

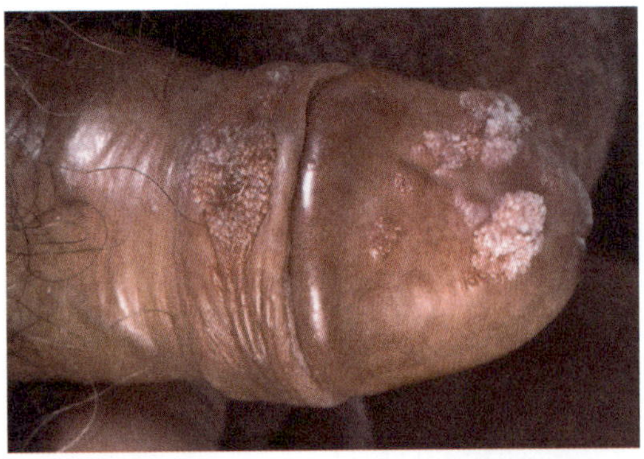

- ☐ Genitalwarzen
- ☐ Genitalabszess
- ☐ Penispusteln

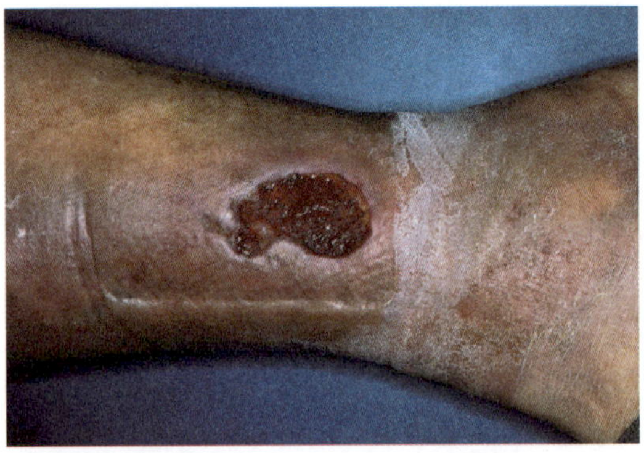

- ☐ Risswunde
- ☐ Unterschenkelgeschwür
- ☐ Dekubitus

2. Geben Sie je zwei Ursachen für die Veränderung der Hautfarbe an.

Rötung: ______________________________

____

Blässe: ______________________________

____

Zyanose: ______________________________

____

3. Lesen Sie das Fallbeispiel.

Nach einem schweren Unfall muss Herr Böttcher aufgrund einer Rückenverletzung sehr lange liegen und wird von seiner Lebensgefährtin gepflegt. Nach einem zusätzlichen Schlaganfall fühlt sich die Lebensgefährtin körperlich nicht mehr in der Lage, ihren Lebenspartner zu versorgen. In einer ersten Pflegeanamnese bemerkt das Pflegeteam eine Druckstelle im Kreuzbeinbereich. Die Oberhaut hat einen oberflächlichen Defekt. Es zeigt sich eine schmerzhafte, nässende Hauterosion.

a) Geben Sie den Fachbegriff und die Kategorie (das Stadium) für die Hautveränderung bei Herrn Böttcher an.

____

b) Welche der Abbildungen entspricht dem Hautbild von Herrn Böttcher? Kreuzen Sie die richtige Lösung an.

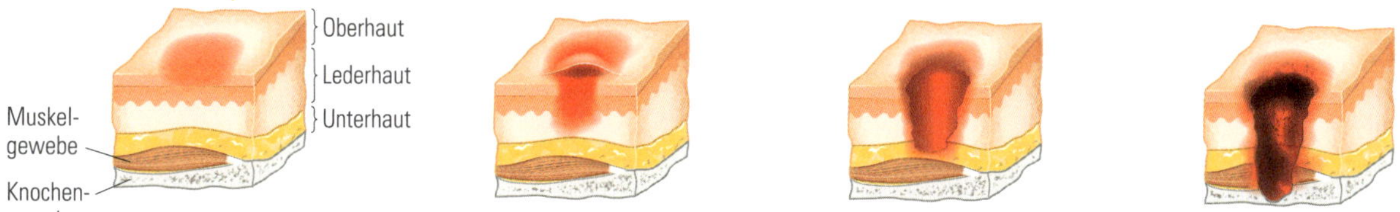

☐ ☐ ☐ ☐

c) Welche Schwerpunkte muss der Behandlungsplan von Herrn Böttcher enthalten?

____

____

____

____

____

____

____

____

____

____

____

____

____

4. Ordnen Sie die aufgezeigten Maßnahmen der Dekubitusprophylaxe bzw. der Intertrigoprophylaxe zu, indem Sie die Ziffern 1 oder 2 zuordnen.
Beachten Sie, dass die Maßnahmen teilweise für beide Prophylaxen zutreffend sind.

- ☐ Anwendung von pH-neutralen Hautpflegemitteln
- ☐ Motivation und Unterstützung bei der Mobilisation
- ☐ Frauen sollten BH's tragen (je nach Gewohnheit und in der richtigen Größe)
- ☐ sorgfältige Hautbeobachtung und Risikoerkennung
- ☐ ausgewogene und gesunde Ernährung
- ☐ hautfreundliche und atmungsaktive Kleidung tragen
- ☐ gefährdete Körperareale durch Mullstreifen oder Baumwollkompressen trocken halten

Maßnahmen der Dekubitusprophylaxe

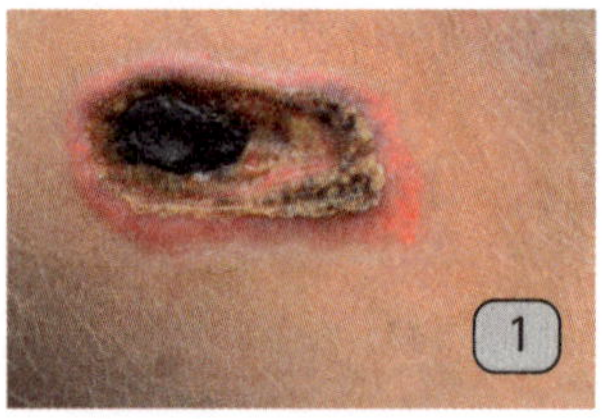

Maßnahmen der Intertrigoprophylaxe

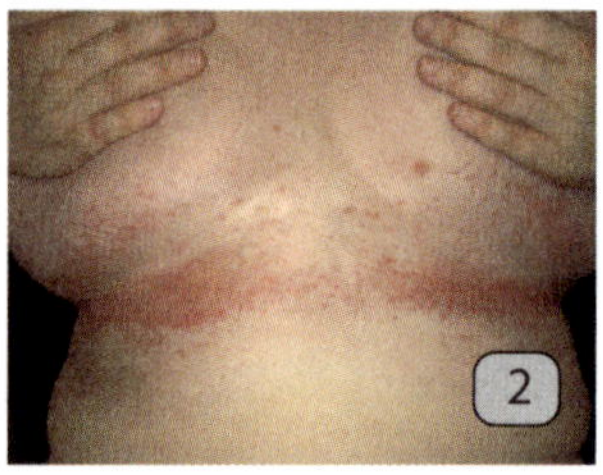

- ☐ bei Immobilität festgelegte Positionswechsel durchführen
- ☐ bei Inkontinenz regelmäßiger Wechsel des Inkontinenzmaterials
- ☐ Einsatz von speziellen Positionierungs-/ Lagerungshilfsmitteln bei Immobilität
- ☐ bei übergewichtigen Menschen empfiehlt sich eine Gewichtsreduktion, um Hautfalten zu verkleinern
- ☐ gefährdete Stellen nach der Körperpflege gründlich und vorsichtig trocken tupfen

5. Markieren Sie in der Abbildung die dekubitusgefährdeten Körperstellen.

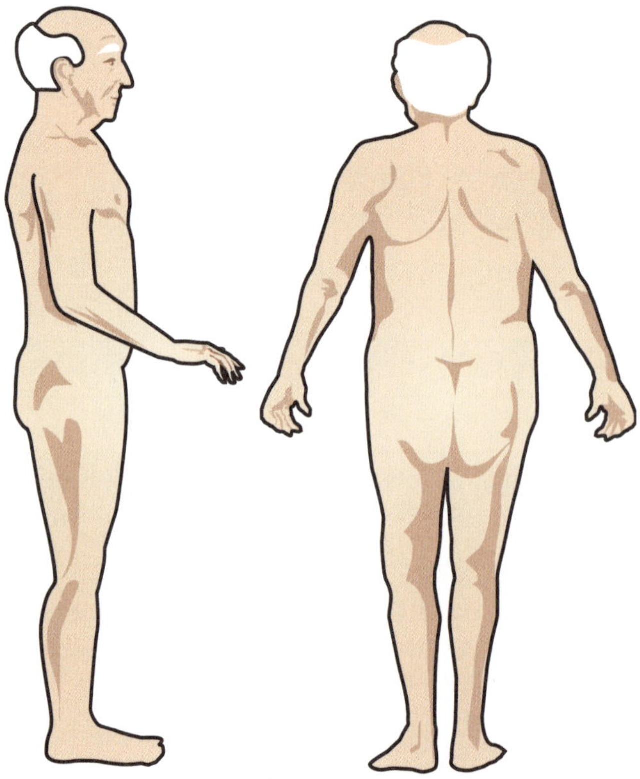

2.3 Menschen bei der Nahrungs- und Flüssigkeitsaufnahme unterstützen

2.3.1 Anatomie und Physiologie des Verdauungssystems

1. Vervollständigen Sie die Abbildung vom Verdauungssystem durch korrektes Beschriften. Nutzen Sie die vorgegebenen Begriffe.

Mastdarm, Speiseröhre, Zähne, Zwölffingerdarm, Gallenblase, Leerdarm, Zunge, Krummdarm, Unterzungendrüse, Ohrspeicheldrüse, Unterkieferdrüse, Blinddarm, Leber, absteigender Dickdarm, After, aufsteigender Dickdarm, Magen, quer verlaufender Dickdarm, Bauchspeicheldrüse, Wurmfortsatz, Sigmaschleife

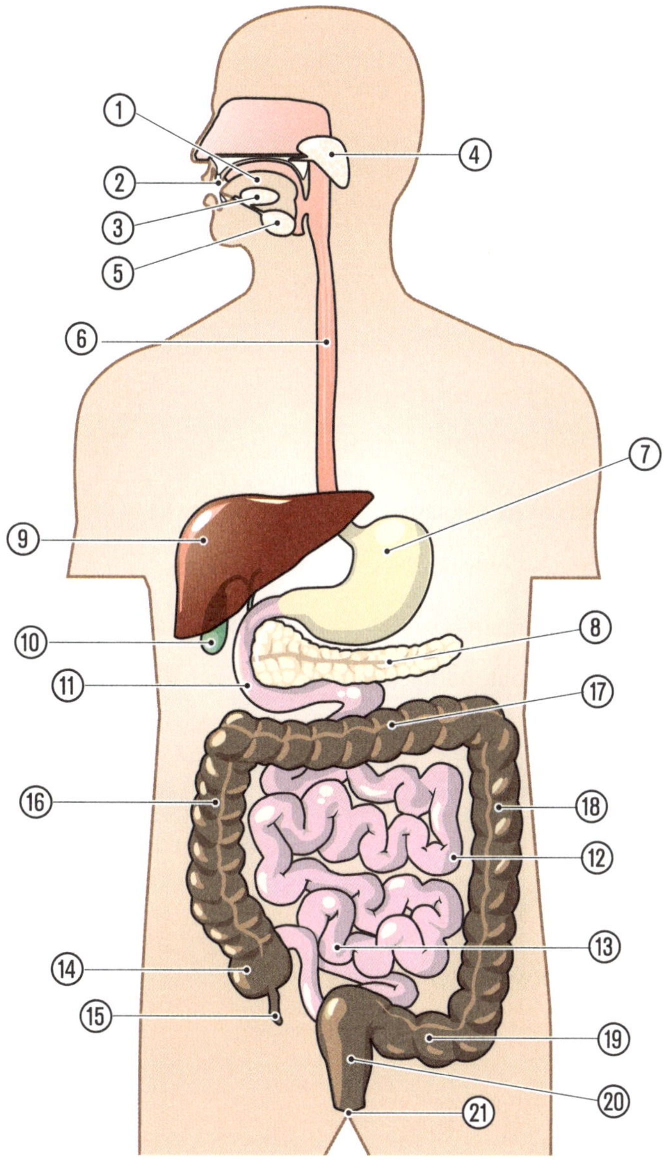

① ____________________
② ____________________
③ ____________________
④ ____________________
⑤ ____________________
⑥ ____________________
⑦ ____________________
⑧ ____________________
⑨ ____________________
⑩ ____________________
⑪ ____________________
⑫ ____________________
⑬ ____________________
⑭ ____________________
⑮ ____________________
⑯ ____________________
⑰ ____________________
⑱ ____________________
⑲ ____________________
⑳ ____________________
㉑ ____________________

2. Der folgende Text zu den Hauptaufgaben des Verdauungssystems enthält zwei inhaltliche Fehler. Unterstreichen Sie diese Textpassagen und korrigieren Sie diese im Unterrichtsgespräch.

Eine Hauptaufgabe des Verdauungsapparats ist die Aufnahme und Zerkleinerung von Nahrung, in der Mundhöhle beginnend. Die chemische Aufspaltung der Nährstoffe durch die Verdauungshormone in verwertbare Energiebausteine ist eine weitere Aufgabe. Die Ausscheidung der verdaulichen Nahrungsbestandteile als abschließender Vorgang bildet die dritte Aufgabe.

3. Beschriften Sie die Strukturen des Magens.

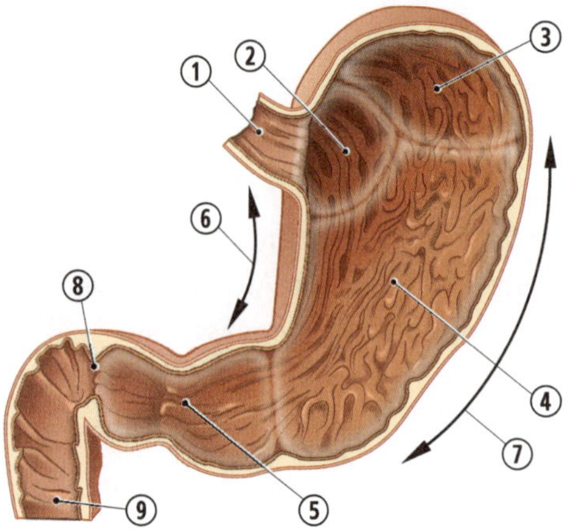

① ______________________

② ______________________

③ ______________________

④ ______________________

⑤ ______________________

⑥ ______________________

____

⑦ ______________________

____

⑧ ______________________

⑨ ______________________

4. a) Vervollständigen Sie den Lückentext zum Thema „Aufbau der Dünndarmschleimhaut". Nutzen Sie dazu die vorgegebenen Begriffe im Kasten.

Blut- und Lymphgefäßen, Bürstensaum, Falten, Zotten, Krypten

Die Dünndarmschleimhaut kleidet das Innere des Darms nicht als glatte Fläche aus, sondern ist in ringförmigen Falten angelegt, was eine enorme Oberflächenvergrößerung bewirkt. Diese bis zu 1 cm hohen ______________________ werden als Kerckring-Falten bezeichnet. Winzige Ausstülpungen, die ______________________, vergrößern die Schleimhautoberfläche zusätzlich. Durch die Fältelung des Epithels an den Zotten entsteht ein ______________________. In den ______________________, das sind im Gegensatz zu den Zotten Einsenkungen des Epithels, wird Dünndarmsaft produziert. Die Dünndarmzotten sind reichlich mit ______________________ ausgestattet und dienen der Resorption der aufgespaltenen Nährstoffe.

b) Beschriften Sie anschließend die Abbildung mit den verwendeten Begriffen.

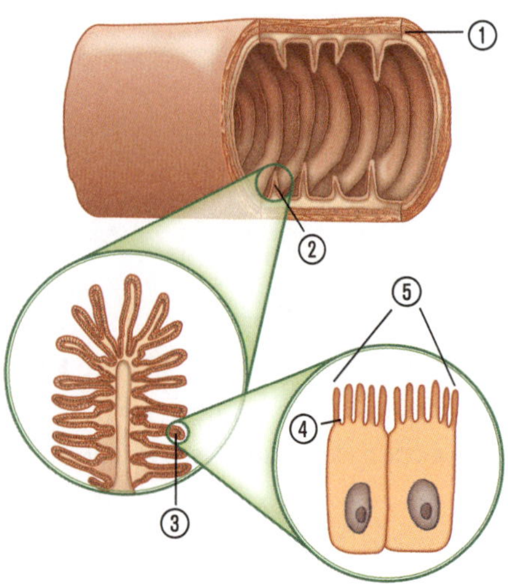

① ______________________

____

② ______________________

③ ______________________

④ ______________________

____

⑤ ______________________

Leber und Bauchspeicheldrüse haben zahlreiche Aufgaben im Verdauungstrakt. In der Abbildung sehen Sie die Lagebeziehungen beider Organe zum Dünndarm. Beschriften Sie die Abbildung.

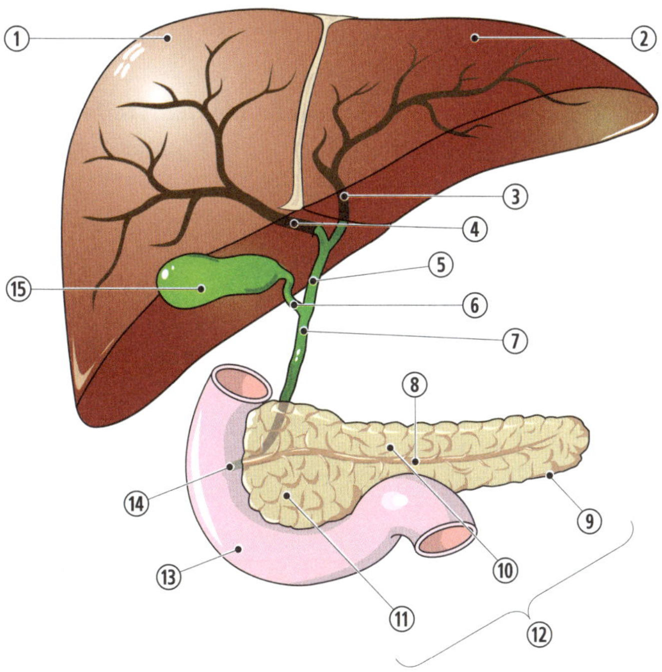

① ______________________________

② ______________________________

③ ______________________________

④ ______________________________

⑤ ______________________________

⑥ ______________________________

⑦ ______________________________

⑧ ______________________________

⑨ ______________________________ ⎤

⑩ ______________________________ ⎬ ⑫

⑪ ______________________________ ⎦

⑫ ______________________________

⑬ ______________________________

⑭ ______________________________

⑮ ______________________________

Ordnen Sie den aufgeführten Strukturen des Verdauungsapparats die jeweiligen Aufgaben zu, indem Sie weitere Verbindungslinien ziehen.

Abschnitt im Verdauungstrakt
Mund/Mundhöhle
Speiseröhre
Magen
erster Abschnitt des Dünndarms: Zwölffingerdarm
restlicher Dünndarm
Dickdarm
After

Aufgaben
Resorption und Transport der kleinen Nährstoffteilchen vom Darm in das Blut
erste Zerkleinerung der Nahrung und Durchmischen mit Speichel
die Verdauungssäfte aus der Bauchspeicheldrüse und der Leber ermöglichen eine Vermischung und Aufspaltung der Nährstoffe
Rückresorption von Wasser mit nachfolgender Eindickung des Darminhalts; durch Darmbakterien weiterer Abbau unverdaulicher Reste; Aufnahme von Vitaminen und Mineralstoffen
Ausscheidung von geformtem festem Kot
durch peristaltische Bewegungen Transport des Nahrungsbreis zum Magen
Durchmischung des Speisebreis mit Magensaft; Aufspaltung der Eiweiße und Abtötung von Mikroorganismen durch die Magensäure

2.3.2 Ernährungsphysiologische Grundlagen

1. Finden Sie im Suchworträtsel die sechs Nährstoffe von Lebensmitteln heraus. Ordnen Sie diese anschließend in energieliefernde und nicht energieliefernde Nährstoffe. (ß = ss, → ↓ ↘)

M	S	Q	W	E	R	T	H	Z	T	R	H	U
V	I	K	Z	R	H	I	E	M	N	H	Z	S
X	C	N	D	E	Z	X	I	F	C	V	G	E
M	S	D	E	T	V	B	W	A	S	S	E	R
Y	A	Q	W	R	R	T	E	V	B	C	D	E
G	T	V	I	T	A	M	I	N	E	C	E	T
X	E	T	R	B	F	L	S	N	H	Z	I	O
P	L	I	K	U	L	N	S	M	K	G	T	U
M	A	D	E	F	C	V	E	T	T	R	Z	B
C	A	S	W	E	B	D	E	A	O	Q	E	R
E	R	Z	T	T	N	F	D	S	V	F	B	I
N	D	S	E	T	I	R	Z	U	I	N	F	M
K	O	H	L	E	N	H	Y	D	R	A	T	E

Energieliefernde Nährstoffe

____

____

____

Nicht energieliefernde Nährstoffe

____

____

____

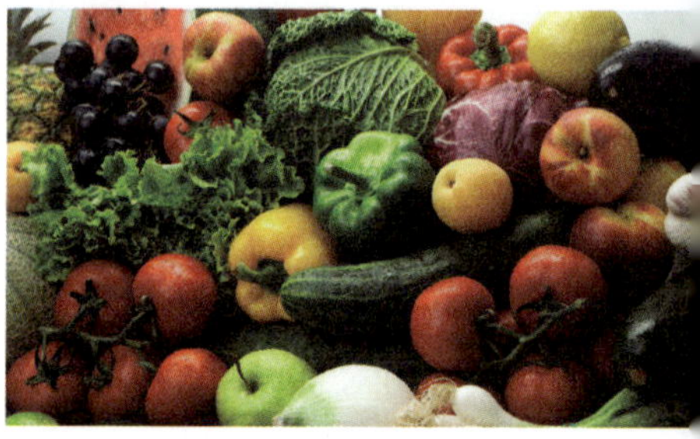

2. Kohlenhydrate sind neben den Fetten die wichtigsten Energielieferanten (Energiegehalt liegt bei 17 kJ bzw. 4,1 kcal/g). Sie bestehen aus einzelnen, aus zwei oder aus mehreren Zuckerbausteinen. Ergänzen Sie die Übersich[t,] indem Sie die abgebildeten Lebensmittel den drei Gruppen richtig zuordnen.

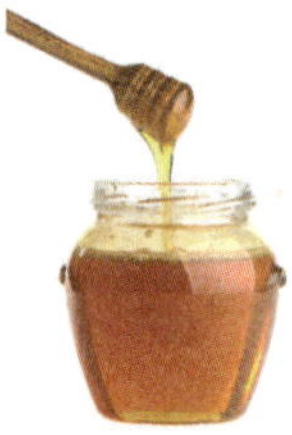

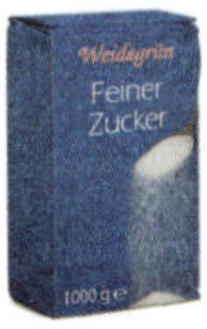

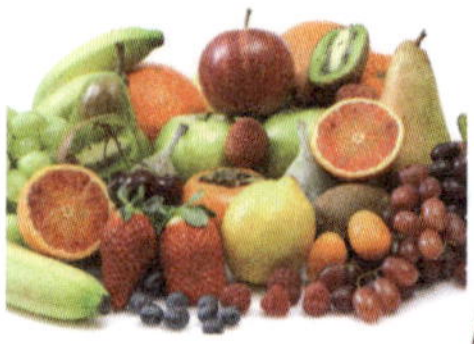

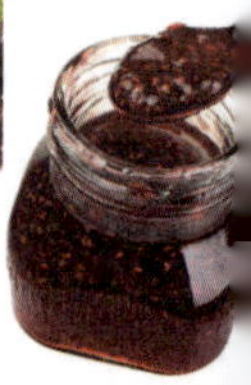

Kohlenhydrate

Einfachzucker	Doppelzucker	Vielfachzucker

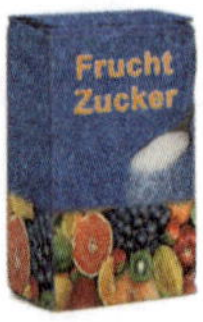

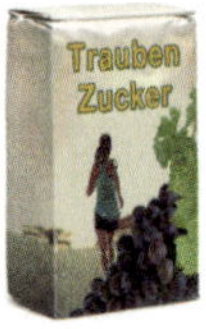

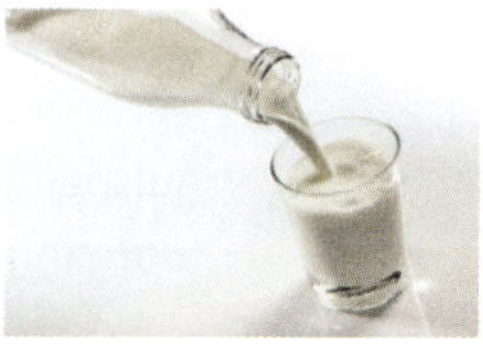

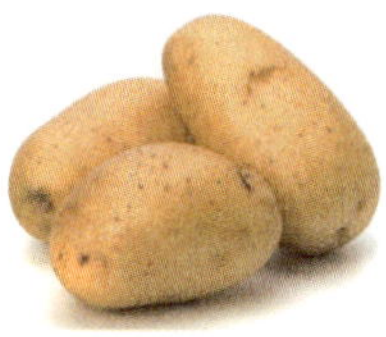

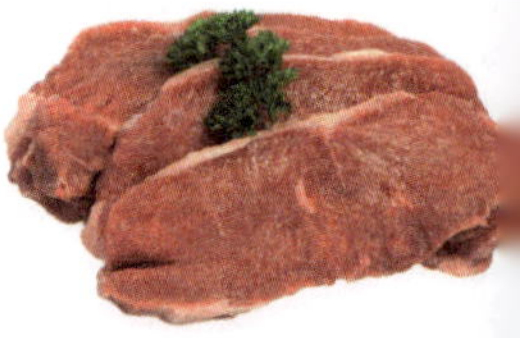

3. Der Ernährungskreis der Deutschen Gesellschaft für Ernährung e. V. (DGE) ist ein Beispiel für eine vollwertige Ernährung. Er teilt das reichhaltige Lebensmittelangebot in sieben Gruppen ein und erleichtert so die tägliche Lebensmittelauswahl. Je größer ein Segment des Kreises ist, desto größere Mengen sollten aus der Gruppe verzehrt werden. Lebensmittel aus kleinen Segmenten sollten dagegen sparsam verwendet werden. Für eine abwechslungsreiche Ernährung sollte die Lebensmittelvielfalt der einzelnen Gruppen genutzt werden. Schneiden Sie die Puzzleteile aus und kleben Sie diese zu einem vollständigen Ernährungskreis auf der Rückseite auf. Benennen Sie anschließend die sieben Lebensmittelgruppen.

Lebensmittelgruppen	
1 ______________________	5 ______________________
2 ______________________	6 ______________________
3 ______________________	7 ______________________
4 ______________________	

Hier sorgfältig abtrennen und Puzzleteile auf der Rückseite aufkleben.

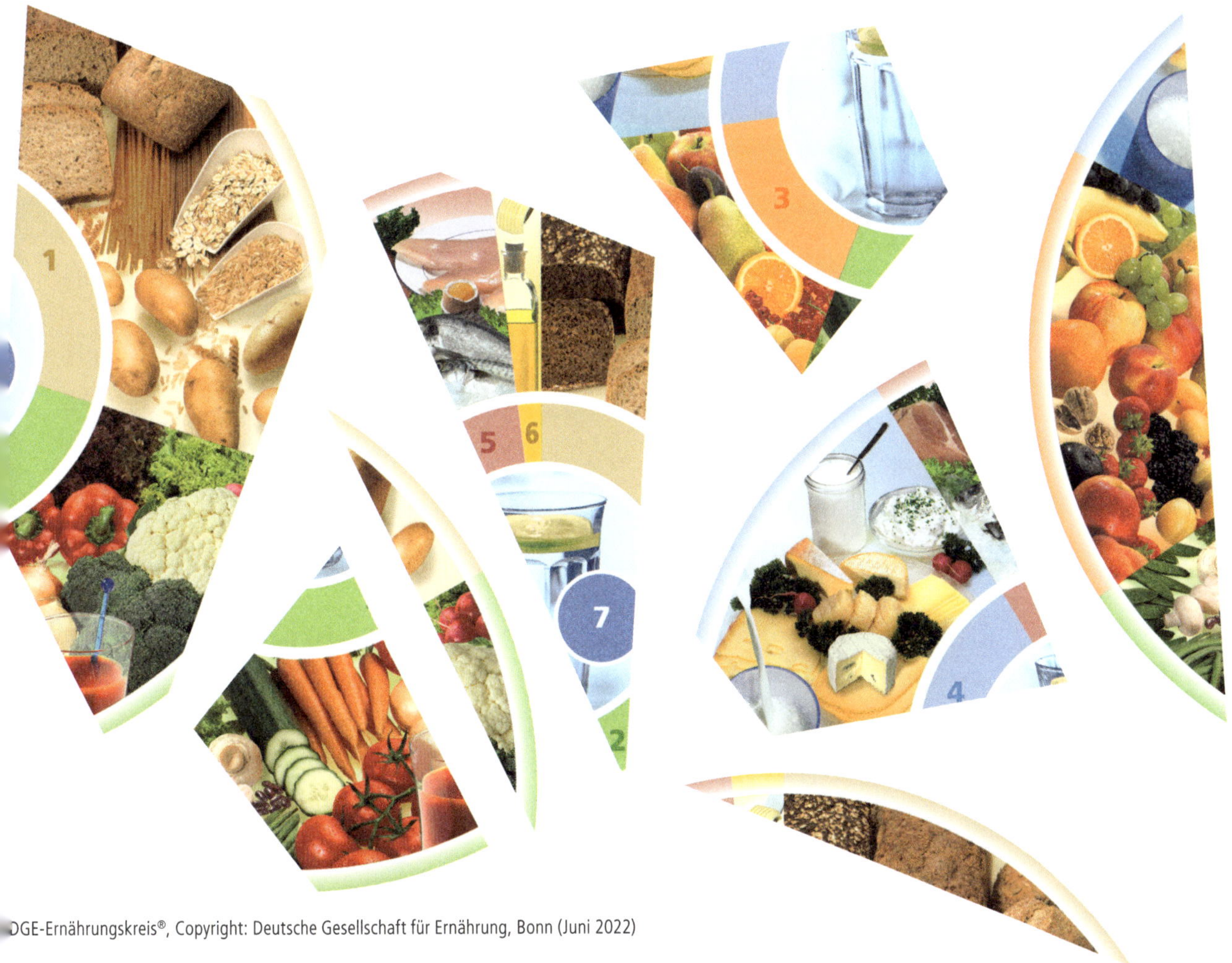

DGE-Ernährungskreis®, Copyright: Deutsche Gesellschaft für Ernährung, Bonn (Juni 2022)

DGE-Ernährungskreis®, Copyright: Deutsche Gesellschaft für Ernährung, Bonn (Juni 2022)

4. Der folgende Text zur Bedeutung der Fette in der Ernährung enthält vier inhaltliche Fehler. Unterstreichen Sie die Textpassagen und korrigieren Sie diese im Unterrichtsgespräch.

Fette liefern mit 37 kJ bzw. 9,3 kcal/g mehr als das Dreifache an Energie als die gleiche Menge an Kohlenhydraten. Daher sollte man die Empfehlungen der Deutschen Gesellschaft für Ernährung (DGE) beachten und den täglichen Konsum von Fetten auf ca. 1 g/kg Normalgewicht beschränken.
Das ergibt eine durchschnittliche Menge von 160 – 180 g Fett pro Tag. Übersteigt man diese Empfehlungen, speichert der Körper das nicht unmittelbar benötigte Nahrungsfett als Depot. Als Folge könnte es zum Übergewicht kommen.
Fette bauen sich im Wesentlichen aus Glycerin und vier Fettsäuremolekülen auf. Einige dieser Fettsäuren sind für die Aufrechterhaltung wichtiger Körperfunktionen unerlässlich (essenziell) und müssen mit der Nahrung aufgenommen werden, da der Körper diese Fettsäuren nicht selbst bilden kann. Bei der täglichen Ernährung sind Produkte mit vielen ungesättigten Fettsäuren zu bevorzugen, z. B. Distelöl, Seefisch, Schweineschmalz oder Leinöl.

Korrektur:

____

____

5. Kreuzen Sie die jeweils richtige Antwort zum Thema „Eiweiße" an.

Eiweiße (Proteine) werden vom Körper aus einzelnen Aminosäuren aufgebaut.	
◯ richtig	◯ falsch
Um den Körper ausreichend mit Aminosäuren zu versorgen, sollten alte Menschen täglich … Eiweiß zu sich nehmen.	
◯ 3 Gramm pro kg Körpergewicht	◯ 1 Gramm pro kg Körpergewicht
Der menschliche Körper benötigt Eiweiß u. a. …	
◯ zum Aufbau und Erhalt von Zellen und Gewebe.	◯ als Lösungsmittel für Stoffwechselvorgänge.
Enzyme sind Eiweißverbindungen, die Stoffwechselvorgänge im Körper steuern.	
◯ richtig	◯ falsch
Bei einem Dekubitus …	
◯ wird der Eiweißbedarf nicht beeinflusst.	◯ steigt der Eiweißbedarf stark an.
Kinder und Jugendliche haben einen geringeren Eiweißbedarf als Erwachsene.	
◯ richtig	◯ falsch
Eiweiße pflanzlicher Herkunft sind enthalten in …	
◯ Kartoffeln, Sojabohnen, Nudeln.	◯ Müsli, Quark, Bohnen.
Der Mensch kann Eiweiße tierischer Herkunft besser verwerten als Eiweiße pflanzlicher Herkunft.	
◯ richtig	◯ falsch
Veganer lehnen den Konsum von … ab.	
◯ Fetten pflanzlicher Herkunft	◯ Eiweißen tierischer Herkunft
Eiweißmangel kann sich durch … äußern.	
◯ Ödeme, Haarausfall oder verschlechterte Wundheilung	◯ Fettsucht, glänzende Haut oder Schweißausbrüche

6. Vitamine und Mineralstoffe sind Wirk- und Reglerstoffe, die für viele unterschiedliche Körperfunktionen benötigt werden. Verbinden Sie die Substanzen mit den jeweiligen Aufgaben.

Vitamine		
Vitamin A		Auf- und Abbauvorgänge des KH-, Eiweiß- und Fettstoffwechsels, Reizleitung im Nervensystem
Vitamin B (B-Gruppe)		Knochenaufbau, Calciumhaushalt
Vitamin C		Sehvorgang, körpereigene Abwehr
Vitamin D		Knochenbildung, Blutgerinnung
Vitamin K		Unterstützung des Immunsystems, Eisenstoffwechsel

Mineralstoffe		
Calcium		Aktivierung von Enzymen, Muskelkontraktion, Erregungsleitung im Nervensystem
Magnesium		Magensäurebildung
Natrium		Aufbau von Knochen und Zähnen, Erregungsleitung im Nervensystem, Blutgerinnung
Jod		Produktion der Schilddrüsenhormone
Chlor		Regulation Wasserhaushalt, Erregungsleitung im Nervensystem

7. Finden Sie im Suchworträtsel acht Begriffe zum Thema „Ballaststoffe" und setzen Sie diese anschließend in den Lückentext auf Seite 63 ein. (ä = ae, → ↓ ↘)

G	E	W	I	C	H	T	S	R	E	G	U	L	A	T	I	O	N
J	G	R	P	S	T	U	H	L	V	O	L	U	M	E	N	P	N
Y	S	W	E	W	Q	S	V	E	L	M	T	I	P	A	U	N	V
M	J	U	R	D	E	R	A	T	E	S	A	E	W	Q	A	X	E
C	F	G	A	C	H	O	L	E	S	T	E	R	I	N	N	M	R
Z	I	V	O	P	H	A	W	S	T	C	T	V	F	R	E	W	S
K	L	E	P	Z	T	O	N	D	E	T	S	I	B	G	T	R	T
D	A	R	M	P	A	S	S	A	G	E	I	E	G	R	T	Z	O
B	V	S	N	H	Z	R	T	R	E	I	O	G	N	U	M	J	P
A	Y	T	W	E	F	T	B	M	L	B	N	E	U	O	N	M	F
G	A	O	Q	R	T	Z	G	F	I	G	M	Z	E	N	J	G	U
M	I	P	A	S	W	S	R	L	G	Z	U	N	B	S	G	E	N
B	L	F	I	O	B	R	T	O	A	S	R	M	R	W	Q	Y	G
B	T	U	T	N	N	B	U	R	I	P	N	A	A	Q	Y	X	E
E	R	N	B	E	N	H	Z	A	Z	X	S	I	L	T	P	O	N

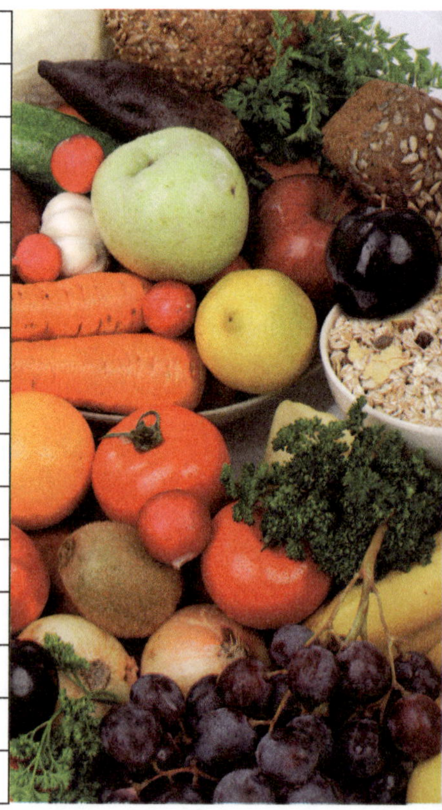

Der Begriff „Ballaststoffe" wird auch heute noch oft fälschlicherweise als „unnützer oder überflüssiger Ballast" verstanden. Dabei haben diese unverdaulichen Nahrungsbestandteile viele positive Auswirkungen auf den menschlichen Körper. Durch die Ballaststoffe in der Nahrung wird länger und intensiver gekaut. Die ______________________ setzt dadurch schneller und anhaltender ein, sodass eine ballaststoffreiche Kost auch eine wirksame Methode zur ______________________ ist. Des Weiteren bilden sie Nährboden für eine Reihe wichtiger Darmbakterien und fördern so den Erhalt einer gesunden ______________________. Ballaststoffe binden ______________________ und Substanzen wie ______________________ und begünstigen deren Ausscheidung. Zudem erhöhen sie das ______________________ und fördern bei gleichzeitig ausreichender Flüssigkeitszufuhr eine schnellere ______________________ und beugen dadurch ______________________ vor.

Wasser ist unerlässlich für die Aufrechterhaltung der Körperfunktionen. 60 bis 70 % des menschlichen Körpers bestehen aus Wasser, wobei mit zunehmendem Alter der Wassergehalt abnimmt. Der tägliche Flüssigkeitsbedarf liegt im Mittel bei 35 ml pro kg Körpergewicht, bei älteren Menschen liegt er bei 30 ml pro kg Körpergewicht (unter normalen Bedingungen). Errechnen Sie den Flüssigkeitsbedarf

a) von Herrn Brode (82 Jahre), der 75 kg wiegt. ______________________

b) von Frau Sahe (45 Jahre), die 68 kg wiegt. ______________________

c) Errechnen Sie Ihren eigenen Flüssigkeitsbedarf. Erreichen Sie bei der täglichen Flüssigkeitsaufnahme annähernd diesen Wert? (Beachten Sie dabei den Hinweis rechts.)

____

> Wichtig!
> Flüssigkeiten in Speisen (ca. 700 ml) und Flüssigkeit aus dem Körperstoffwechsel (ca. 300 ml) zählen dazu.

Um den Ernährungszustand einschätzen und ggf. verbessern zu können, sollten bei Pflegeempfängern in individuell festgelegten Abständen das Körpergewicht und der BMI (Body-Mass-Index) ermittelt werden. Errechnen Sie mithilfe der Formel den BMI und schätzen Sie anschließend die Werte ein.

$$\text{BMI} = \frac{\text{Körpergewicht in kg}}{\text{Körpergröße x Körpergröße in m}}$$

a) Herr Günther, 63 Jahre
Körpergröße: 1,73 m, Körpergewicht: 98 kg

Einschätzung:

____

____

b) Frau Tönsil, 35 Jahre
Körpergröße: 1,63 m, Körpergewicht: 46 kg

Einschätzung:

____

____

2.3.3 Krankheitslehre und Pflege bei Erkrankungen des Verdauungssystems

1. Auf Seite 63 Aufgabe 8 haben Sie den Flüssigkeitsbedarf an einigen Beispielen errechnet. Wird dem Körper zu wenig Flüssigkeit zugeführt, können schwerwiegende Folgen auftreten. Geben Sie Symptome eines Flüssigkeitsmangels an.

2. Das Durstgefühl nimmt im Alter ab, oft wird das Trinken einfach vergessen. Diese Beobachtung haben Sie sicher in Ihren Praxiseinsätzen auch schon gemacht. Unterbreiten Sie Vorschläge, wie man den Flüssigkeitsbedarf bei gefährdeten älteren, aber auch jüngeren Menschen im Rahmen der Dehydratationsprophylaxe absichern kann.

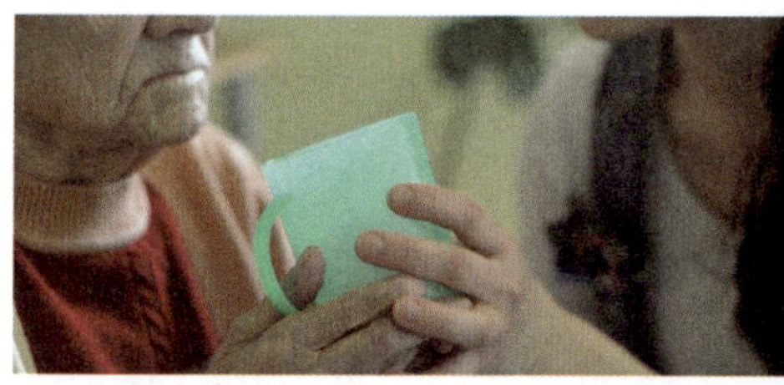

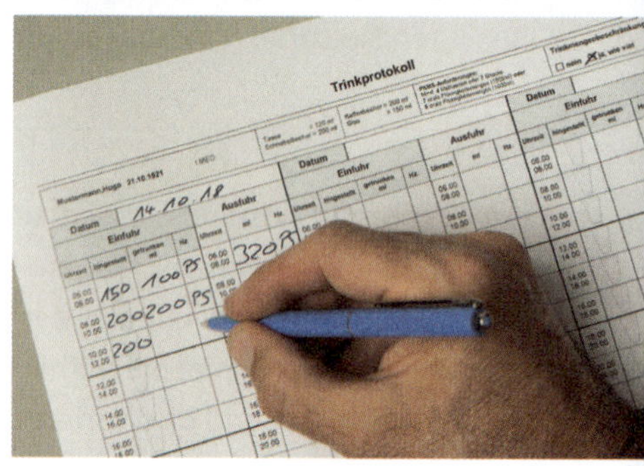

3. Mangel- und Fehlernährung haben zahlreiche Ursachen und sind nach wie vor ein großes Problem in der Pflege. Ein wichtiger Aspekt zur Vermeidung oder Behandlung ist die stärkere Beachtung der äußeren Bedingungen. Welche Maßnahmen könnten die Esskultur in Pflegeeinrichtungen steigern?
Machen Sie Vorschläge. Gehen Sie dabei auch von Ihren eigenen Gewohnheiten und Vorlieben aus.

4. Geben Sie die Bezeichnung für die abgebildeten Hilfsmittel zur Nahrungsaufnahme an. Tauschen Sie im Unterricht Ihre Erfahrungen beim Einsatz von Trink- und Esshilfen aus.

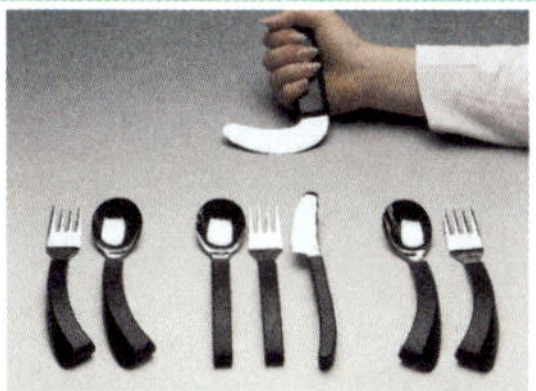	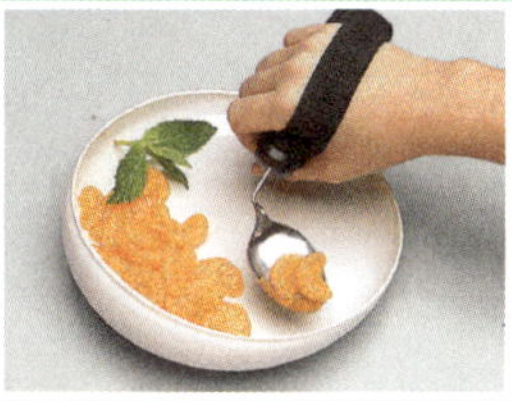	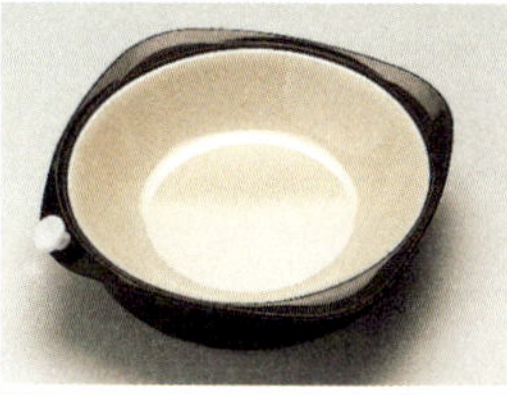
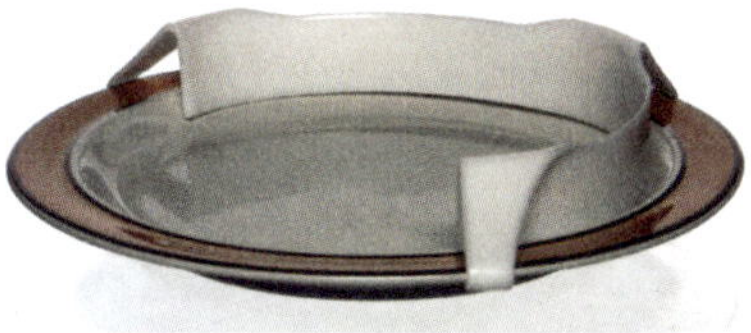	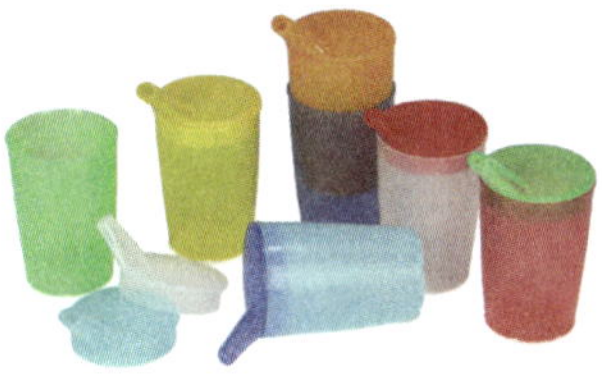	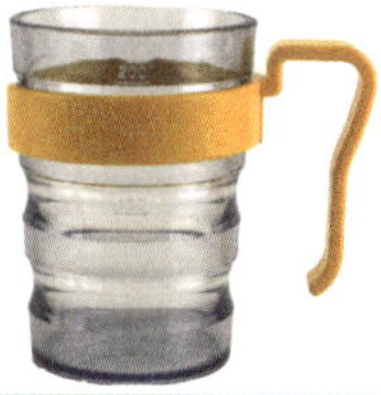
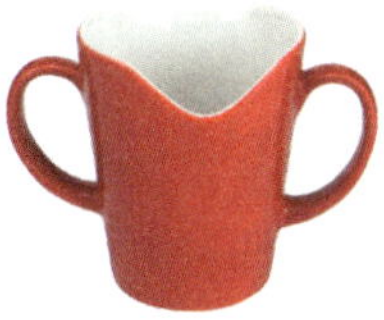	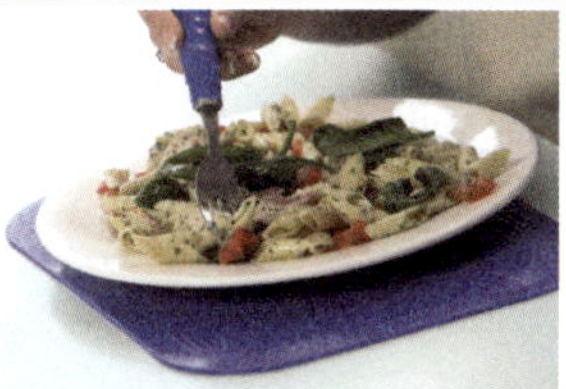	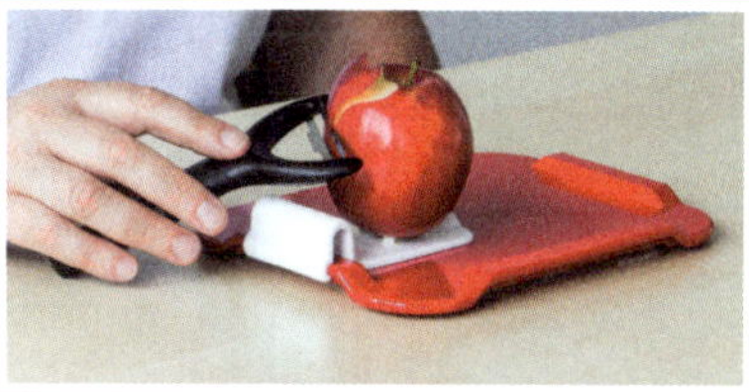

5. Führen Sie im nächsten Unterricht in Partnerarbeit ein Rollenspiel zum Thema „Anreichen von Nahrung" durch. Die eine Person ist dabei die nach einem Schlaganfall beeinträchtigte Person, die andere Person im Rollenspiel reicht die Nahrung und das Getränk an. Werten Sie anschließend im Klassenverband Ihre Eindrücke und Empfindungen aus.

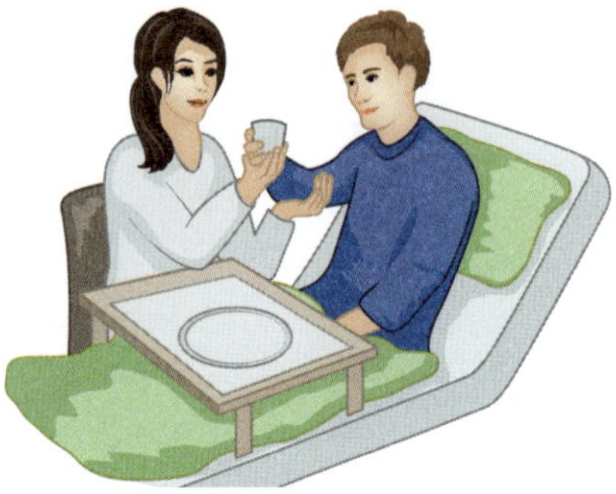

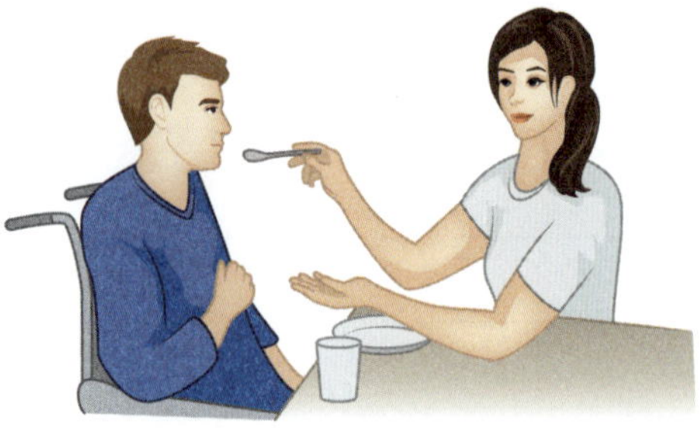

6. Vielleicht haben Sie sich beim Anreichen lassen der Nahrung (siehe Aufgabe 5) auch einmal verschluckt, weil Sie nicht so schnell kauen und schlucken konnten. Bei schluckbeeinträchtigten Pflegeempfängern kann dies gehäuft auftreten und unter Umständen eine Aspiration auslösen. Zeigen Sie zur Vermeidung einer solchen Situation Maßnahmen der Aspirationsprophylaxe auf.

7. Kreuzen Sie an, welche Aussagen zur Parotitis-, Stomatitis- und Soorprophylaxe richtig sind. Ergänzen Sie fehlende Maßnahmen im Unterrichtsgespräch.

Zahnprothesen ohne Haftcreme einsetzen, da diese den Speichelfluss hemmt	☐	Bei Pflegeempfängern, die oral keine Nahrung oder Getränke aufnehmen können, den Mundraum regelmäßig befeuchten	☐
gründliche Mund- und Zahnpflege nach jedem Essen durchführen	☐	Speichelfluss durch ein Glas stilles Wasser anregen	☐
medizinischen Kaugummi oder „Kausäckchen" mit Zitronenscheiben anbieten	☐	Massage der Wangenschleimhaut	☐

8. Eine akute Darmentzündung äußert sich meist durch starke, krampfartige Bauchschmerzen und Durchfälle. Welche behandlungs- und grundpflegerischen Maßnahmen sind notwendig?

Behandlungspflege (auf ärztliche Anordnung):

___

___

Grundpflege:

___

___

___

___

___

9. In der täglichen Pflege gehört es dazu, Abweichungen von der normalen Stuhlausscheidung zu erkennen. Geben Sie Ursachen für die aufgeführten krankhaften Stuhlveränderungen an.

Stuhlveränderung	Ursachen
Kotsteine	___
schwarzer Teerstuhl	___
aufgelagertes Blut	___ ___
dünnflüssig, breiig	___
entfärbter Stuhlgang	___

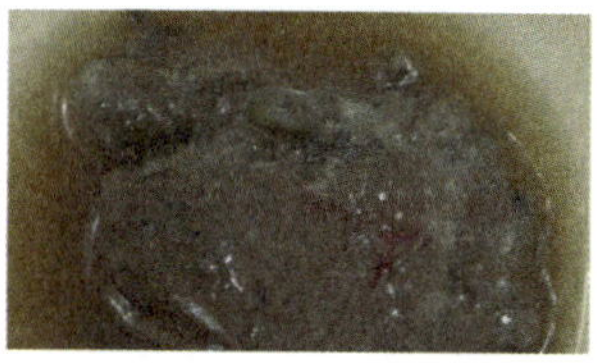
Durchfall

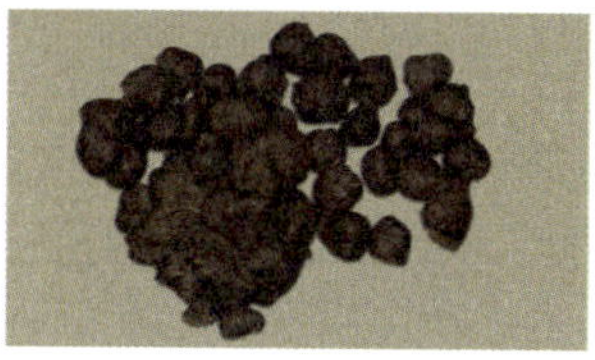
Obstipation

0. Vervollständigen Sie den Lückentext.

Die Verstopfung, auch ___ genannt, ist eine in den Industrieländern sehr häufig auftretende Funktionsstörung des Darms. Dabei werden weniger als ___ Stühle pro ___ abgesetzt. Der Stuhlgang ist gekennzeichnet durch ein ___ Stuhlvolumen und durch eine ___ Konsistenz. Behandlungsgrundsätze der Obstipation sind u. a. eine ___ Ernährung, ausreichendes ___ und ___ Bewegung.

Möglichkeiten der künstlichen Stuhlentleerung bei sehr hartnäckigen Verstopfungen sind ___, ___ und das ___ Ausräumen.

11. Tragen Sie auf der Grundlage Ihres Wissens zur Obstipation (siehe Aufgabe 10) die Maßnahmen zur Obstipationsprophylaxe zusammen.

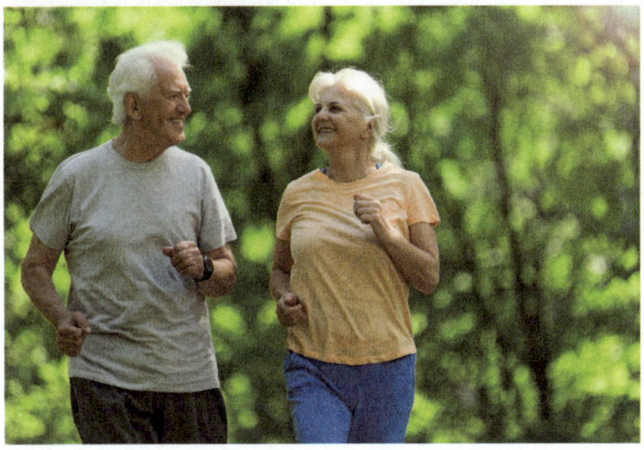

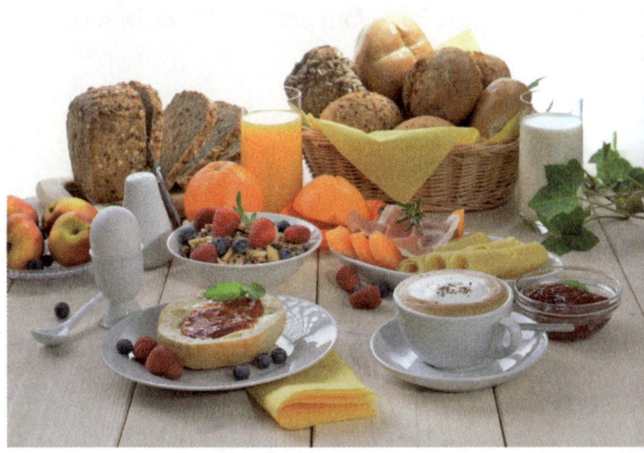

12. Wie sieht Ihr Start in den Tag aus? Beschreiben Sie Ihren Mitschülern Ihr Frühstück. Entspricht es den Grundsätzen eines gesunden und ausgewogenen Frühstücks?

2.4 Menschen bei der Ausscheidung unterstützen

.4.1 Anatomie und Physiologie des Harnsystems

1. Beschriften Sie die Anteile des Harnsystems.

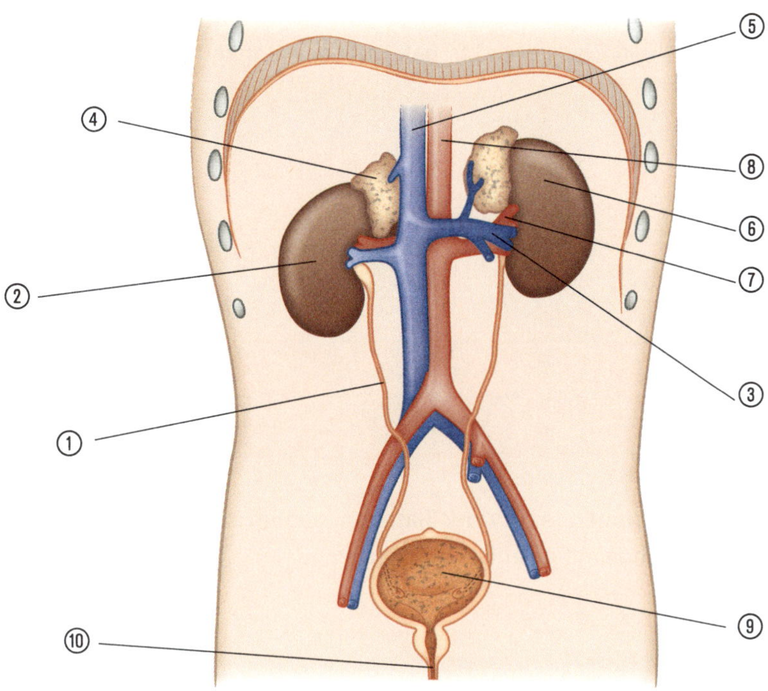

① ______________________
② rechte Niere
③ ______________________
④ Nebenniere
⑤ ______________________
⑥ ______________________
⑦ Nierenarterie
⑧ ______________________
⑨ ______________________
⑩ ______________________

2. Die Abbildung zeigt den Querschnitt einer Niere. Ganz deutlich sind drei Bereiche voneinander abgrenzbar.

a) Benennen Sie diese Bereiche.

____

b) Beschriften Sie die vorgegebenen Strukturen der Niere.

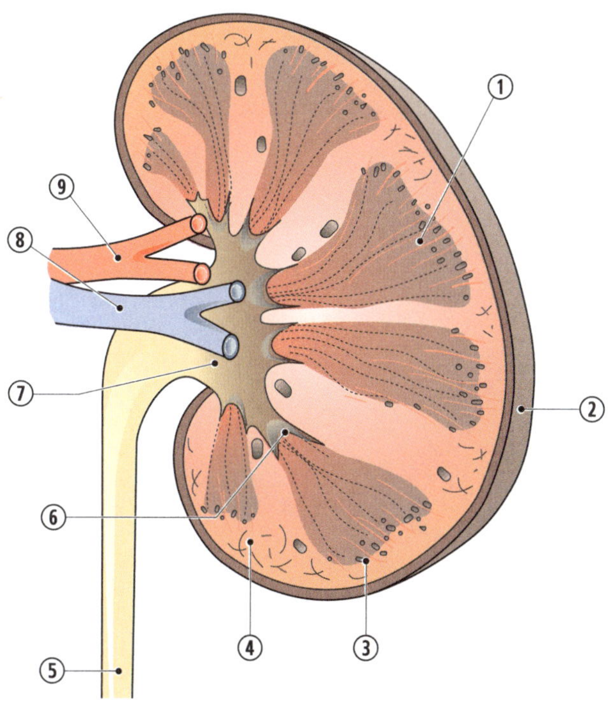

① ______________________
② ______________________
③ Nierenkörperchen
④ ______________________
⑤ ______________________
⑥ Nierenkelch
⑦ ______________________
⑧ ______________________
⑨ Nierenarterie

3. Im nachfolgenden Text zur Funktion des Harnsystems haben sich vier Fehler eingeschlichen. Unterstreichen Sie die Textpassagen und korrigieren Sie diese im vorgegebenen Kasten.

Im Nierengewebe wird das durchfließende Blut gefiltert. So entstehen ca. 180 Liter Primärharn. Durch Rückresorption von Wasser und Salzen wird diese Menge auf ca. 3,5 Liter Urin (= Sekundärharn) konzentriert. Der Urin enthält ausscheidungspflichtige Substanzen wie Harnstoff und Eiweiße. Über die Harnröhren wird der Urin in die Harnblase transportiert. Das Hohlorgan liegt im kleinen Becken und dient der Aufnahme und Zwischenspeicherung des Harns. Der Harnleiter, als letzter Abschnitt des Harntrakts, befördert den Urin durch das „Wasserlassen" nach außen.

Korrektur:

4. Tragen Sie die Fachbegriffe für Veränderungen der Urinmenge bzw. der Blasenentleerung in das Rätsel ein. Das Lösungswort ist ein häufiges Problem bei Menschen mit einer Herzschwäche.

Harnproduktion < 100 ml pro Tag
schmerzhaftes Wasserlassen
Drang zum häufigen Wasserlassen
unvollständige Harnblasenentleerung
verminderte Urinproduktion (< 500 ml)
stark erhöhte Urinproduktion (> 3000 ml)
Unfähigkeit, Urin zu halten
Unfähigkeit, die gefüllte Harnblase zu entleeren

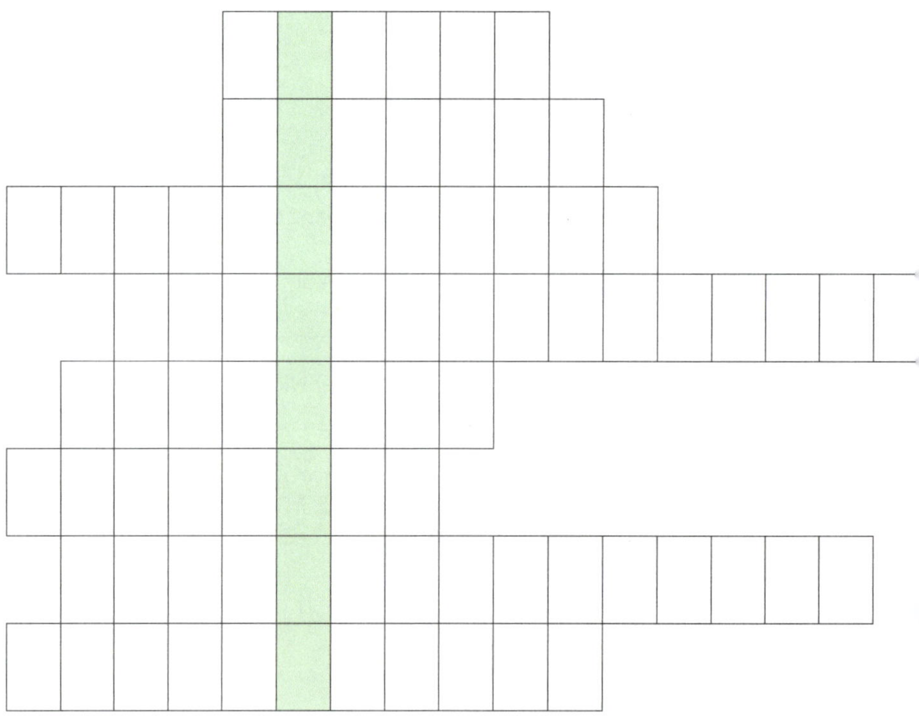

2.4.2 Pflegepraktische Grundlagen

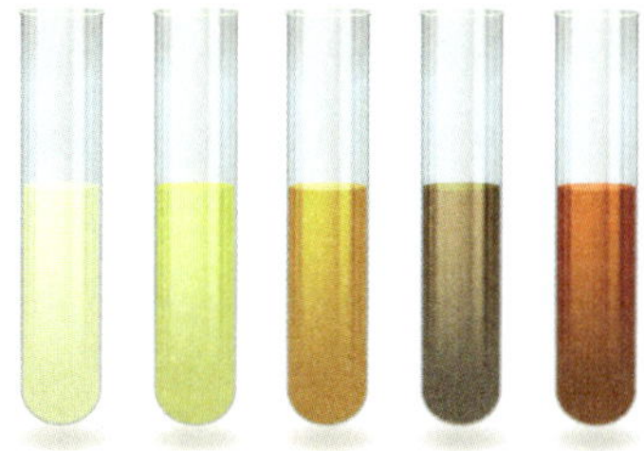

1. Urin besteht zu 95 % aus Wasser, der Rest aus harnpflichtigen Substanzen, gelösten Salzen, Hormonen, Reststoffen von Medikamenten und wasserlöslichen Vitaminen. Unterschiedliche Bestandteile ändern Aussehen, Farbe und Geruch des Urins und können Hinweise auf Erkrankungen sein. In der Tabelle finden Sie einige typische Beispiele für Veränderungen des Urins. Tragen Sie die fehlenden Angaben unter Nutzung der Begriffe im Kasten ein.

dunkelgelb, trüb, Hepatitis, unauffällig, keine Beimengungen, Blut, Harnwegs, Azeton, Bakterien, Diabetes, braun, Nierenschädigung, Leberzirrhose, übelriechend

	Normalwerte	krankhafte Veränderungen	mögliche krankhafte Ursachen
Aussehen	klar __________ __________	__________ und flockig schlierig	Eiweißausscheidung bei __________ __________/Eiter im Urin
Farbe	hellgelb bis __________	rötlich dunkelgelb bis __________	__________ im Urin Lebererkrankungen, z. B. __________, __________
Geruch	__________ nicht streng	__________ __________geruch (Nagellackentferner)	__________infektion Stoffwechselstörung (__________ mellitus)

2. Geben Sie die Hilfsmittel zur Unterstützung für die Harnausscheidung an, in dem Sie die Abbildungen beschriften. Nutzen Sie dabei Ihre ersten Praxiserfahrungen.

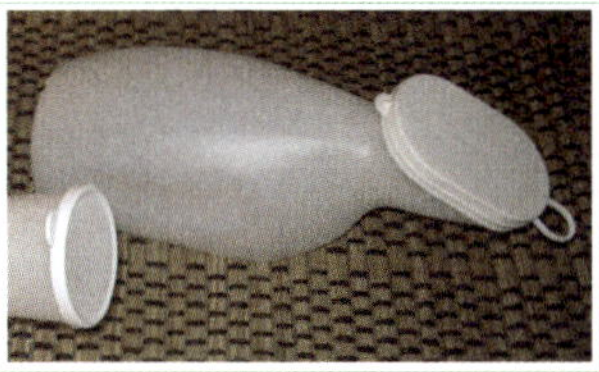	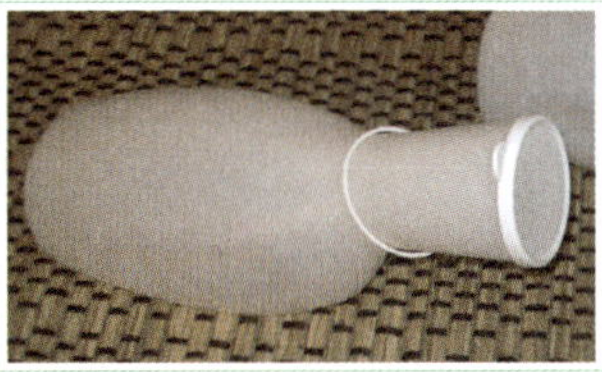	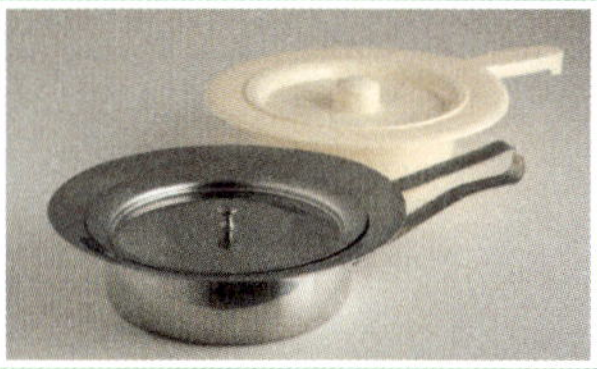	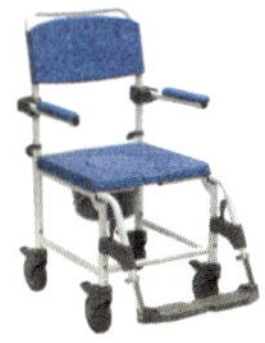
__________ __________	__________ __________	__________ __________	__________ __________
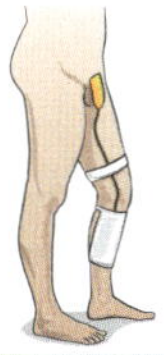	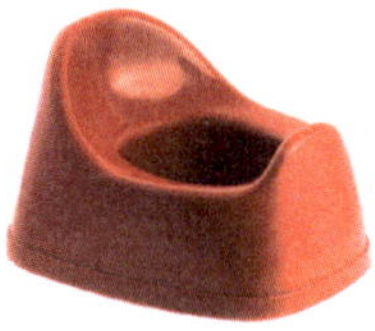	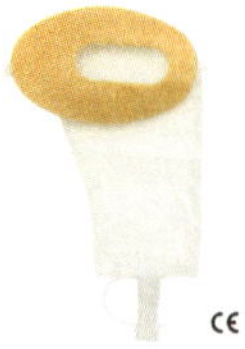	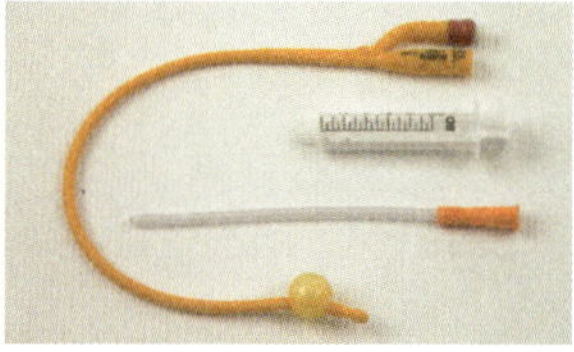
__________ __________	__________ __________	__________ __________	__________ __________

3. Gestalten Sie in Gruppen ein Plakat zur Übersicht über gängige Inkontinenzmaterialien. Informieren Sie sich im Vorfeld in einem Sanitätshaus oder im Internet. Stellen Sie im Anschluss Ihre Gruppenarbeit im Unterrichtsgespräch vor.

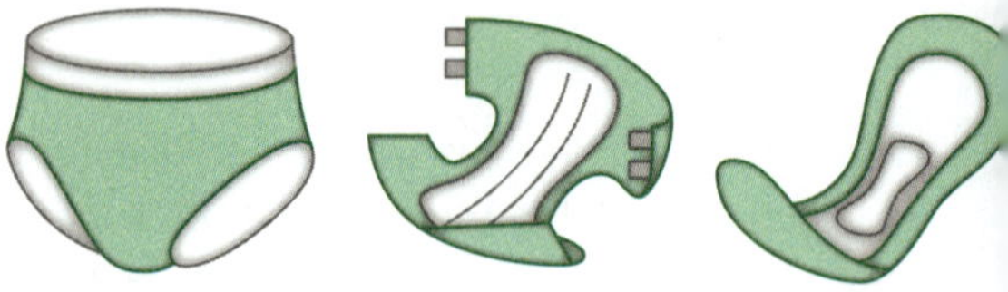

4. Es gibt viele Beispiele in der Pflegepraxis, bei der Pflegeempfänger beim Ausscheiden von Flüssigkeiten und Sekreten auf Ihre Unterstützung angewiesen sind. Geben Sie Pflegeschwerpunkte für den jeweiligen Unterstützungsbedarf an.

Anlegen der Urinflasche beim Mann 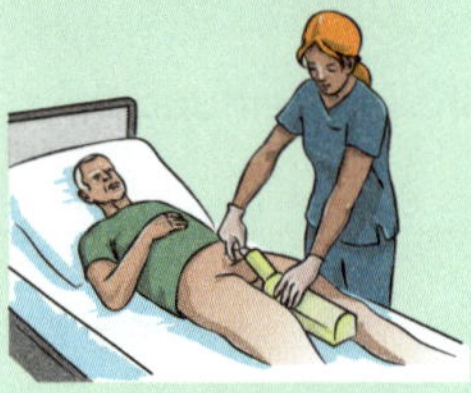	
Unterschieben eines Steckbeckens 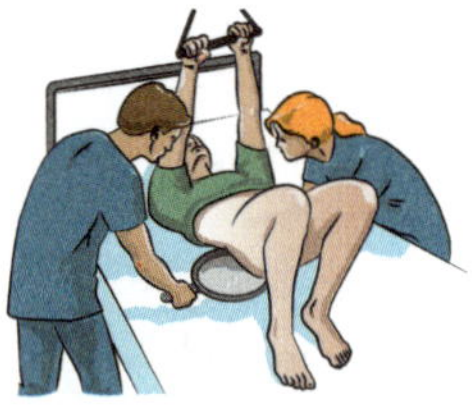	

Unterstützung beim Abhusten 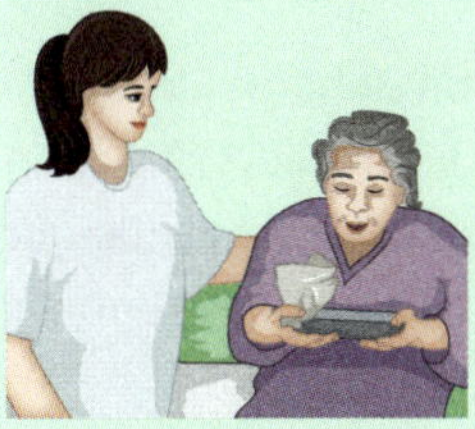	
Unterstützung beim Erbrechen 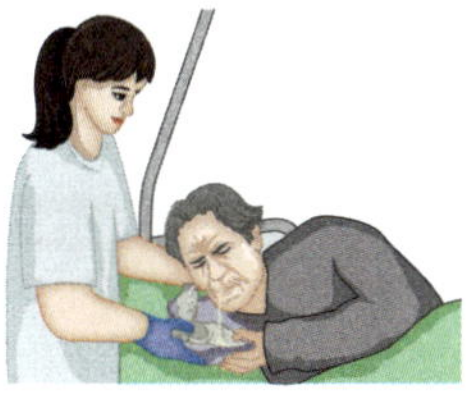	

2.4.3 Krankheitslehre und Pflege bei Erkrankungen des Harnsystems

1. Lesen Sie das Fallbeispiel.

Frau Afrash, 68 Jahre alt, leidet seit einiger Zeit unter Harninkontinenz. Ihre Frauenärztin sieht die Ursache in ihrer schwachen Beckenbodenmuskulatur, die mit einer Absenkung der Gebärmutter kombiniert ist. Schon bei leichtem Husten oder bei kleinen Anstrengungen verliert sie unkontrolliert Harn. Frau Afrash kam anfänglich sehr schwer mit diesem für sie sehr belastenden Problem zurecht. In einer Inkontinenz-Selbsthilfegruppe findet sie Rat und Unterstützung.

a) Erklären Sie den Begriff Harninkontinenz.

b) Welche Form der Harninkontinenz hat Frau Afrash?

c) Geben Sie weitere Formen der Harninkontinenz an.

d) Worin liegt der Behandlungsschwerpunkt bei Frau Afrash?

2. Erklären Sie den Begriff „Zystitis". Nennen Sie Ursachen, kreuzen Sie zutreffende Symptome an und korrigieren Sie falsche Angaben.

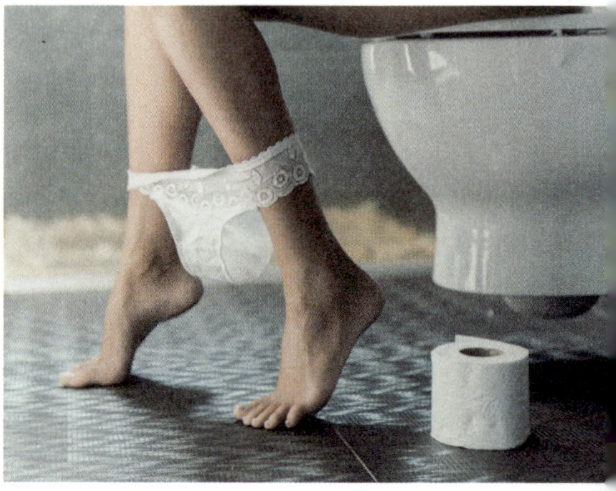

Zystitis:

Ursachen:

Symptome:

		Korrektur
☐	verminderter Harndrang	______
☐	Fieber	______
☐	Schmerzen und Brennen beim Wasserlassen	______
☐	getrübter Urin, eventuell mit Flocken	______
☐	Schmerzen bis in den Oberbauch	______
☐	nächtliches Wasserlassen (Nykturie)	______
☐	ggf. Blut im Urin (Hämaturie)	______

Tragen Sie auf der Grundlage Ihres Wissens zur Zystitis (siehe auch Aufgabe 2) die Maßnahmen zur Zystitisprophylaxe zusammen.

______

______

______

______

______

______

______

______

Lesen Sie das Fallbeispiel und kreuzen Sie anschließend die korrekten Aussagen an.

Die Pflegehelferin Frau Eßbach richtet gerade das Tagesbett von Herrn Meier. Dieser nutzt die Zeit für einen Toilettengang. Nach fünf Minuten erkundigt sich Frau Eßbach nach seinem Befinden. Herr Meier ruft aus der Toilette: „Ach, ich bin nicht mehr so schnell, es dauert alles ein wenig länger. Machen Sie sich mal keine Sorgen um mich …"

	richtig	falsch
Herr Meier hat …		
eine Phimose	☐	☐
eine Prostatahyperplasie	☐	☐
Die Erkrankung ist gekennzeichnet durch …		
eine Pollakisurie	☐	☐
eine Polyurie	☐	☐
einen abgeschwächten Harnstrahl	☐	☐
Nachtropfen von Harn	☐	☐

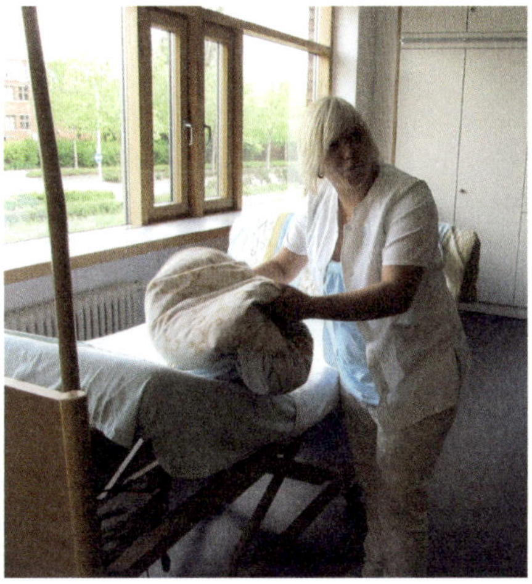

2.5 Prophylaktische Maßnahmen kennen

1. Auf den nachfolgenden Seiten finden Sie eine Übersicht über die gängigen Prophylaxen. Ergänzen Sie die Tabelle indem Sie jeweils den Begriff oder die Begriffserläuterung eintragen. Übertragen bzw. ergänzen Sie anschließend die wichtigsten Maßnahmen aus den Aufgabenstellungen zu den Prophylaxen. Damit Sie nicht zu lange suchen müssen, ist die jeweilige Seite in der letzten Spalte vermerkt.

Prophylaxe		Begriffserklärung	Maßnahmen	siehe Seite
______ ______	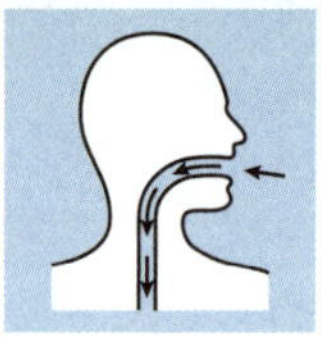	Maßnahmen zur Vermeidung einer Aspiration (Verschlucken)	______	66
Dehydratations-prophylaxe	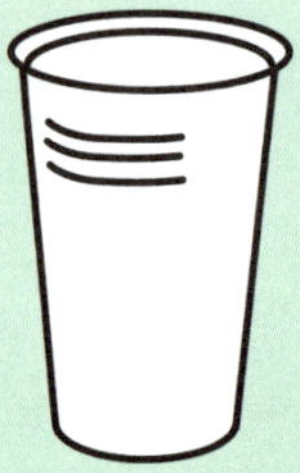	______	______	64

	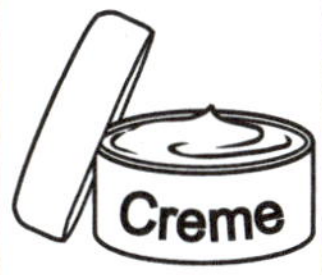	Maßnahmen zur Vermeidung eines Druckgeschwürs		54
Intertrigo-prophylaxe	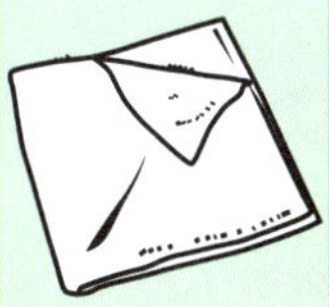			54
Kontrakturen-prophylaxe	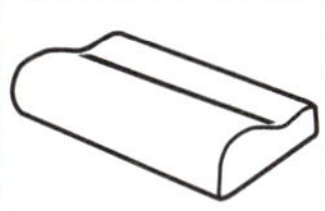			43

	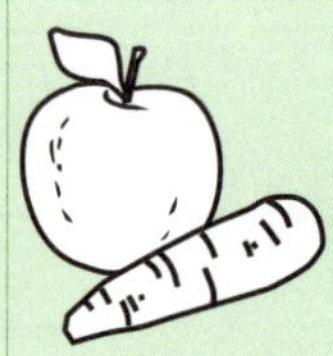	Maßnahmen zur Verhütung einer Stuhlverstopfung		68
Parotitis-, Stomatitis- und Soorprophylaxe	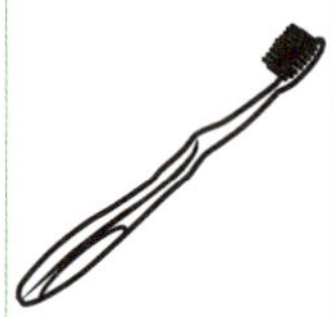			66
Pneumonieprophylaxe	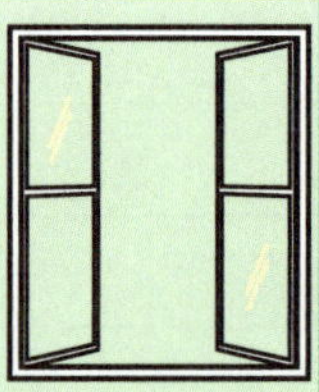			139

______ ______	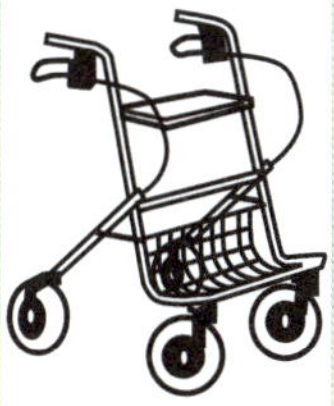	Maßnahmen zur Vermeidung von Stürzen	______ ______ ______ ______ ______ ______ ______ ______ ______ ______ ______	40
______ ______	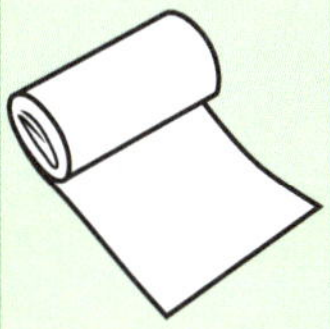	Maßnahmen zur Verhütung einer Thrombose	______ ______ ______ ______ ______ ______ ______ ______ ______ ______ ______	135
Zystitis-prophylaxe	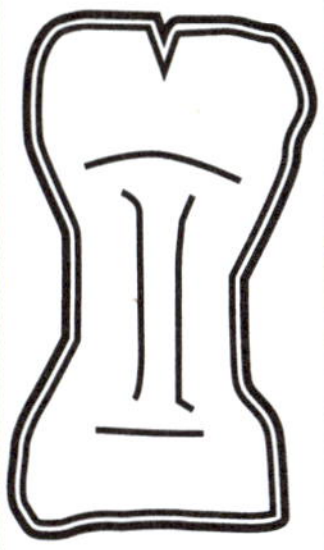	______ ______ ______ ______	______ ______ ______ ______ ______ ______ ______ ______ ______ ______ ______	75

3 Gesundheit fördern, präventiv und rehabilitativ handeln

3.1 Gesundheit fördern und Prävention ausüben

1. Die 1. internationale Konferenz zum Schwerpunktthema „Gesundheitsförderung" fand im November 1986 in Ottawa statt. Das zentrale Motto lautete: „Gesundheit für alle im Jahr 2000 und darüber hinaus". Das Konzept wurde in den Folgejahren in weiteren internationalen Konferenzen ausgewertet, ergänzt und weiterentwickelt. Im Suchworträtsel finden Sie neun Grundvoraussetzungen, um die oben genannte Zielstellung erreichen zu können. Tragen Sie die Ergebnisse in das Schema ein. (ä = ae; ö = oe; → ↓ ↘)

B	E	N	G	T	Z	U	K	X	C	V	F	R	R	E	R	T	Z
L	C	H	A	N	C	E	N	G	L	E	I	C	H	H	E	I	T
Z	U	Z	R	T	I	O	P	J	H	G	F	D	S	A	S	H	X
O	C	V	C	D	U	F	F	R	N	M	K	L	U	I	G	R	E
E	R	N	A	E	H	R	U	N	G	A	S	W	E	R	X	R	V
K	H	J	N	M	L	I	R	A	S	W	E	R	T	Z	U	I	N
O	N	D	F	G	G	E	R	E	C	H	T	I	G	K	E	I	T
S	W	X	C	V	Y	D	N	M	S	K	L	Z	U	I	I	D	E
Y	V	R	T	B	H	E	I	O	N	S	M	L	X	W	N	E	R
S	C	D	E	Z	I	N	J	K	L	B	O	N	Z	I	K	L	M
T	Y	X	A	S	H	L	R	C	F	S	E	U	N	J	O	N	G
E	C	Q	E	I	T	E	D	O	N	M	U	Z	R	C	M	V	E
M	T	V	B	C	N	I	L	U	O	P	S	A	E	C	M	C	V
W	R	T	Z	U	I	Z	T	L	N	V	C	S	Y	C	E	F	M
S	W	O	H	N	B	E	D	I	N	G	U	N	G	E	N	N	B

① ______________________

② angemessene ______________________

③ eine sorgfältige Verwendung vorhandener ______________________

④ ein stabiles ______________________

⑤ ______________________

⑥ ausgewogene ______________________

⑦ ______________________

⑧ ______________________

⑨ soziale ______________________

2. Gesundheitsförderung und Prävention sind Konzepte, die sich mit der Erhaltung der Gesundheit beschäftigen. Sie haben aber wesentliche Unterscheidungsmerkmale. Ordnen Sie die folgenden Aussagen den Schwerpunkten und den Begriffen Gesundheitsförderung und Prävention zu.

Maßnahmen, um Krankheiten und Unfälle zu vermeiden – stellt die Ressourcen des Menschen in den Mittelpunkt – richtet sich an alle Menschen – stellt die Erfassung der Risikofaktoren in den Mittelpunkt – Gesundheit und allgemeines Wohlbefinden fördern – richtet sich an Menschen mit Risikofaktoren

	Gesundheitsförderung	Prävention
Ziel des Konzepts		
Grundlage des Konzepts		
Personengruppe		

3. Ergänzen Sie den Lückentext zum Thema „Prävention“ mit den Begriffen im Kasten.

Rehabilitation, erhöhtem, Fortschreiten, Sekundärprävention, Komplikationen, Gesunderhaltung, Primärprävention, Rückfälle, gesunden, Verhinderung, Tertiärprävention, Früherkennung

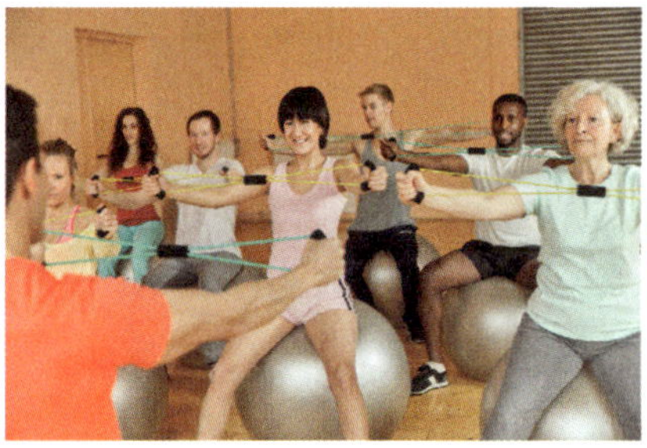

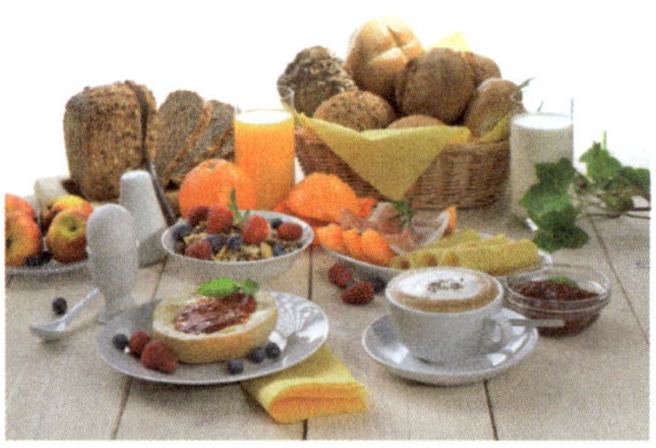

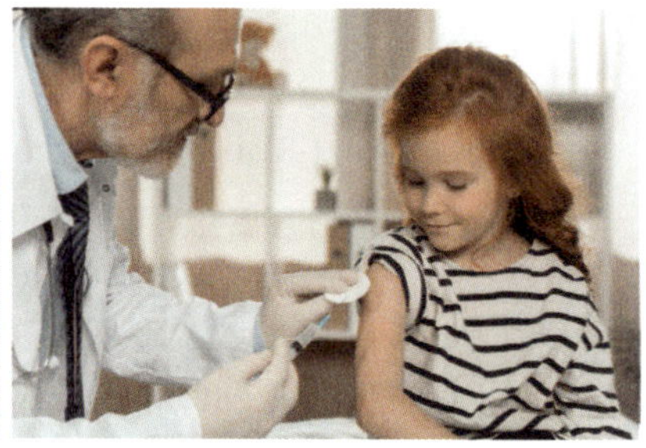

Bei der Prävention werden drei Arten unterschieden: die ____________________, die Sekundärprävention und die ____________________. Die Maßnahmen der Primärprävention dienen der ____________________ und der ____________________ der Entstehung von Krankheiten. Sie richtet sich an jeden ____________________ Menschen. Sekundärprävention bezeichnet die Gesamtheit aller Maßnahmen, die der ____________________ dienen und das ____________________ von Erkrankungen verhindern. ____________________ richtet ihre Aufmerksamkeit auf Personengruppen mit ____________________ Risiko für bestimmte Erkrankungen, z. B. Herz-Kreislauf-Erkrankungen. Die Tertiärprävention umfasst alle Maßnahmen, die bei einer manifesten Erkrankung den Verlauf günstig beeinflussen und ____________________, Begleiterkrankungen und ____________________ verhindern sollen. Ein Bereich der Tertiärprävention ist die ____________________.

4. Ordnen Sie die aufgeführten Maßnahmen den Arten der Prävention zu. Unterstützend können Sie dazu den obigen Text der Aufgabe 3 nutzen.

Primärprävention	
Sekundärprävention	
Tertiärprävention	

- Schlaganfallrisiko-Test
- Grippeschutzimpfung
- Darmspiegelung
- Raucherentwöhnungskurse
- Knochendichtemessung
- Mitglied einer Selbsthilfegruppe
- Brustkrebsfrüherkennungsuntersuchung
- Reinfarktprophylaxe (= Aktivprogramm nach einem Herzinfarkt)
- Tragen von Hüftprotektoren nach einer Schenkelhalsfraktur

5. Kreuzen Sie bei den nachfolgenden Fragen sorgfältig die Antworten an, die für Sie zutreffen. Zum Vergleich können Sie den Test der Deutschen Herzstiftung mit einer anderen Person (Vater, Mutter, Großeltern …) durchführen. Können Sie Unterschiede erkennen?

RISIKOTEST

Der folgende Test hilft Ihnen, Ihr persönliches **Herzinfarkt-Risiko** einzuschätzen. Er ist in erster Linie für Menschen gedacht, bei denen bislang keine Gefäßerkrankung festgestellt wurde.

Kreuzen Sie die zutreffenden Antworten an.

Familie

Ist in Ihrer Familie bei Verwandten ersten Grades (Vater, Mutter, Geschwister, Kinder) bereits ein Herzinfarkt oder Schlaganfall aufgetreten?

Frauen:

- ja, vor dem 60. Lebensjahr ☐ 10
- ja, nach dem 60. Lebensjahr ☐ 4
- nein ☐ 0

Männer:

- ja, vor dem 55. Lebensjahr ☐ 10
- ja, nach dem 55. Lebensjahr ☐ 4
- nein ☐ 0

Rauchen Sie?

- weniger als 20 Zigaretten pro Tag ☐ 8
- mehr als 20 Zigaretten pro Tag ☐ 10
- mehr als 20 Zigaretten pro Tag und Anti-Baby-Pille ☐ 12
- nein ☐ 0

Bewegung und Sport

- Bewegen Sie sich regelmäßig mindestens 0 Minuten am Tag? ☐ 2
- mindestens ein- bis zweimal pro Woche ☐ −2
- mindestens einmal pro Monat ☐ 0
- seltener als einmal pro Monat ☐ 2

Gewicht

Ihren BMI errechnen Sie mit folgender Formel: BMI = Körpergewicht in kg geteilt durch Körperlänge in m². Bitte übertragen Sie den errechneten Wert in das Schema.

	Frauen	Ihr Wert	
Untergewicht	unter 19		0
Normalgewicht	19–24		0
Übergewicht	25–30		1
Adipositas	über 30		2

	Männer	Ihr Wert	
Untergewicht	unter 20		0
Normalgewicht	20–24		0
Übergewicht	25–30		1
Adipositas	über 30		2

Essen Sie bewusst?

Essen Sie täglich Gemüse, Salat, Obst, Hülsenfrüchte, Vollkornprodukte, Ballaststoffe, Oliven- und Rapsöl und eher Fisch als Fleisch?

- praktisch immer ☐ −4
- häufig ☐ −2
- eher nicht ☐ 0

Bevorzugen Sie

Fleisch, Wurst, Fast Food, Kuchen, Süßigkeiten, Speiseeis, zuckerhaltige Limonaden?

- praktisch immer ☐ 4
- häufig ☐ 2
- eher nicht ☐ 0

Stress

Arbeiten Sie dauernd unter Zeitdruck oder Stress?

- nein ☐ 0
- gelegentlich ☐ 0
- häufig ☐ 2
- praktisch dauernd ☐ 4

Blutdruck

Was wissen Sie über Ihren Blutdruck?

- nicht bekannt ☐ 2
- **oberer Wert:** unter 140 mmHg ☐ 0
- 140–160 mmHg ☐ 1
- über 160 mmHg ☐ 6

unterer Wert:	unter 90 mmHg	☐	0
	90–95 mmHg	☐	2
	über 95 mmHg	☐	4

LDL-Cholesterin

Was wissen Sie über Ihr LDL-Cholesterin?

nicht bekannt	☐	2
über 190 mg/dl (4,91 mmol/l)	☐	10
stark erhöht: über 160–190 mg/dl bzw. 4,14–4,91 mmol/l	☐	6
erhöht: 115 bis 160 mg/dl bzw. 3,0–4,14 mmol/l	☐	3
normal: unter 115 mg/dl bzw. 3,0 mmol/l	☐	0

Erweiterte Risikokonstellation:

Haben Sie Übergewicht oder ist Ihr Bluthochdruck oder Blutzucker erhöht?

Ja	☐	3
nein	☐	0

Diabetes

Haben Sie erhöhten Blutzucker?

nicht bekannt	☐	2
nein	☐	0
ja, aber benötige noch keine Medikamente	☐	6
nehme Tabletten für den Blutzucker	☐	8
spritze Insulin	☐	8

Beschwerden

Haben Sie gelegentlich Schmerzen im Brustbereich evtl. mit Ausstrahlung in den Hals oder in einen Arm?

Druck/Engegefühl oder neu aufgetretene Luftnot?

nein	☐	0
vor allem bei – oder auch nach – körperlicher Belastung	☐	10
vor allem bei Kälte	☐	10
vor allem bei Stress	☐	6
gelegentlich in Ruhe	☐	4

Druck im Brustkorb

Hatten Sie bereits einmal länger als fünf Minuten anhaltende druckartige Beschwerden im Brustkorb oder Brennen hinter dem Brustbein?

ja	☐	10
nein	☐	0

Herzinfarkt

Wurden Sie bereits wegen Herzinfarkts oder Verdacht auf Herzinfarkt behandelt?

ja	☐	10
nein	☐	0

Punktzahl __________

Mit freundlicher Genehmigung der Deutschen Herzstiftung e.V./www.herzstiftung.de

Auswertung des Tests

Für jede Frage wird jeweils einmal die höchste erreichte Punktzahl addiert. Bei Antworten, die mit einem Minuszeichen versehen sind, muss die entsprechende Punktzahl abgezogen werden. Die Summe ergibt Ihre persönliche Risikoeinschätzung.

Punkte	Risikoeinschätzung
–6 bis 4 Punkte:	Herzlichen Glückwunsch! Ihr Risiko für Herz-Kreislauf-Erkrankungen ist unterdurchschnittlich. Weiter so!
5 bis 8 Punkte:	Ihr Risiko ist durchschnittlich. Versuchen Sie beeinflussbare Risikofaktoren auszuschalten.
9 bis 16 Punkte:	Ihr Risiko ist erhöht. Besprechen Sie mit Ihrem Arzt eine Strategie zur Verminderung Ihres Risikos und achten Sie auf Ihren Lebensstil.
17 Punkte und mehr:	Ihr Risiko ist deutlich erhöht. Sprechen Sie bald mit Ihrem Arzt, wie eine Verminderung Ihres erhöhten Risikos für Herzinfarkt erreicht werden kann. Für Sie ist ein gesunder Lebensstil besonders wichtig.

Wenn Sie nicht wissen, wie hoch Ihr Blutdruck, Ihr Blutzucker und Ihr LDL-Cholesterin sind, sollten Sie sie bestimmen lassen. Nur wenn Sie diese Werte kennen, können Sie sich vor dem Herzinfarkt schützen.

TIPP:

Wie Sie Ihr Herz schützen können, erfahren Sie im kostenlosen Newsletter der Deutschen Herzstiftung.
www.herzstiftung.de/Newsletter

3.2 Rehabilitation

1. Geben Sie in der folgenden Tabelle an, um welche Art der Rehabilitation es sich bei jeder Aussage handelt.

Aussage	Art der Rehabilitation
Durch Umschulungsmaßnahmen soll Herr Meier wieder in die Lage versetzt werden, einer Erwerbstätigkeit nachgehen zu können.	
Herr Berner benötigt ein halbes Jahr nach seinem schweren Unfall immer noch Schmerzmedikamente.	
Familie Schmidt bekam gestern einen positiven Bescheid auf ihren Antrag zur Gewährung eines Zuschusses zum behindertengerechten Umbau ihrer Wohnung für ihren schwerstbehinderten Sohn Leon.	
Seit ihrem Schlaganfall bemüht sich Frau Müller jedes Mal, kleine Erfolge bei der Sprachtherapie zu erzielen.	
Frau Schulze hat seit einem schweren Sturz in ihrer Wohnung immer in der Angst gelebt, ihren Haushalt nicht mehr versorgen zu können. Seit einem Monat hat sie nach Antrag eine Haushaltshilfe bekommen.	

2. Recherchieren Sie mithilfe externer Quellen in welchen Fachgebieten eine medizinische Rehabilitation erfolgen kann.

Eine spezielle Form der Rehabilitation ist die geriatrische Rehabilitation, die speziell für ältere Menschen mit Multimorbidität entwickelt wurde. Ziel ist es, Pflegebedürftigkeit nach einer schweren Erkrankung zu verhindern bzw. aufzuhalten.
Auf der linken Seite sind die verschiedenen Berufsgruppen aufgezeigt, die in einem Rehabilitationsteam zusammenarbeiten. Ordnen Sie die rechts aufgelisteten Aufgabengebiete den jeweiligen Berufsgruppen zu, indem Sie Verbindungslinien ziehen.

Berufsgruppe	Aufgabengebiete
Pflegepersonen	Medizinische Diagnostik, Festlegung der Diagnose, Erstellung eines individuellen Behandlungsplans
Arzt/Ärztin	Hirnleistungstraining, Gesprächsführung, Aufmerksamkeitstraining
Physiotherapeut/-in	Anleitung, Begleitung, Motivation und Unterstützung bei allen ABEDLs®, Förderung der Selbstpflege durch aktivierende Pflege
(Neuro-)Psychologe/ Psychologin	Training Alltagskompetenzen, z. B. Anziehtraining, Mobilisationstraining; Förderung von Wahrnehmung und Konzentration
Ergotherapeut/-in	Erfassung und Therapie bei Mangelernährung, Kostanpassung bei Schluckstörungen
Med. Bademeister/ -in	Training bei Sprach- und Schluckstörungen zur Verbesserung der Kommunikationsmöglichkeiten
Ernährungsberater/ -in	Beratung, Stellen von Anträgen, Angehörigenberatung, Heimplatzsuche, Wohnraumanpassung
Logopäde/ Logopädin	Bäder und Massagen gegen Schmerzen und Verspannungen
Sozialarbeiter/-in	Übungen zur Förderung von Beweglichkeit, Geschicklichkeit, Koordination und Muskelkraft

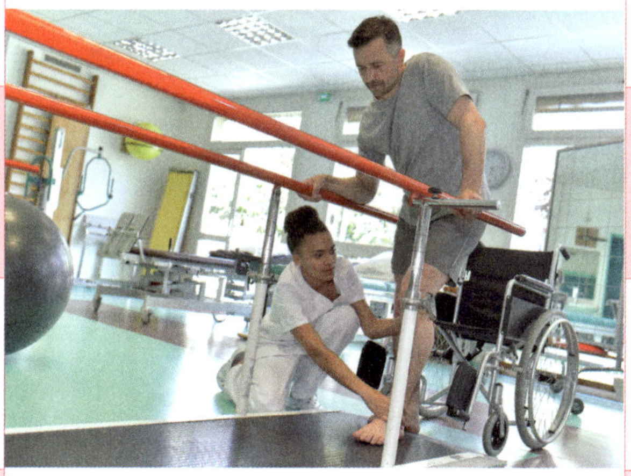

4 Die eigene Gesundheit erhalten

4.1 Die eigene Gesundheit, Mobilität und Bewegungsfähigkeit erhalten und entwickeln

1. Die eigene Gesundheit erhalten und Weiterentwickeln ist ein wichtiges Ziel für jeden Menschen. Was gehört für Sie zu einer gesunden Lebensweise? Erstellen Sie in Partnerarbeit eine Übersicht und diskutieren Sie anschließen im Klassenverband darüber. Führen Sie die Punkte auf, die für Sie schwer erreichbar sind. Begründen Sie.

2. Gesundheitsförderung, ein Schlagwort, das im Bereich der Pflege immer häufiger zu hören bzw. zu lesen ist. Dabei kommt der präventiven Wirkung einer regelmäßigen sportlichen Betätigung große Bedeutung zu. Um die Grundkondition in Ihrer Klasse herauszufinden, führen Sie den Fitnesstest nach Ruffier durch. Vergleichen Sie die Ergebnisse. Beschreiben Sie, wie es um die Fitness in Ihrer Klasse steht.

Konditionstest:

- Nach 1 Minute im Liegen (Sitzen) wird die Pulsfrequenz pro Minute ermittelt = P
- 30 Kniebeugen in 45 Sekunden.
- Sofort anschließend Pulsfrequenz/Minute im Liegen (Sitzen) = P1
- Pulsfrequenz nach 1 Minute = P2
- Index berechnen:
  Index: $\frac{P + P1 + P2 - 200}{10}$

Der Ruhepuls sollte nach spätestens zwei Minuten wieder erreicht sein. Ist dies nach drei Minuten nicht der Fall, ist eine ärztliche Beratung dringend anzuraten.

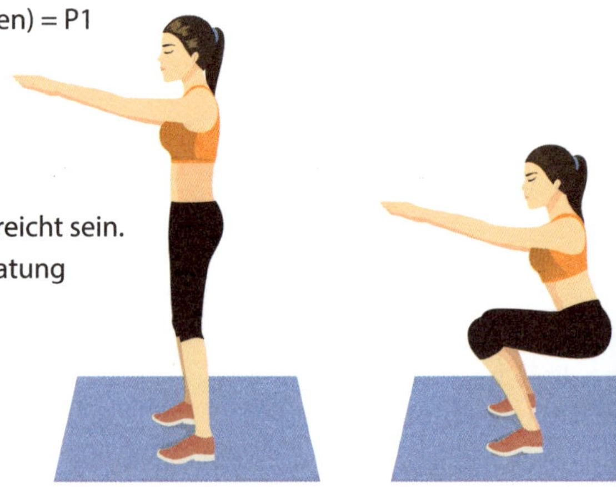

Leistungsstand:

Index:

00 – 02	sehr gut
03 – 05	gut
06 – 10	ausreichend
11 – 15	unzureichend

Persönliches Ergebnis:

Index =

3. Die täglichen psychischen, aber auch körperlichen Arbeitsanforderungen in den Pflegeberufen sind sehr hoch. Häufig werden zu Pflegende nur von einer Pflegeperson allein positioniert, aufgerichtet oder in den Rollstuhl gesetzt, ohne die notwendige Hilfe durch eine zweite Pflegeperson oder Hilfsmittel zu nutzen. Um degenerative Veränderungen der Wirbelsäule aufzuhalten, sollten Pflegepersonen neben einer rückenschonenden Arbeitswei Übungen zur Kräftigung der Rückenmuskulatur kennen und anwenden. Entwickeln Sie mithilfe externer Quellen (Lehrbücher, Internet, Befragung im Fitnessstudio etc.) ein kleines Übungsprogramm zum Thema „Rückenschule Führen Sie mit Ihren Mitschülerinnen und Mitschülern dieses Programm durch.

4.2 Rückenschonend arbeiten und Hilfsmittel einsetzen

1. Laut BGW (Berufsgenossenschaft für Gesundheitsdienst und Wohlfahrtspflege) leiden überdurchschnittlich viele Pflegepersonen unter Rückenbeschwerden. Zur Vermeidung dieser Problematik ist eine rückenschonende Arbeitsweise unerlässlich. Betrachten Sie die nachfolgenden Bildpaare zur rückenschonenden Arbeitsweise. Streichen Sie die jeweils falsche Aussage mit einem farbigen Stift durch und beschreiben Sie die richtige Handlungsweise.

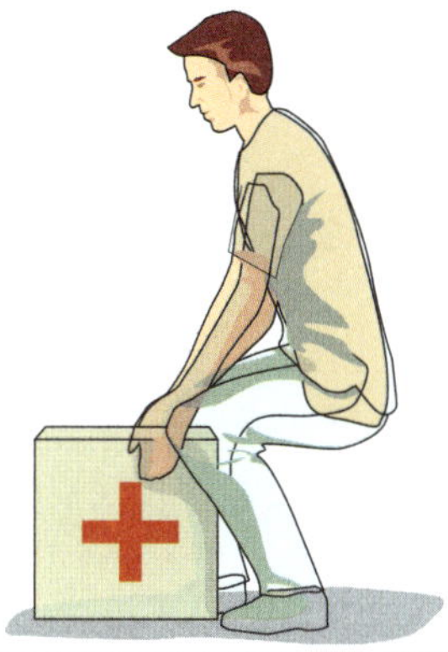	Beispiel 1 __________ __________ __________ __________ __________ __________	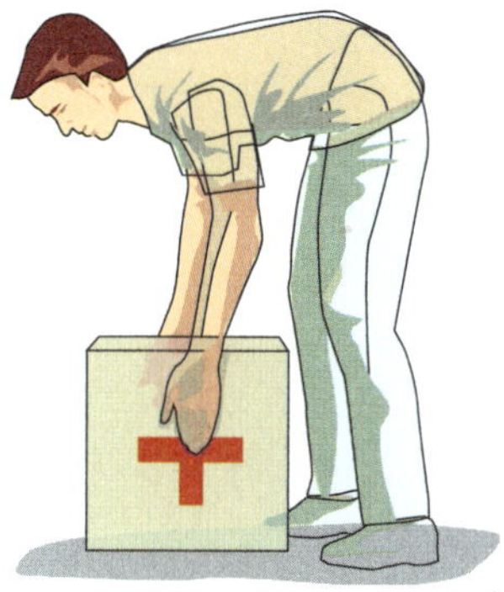
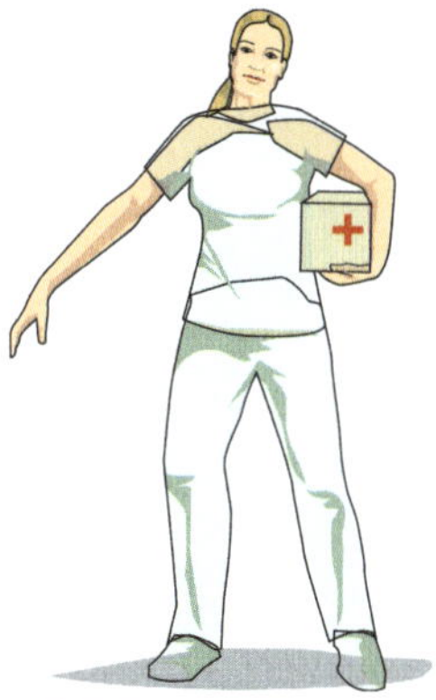	Beispiel 2 __________ __________ __________ __________ __________ __________	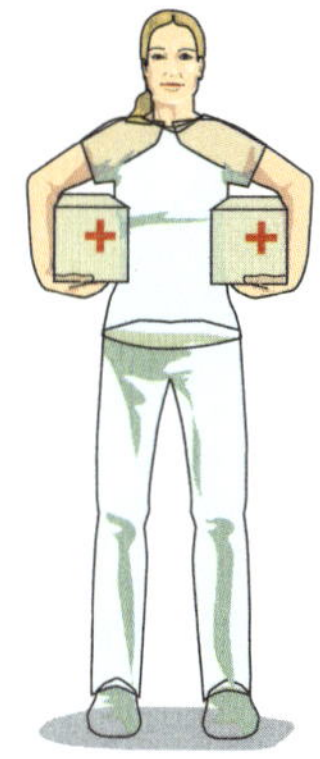
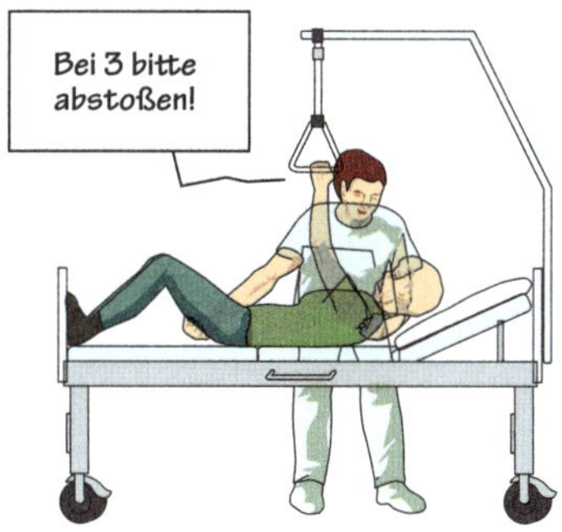	Beispiel 3 __________ __________ __________ __________ __________ __________	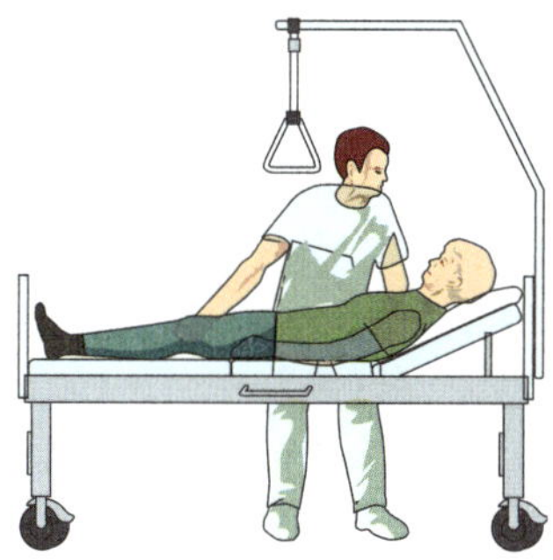
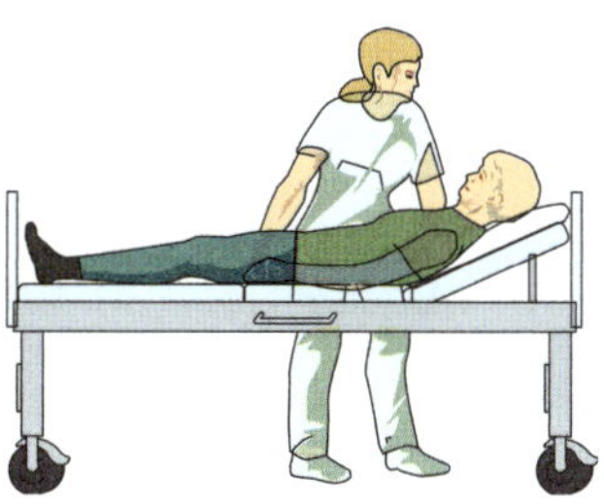	Beispiel 4 __________ __________ __________ __________ __________ __________	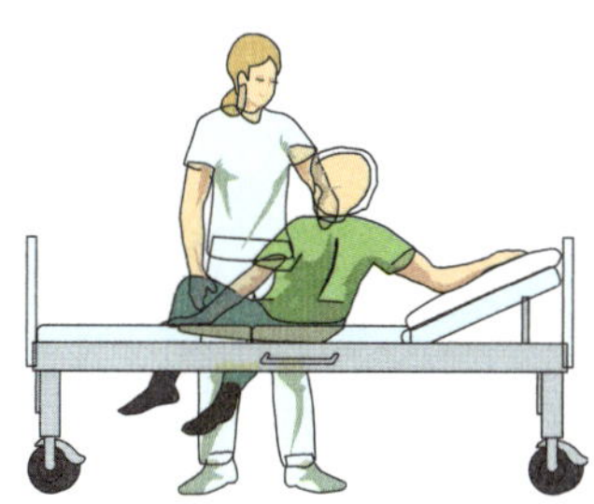

2. Im Rahmen des bundesweiten Präventionsprogramms „Rückengerechter Patiententransfer" wurde die Umsetzung ergonomischer Arbeitsprinzipien zur Reduktion der im Pflegebereich häufig auftretenden Rückenschmerzen über Jahre beobachtet und evaluiert. Ein Schwerpunkt dabei war der konsequente Einsatz von Hilfsmitteln zur Mobilisation und zum Transfer. Finden Sie im Suchworträtsel fünfzehn zur Mobilisation und zum Transfer geeignete Hilfsmittel heraus. Klären Sie im Unterrichtsgespräch, welche Hilfsmittel Sie bereits kennen und erläutern Sie deren Einsatz in der täglichen Arbeit. (ue=ü)

W	P	E	G	N	J	I	P	K	D	V	S	A	Y	C	S	E	Q	R	D	O	H	L
C	H	A	L	T	E	G	U	E	R	T	E	L	H	J	K	T	P	E	L	M	G	S
D	D	F	T	E	R	T	Z	U	E	V	H	Z	S	A	X	D	O	G	U	G	D	A
V	B	H	U	I	U	J	C	V	H	F	S	A	E	W	R	B	S	N	Z	L	S	D
M	C	S	E	R	E	R	U	I	T	I	O	H	T	R	D	E	I	S	U	K	Y	E
G	X	C	F	R	E	N	F	R	U	T	S	C	H	B	R	E	T	T	T	T	X	R
L	R	H	G	Z	J	U	T	K	R	L	I	O	M	V	T	U	I	D	R	Z	S	T
E	S	E	T	M	K	L	O	E	M	U	U	R	T	Z	U	I	O	V	F	S	E	Z
I	V	B	H	R	N	K	L	Z	N	R	E	M	A	S	D	V	N	C	D	D	R	N
T	S	E	E	R	A	V	W	F	E	L	E	W	S	V	B	U	S	I	S	A	T	G
L	B	K	A	T	A	P	U	L	T	S	I	T	Z	E	A	S	W	W	E	S	H	H
A	Q	I	W	R	T	T	E	Z	I	O	P	F	N	V	T	S	E	A	A	V	Z	J
K	E	S	D	S	D	L	I	Z	G	C	A	C	T	B	V	Z	C	F	S	A	U	U
E	L	S	L	I	T	K	E	K	G	L	Z	J	P	E	F	L	H	M	O	B	I	Z
N	Z	E	T	O	R	L	L	I	K	R	F	T	R	S	R	I	S	I	T	H	K	A
M	E	N	E	L	F	O	Z	L	T	T	I	R	E	E	A	Z	E	R	L	N	J	S
D	R	E	H	S	C	H	E	I	B	E	F	F	I	I	S	T	L	U	U	F	L	C
D	Q	H	A	W	E	P	E	R	Z	W	R	E	F	T	E	R	H	I	I	R	E	X
S	A	H	A	B	W	D	W	E	T	R	U	R	E	E	R	W	I	K	K	Z	S	N
A	S	U	W	L	A	S	A	W	G	T	Z	Z	R	N	Z	E	L	L	L	U	A	B
L	J	I	R	J	T	D	S	B	E	I	T	U	I	G	U	L	F	F	S	I	D	F
Z	V	O	B	A	D	E	W	A	N	N	E	N	L	I	F	T	E	R	W	S	E	D

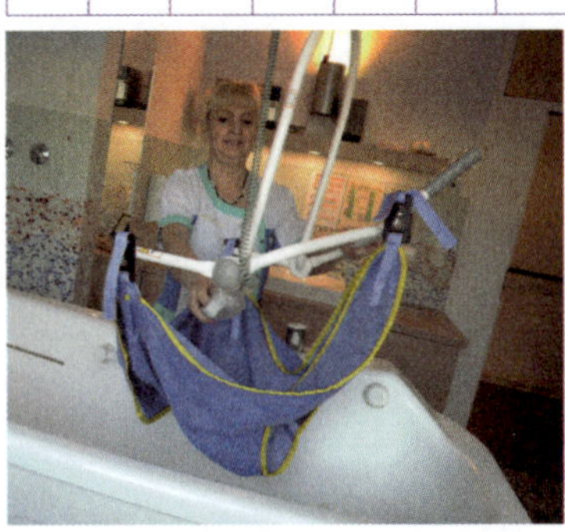

G	U	A	K	S	I	O	T	I	O	N	E	V	A	R	W
F	R	S	L	A	U	P	T	U	P	B	R	F	Q	M	E
R	I	I	U	D	O	R	E	Z	I	X	W	R	T	N	T
Z	A	D	F	I	P	E	R	O	L	D	A	H	H	O	A
I	S	R	L	F	L	N	M	I	P	U	S	N	M	I	S
O	B	L	D	C	E	N	B	G	T	Z	I	O	L	P	C

3. Welche Aussagen zur rückengerechten Arbeitsweise sind korrekt? Kreuzen Sie diese an und korrigieren Sie die falschen Aussagen.

Aussage	Korrektur
☐ Beim Transfer des zu Pflegenden die vorhandenen Bewegungsmöglichkeiten des Pflegeempfängers nutzen.	
☐ Beim Aufrichten von sehr schweren Pflegeempfängern den Atem anhalten, dann ist das Arbeiten nicht so anstrengend.	
☐ Informieren Sie den zu Pflegenden über jeden Schritt des Bewegungsablaufs, um eigene Kräfte zu schonen.	
☐ Den Pflegeempfänger körperfern heben, mit gestreckten Armen und Knien.	
☐ Den Bewegungsablauf in einzelne Schritte unterteilen, dabei bestimmt die Pflegeperson das Tempo, um ihren Rücken zu schonen.	

4. Haben Sie bei Ihren bisherigen Praxiseinsätzen schon einmal Rückenschmerzen gehabt? Können Sie Ursachen, z. B. fehlende Einstellung der korrekten Betthöhe, benennen? Tauschen Sie sich zu dieser Problematik im Unterricht aus.

4.3 Hygiene- und Hautschutzmaßnahmen für Pflegepersonen anwenden

1. Ihre Klasse geht in zwei Wochen zum ersten Mal in die Praxiseinrichtung. In diesem Zusammenhang sollen sich alle Lernenden der Klasse Gedanken machen, was für sie Grundlagen der persönlichen Hygiene im Pflegebereich sind. Tragen Sie diese zusammen. Nutzen Sie bei Ihrer Ausarbeitung unter anderem die Abbildungen als Hilfestellung.

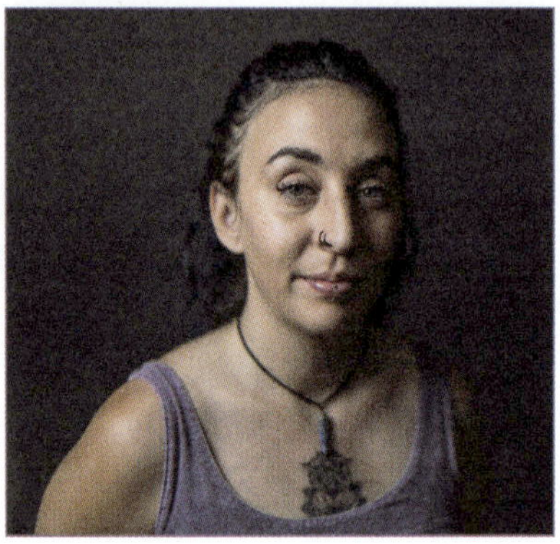
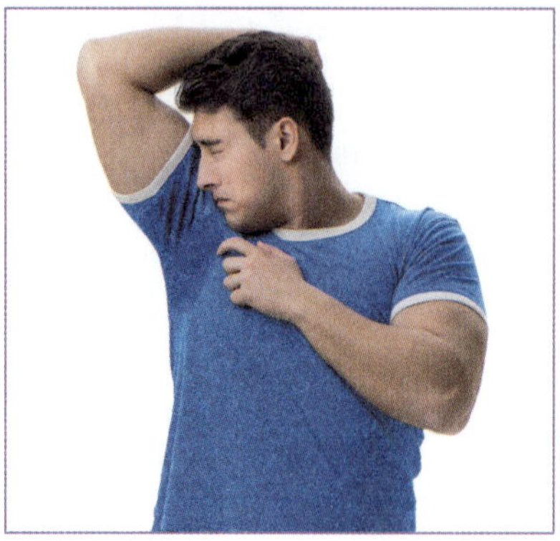
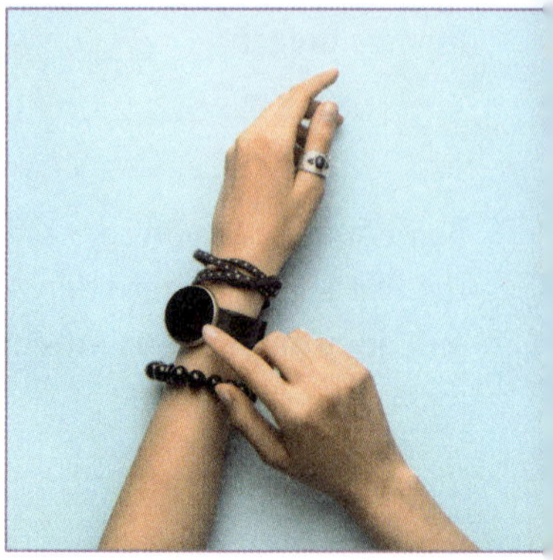

Grundlagen der persönlichen Hygiene:

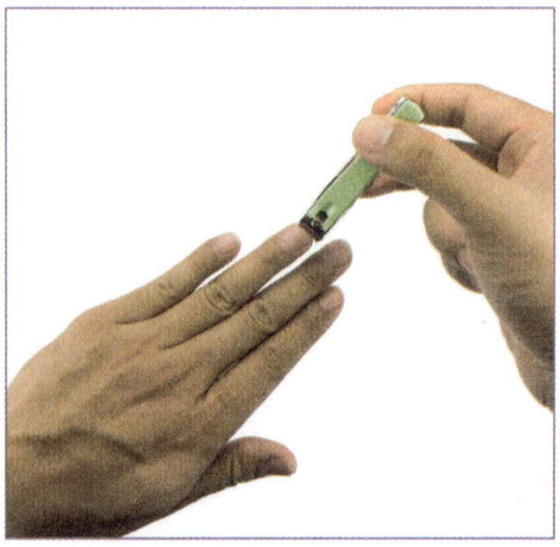
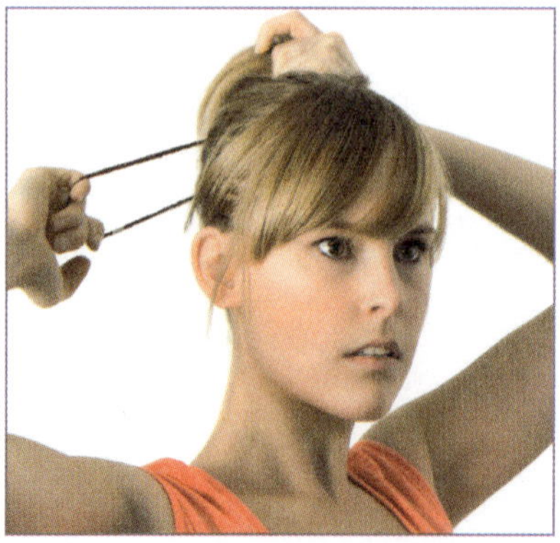
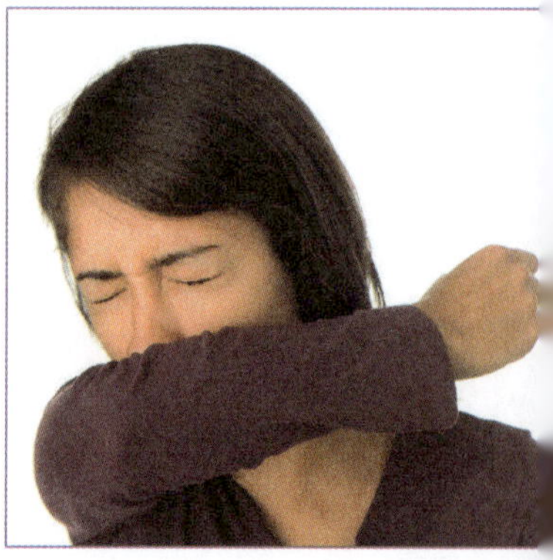

2. Die Arbeits- bzw. Berufs- und Schutzbekleidung dient der Umsetzung der Hygieneanforderungen in den Pflegebereichen.

a) Welche Anforderungen muss die Berufs- bzw. Arbeitsbekleidung erfüllen?

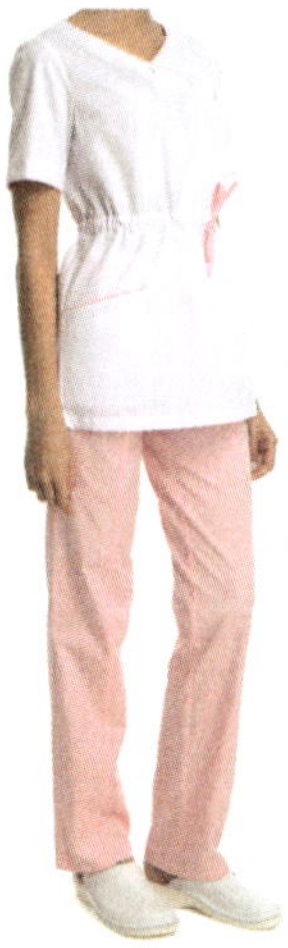

b) In bestimmten Bereichen der Pflege, in denen man mit infektiösem Material in Berührung kommt, ist das zusätzliche Tragen von Schutzbekleidung notwendig. Tragen Sie die verschiedenen Arten der Schutzbekleidung zusammen, in dem Sie die Abbildungen beschriften.

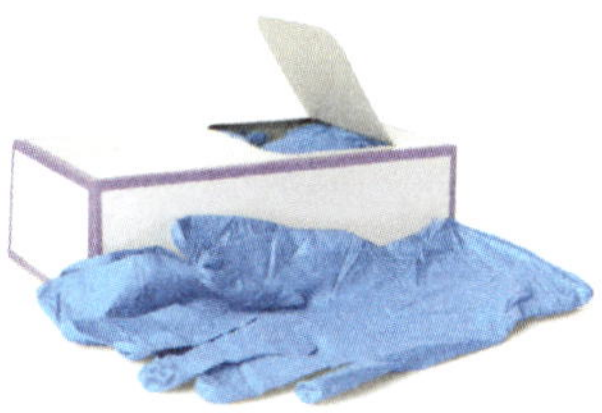	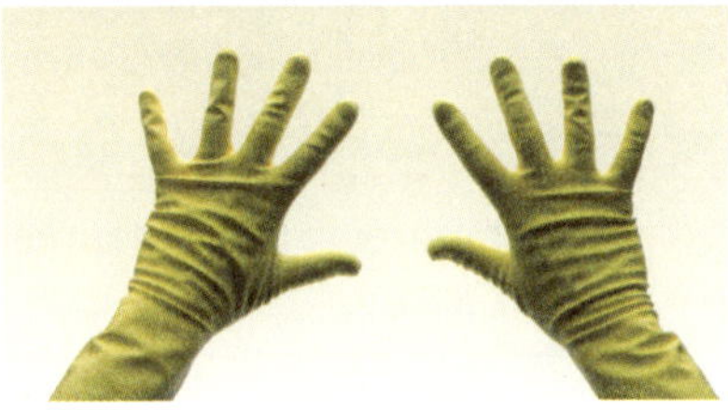	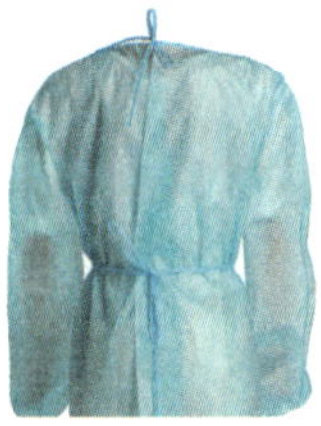
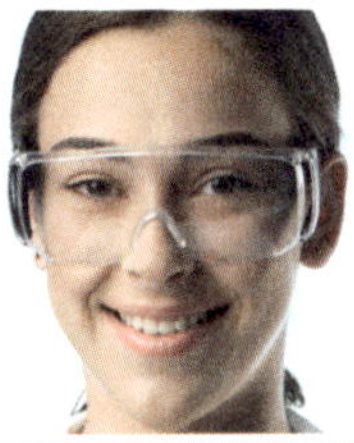	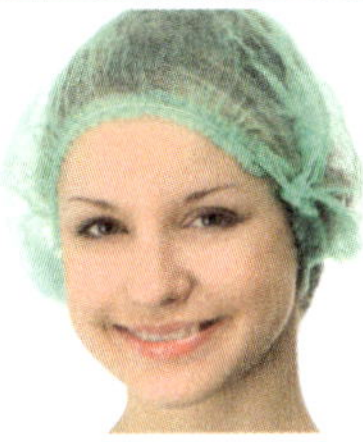	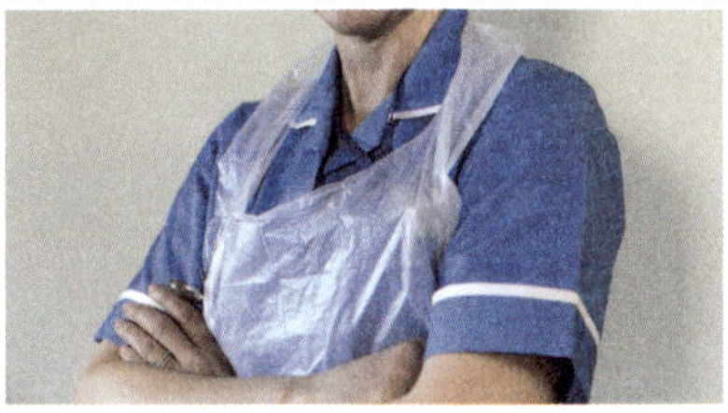
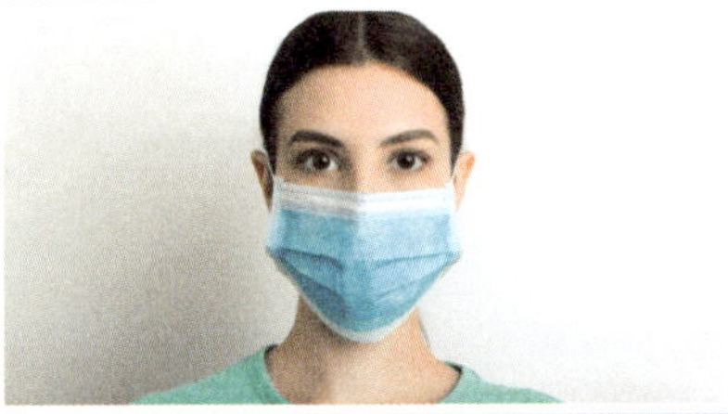	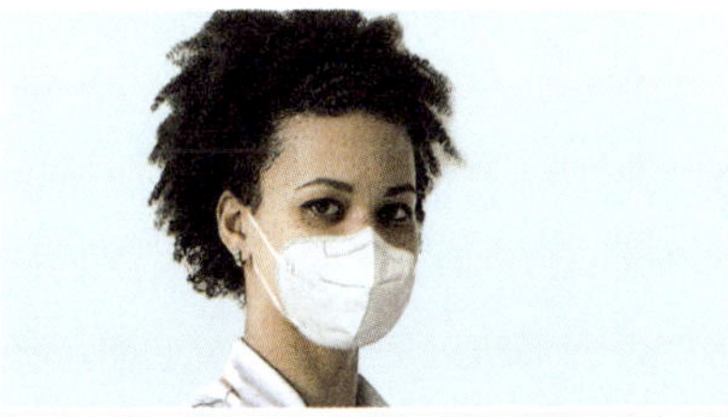	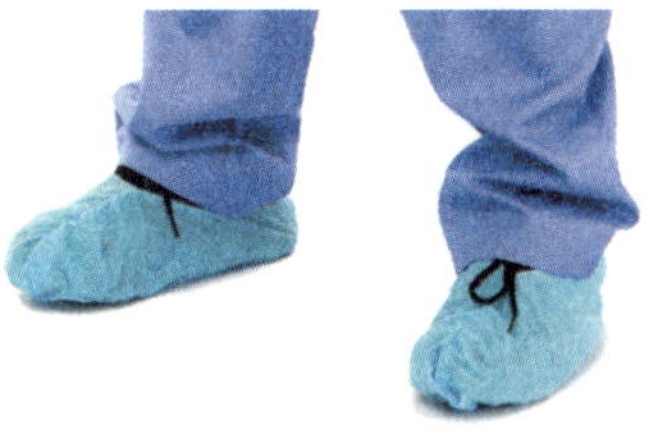

3. Der Hautschutz- und Händehygieneplan für Mitarbeiterinnen und Mitarbeiter in der Pflege ist auf die Hygiene- und Hautschutzanforderungen für diesen Arbeitsbereich abgestimmt und hängt in jeder Praxiseinrichtung aus. Haben Sie sich den Plan schon einmal genauer angeschaut und durchgelesen?

a) Beantworten Sie die Fragen aus Ihrer Erinnerung in dem abgebildeten Auszug aus dem Hautschutz- und Händehygieneplan.

b) Vergleichen Sie im Anschluss Ihre Ergebnisse in der Klasse bzw. auf der Internetseite: https://www.bgw-online.de/hautschutz.

Was?	Wann?
Hautschutz 	Wann erfolgt das Auftragen einer Hautschutzcreme?
Handschuhe 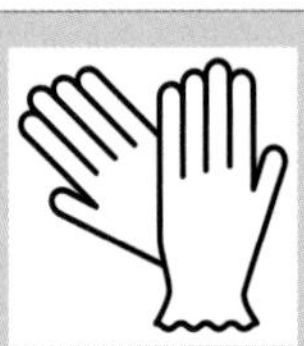	Wann müssen Einmalhandschuhe bzw. chemikalienbeständige Schutzhandschuhe getragen werden?
Hände desinfizieren 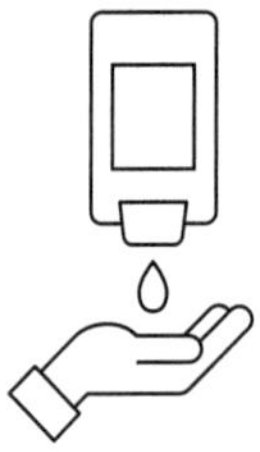	Wann muss eine Händedesinfektion durchgeführt werden?
Hände waschen 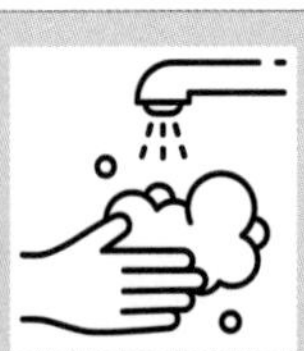	Wann erfolgt eine Händewaschung?
Hände pflegen 	Wann sollte eine Pflegecreme sorgfältig einmassiert werden?

4. Ordnen Sie den Begriffen Desinfektion und Sterilisation die korrekten Aussagen zu, indem Sie Verbindungslinien ziehen.

Antiseptik

„Totes oder lebendes Material in einen Zustand (zu) versetzen, dass es nicht mehr infizieren kann." (Deutsches Arzneibuch)

Inaktivierung aller Mikroorganismen

Desinfektion

Sterilisation

Keimreduktion

Aseptik

… ist das Freimachen eines Gegenstandes von vermehrungsfähigen Organismen

antiseptische Maßnahmen

Minimierung des Infektionsrisikos

5. Bestimmen Sie die jeweilige Art der Desinfektion.

Eine Bewohnerin zieht in einen anderen Wohnbereich. Sie haben die Aufgabe, die ______________________ vorzunehmen.
Nach dem Entfernen des Verbands und der Beurteilung der Wundverhältnisse erfolgt die ______________________.
Sie haben den Urinbeutel des Bewohners entleert. Bevor Sie das Frühstück austeilen, muss eine ______________________ erfolgen.
Herr Müller hat sich mit Ihrer Hilfe am Waschbecken gewaschen. Er hat Soor in den Körperfalten. Bevor der Mitbewohner Herr Schmidt zur Körperpflege in das Bad begleitet wird, müssen Sie eine ______________________ durchführen.
Thermometer oder Instrumente wie wiederverwendbare Pinzetten, werden nach Gebrauch einer ______________________ unterzogen.

6. Sie sollen eine Desinfektionslösung herstellen. Errechnen Sie in den zwei Beispielen die benötigte Menge an Wasser und Desinfektionsmittel.

1. Beispiel: Es soll ein Liter 2%ige Desinfektionslösung hergestellt werden.

Lösungsweg:

2. Beispiel: Es soll eine 0,5%ige Desinfektionslösung zur Flächendesinfektion hergestellt werden. Die Gesamtmenge beträgt fünf Liter.

Lösungsweg:

7. Üben Sie im Pflegeunterricht die hygienische Händedesinfektion nach der Anleitung.

HYGIENISCHE HÄNDEDESINFEKTION

Standard-Einreibmethode für die hygienische Händedesinfektion gem. EN 1500

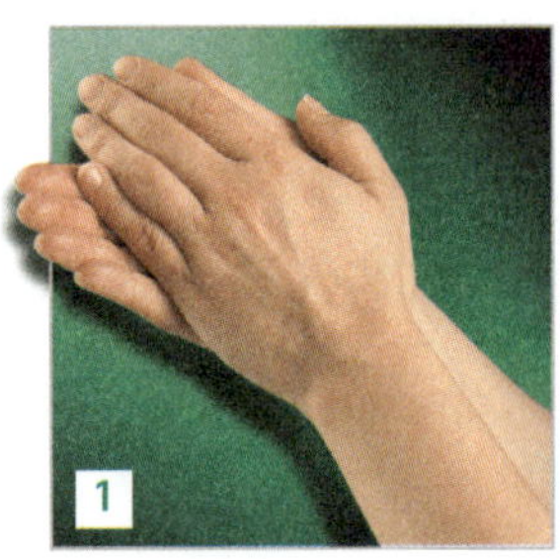

Handfläche auf Handfläche.

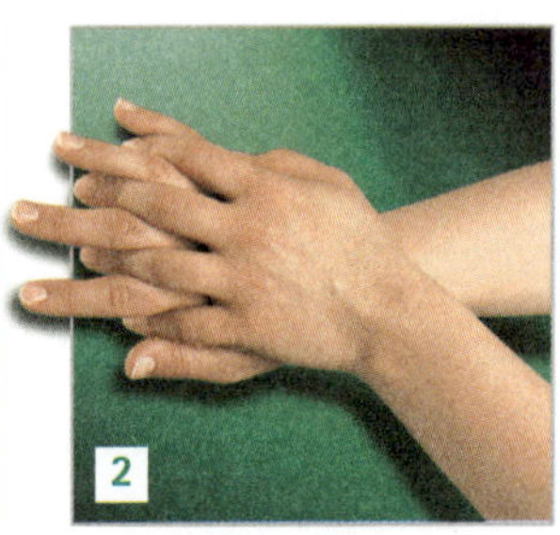

Rechte Handfläche über linkem Handrücken und linke Handfläche über rechtem Handrücken.

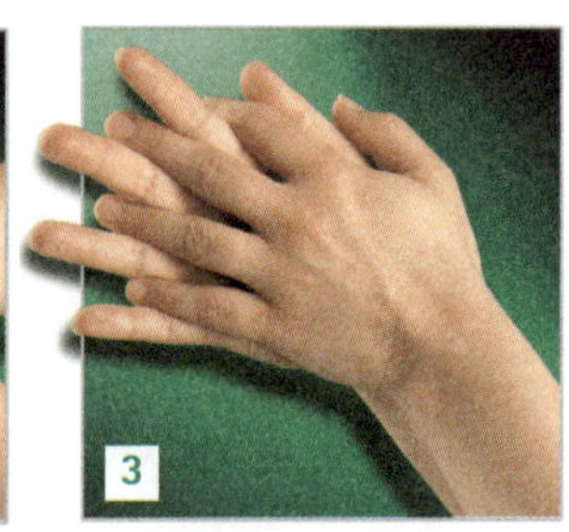

Handfläche auf Handfläche mit verschränkten gespreizten Fingern.

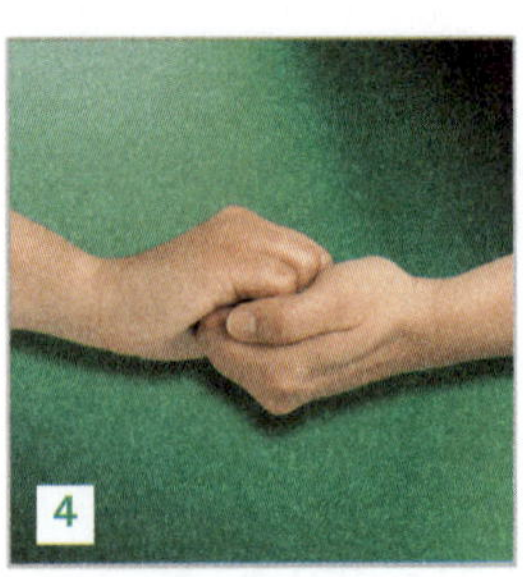

Außenseite der Finger auf gegenüberliegende Handflächen mit verschränkten Fingern.

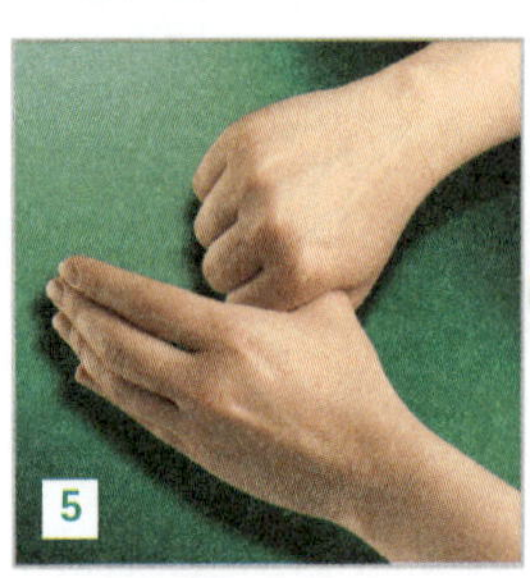

Kreisendes Reiben des linken Daumens in der geschlossenen rechten Handfläche und umgekehrt.

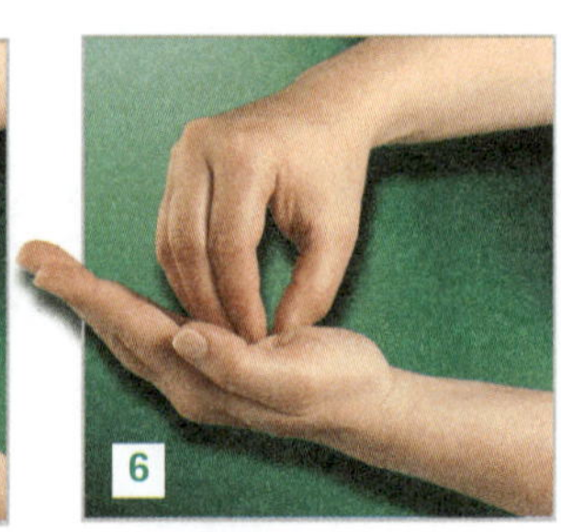

Kreisendes Reiben hin und her mit geschlossenen Fingerkuppen der rechten Hand in der linken Handfläche und umgekehrt.

B|BRAUN
SHARING EXPERTISE

.4 Arbeitsschutz und Unfallverhütungsmaßnahmen einhalten

Betrachten Sie die Abbildung zum Unfallgeschehen im Pflegealltag. Entwickeln Sie Vorschläge zum Vermeiden von Arbeitsunfällen anhand der aufgezeigten Unfallursachen und tragen Sie diese in die Tabelle ein.

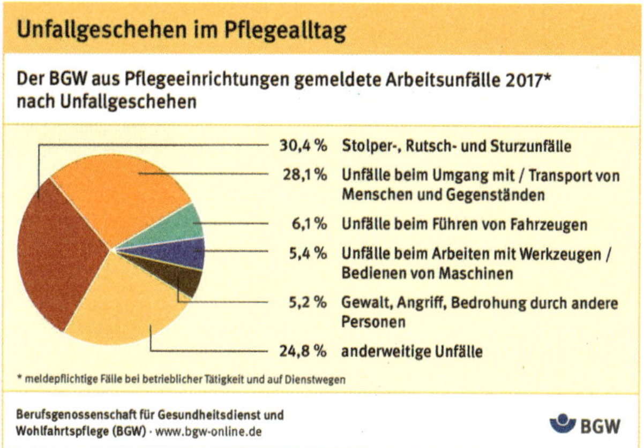

Unfallursachen	Möglichkeiten der Vorbeugung / Vermeidung von Arbeitsunfällen
Stolper-, Rutsch- und Sturzunfälle	
Unfälle beim Umgang mit / Transport von Menschen und Gegenständen	
Unfälle beim Führen von Fahrzeugen	
Unfälle beim Arbeiten mit Werkzeugen/ medizinischen Instrumente/Bedienen von Maschinen	
Gewalt, Angriff, Bedrohung durch andere Personen	

2. Bevor Sie in einer Pflegeeinrichtung arbeiten dürfen, müssen Sie in Bezug auf Arbeits-, Brandschutz und Hygienevorschriften belehrt werden. Dazu müssen die Verantwortlichen in den Einrichtungen die Grundlagen vieler Gesetze kennen.

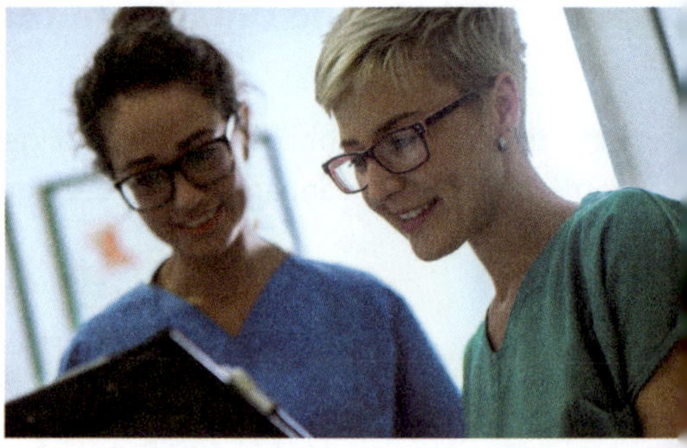

Setzen Sie sich unter Zuhilfenahme externer Quellen, z. B. dem Internet, mit einigen ausgewählten Gesetzen bzw. Vorschriften auseinander und notieren Sie Inhalte, die für Sie als Pflegehelferin oder Pflegehelfer in Ihrer Tätigkeit von Bedeutung sind.

Jugendarbeitsschutzgesetz (JArbSchG)
u. a.:

Arbeitsschutzgesetz (ArbSchG)
u. a.:

Unfallverhütungsvorschriften (UVV)

u. a.:

Infektionsschutzgesetz (IfSG)

u. a.:

Gefahrstoffverordnung (GefStoffV)

u. a.:

3. Luise, 17 Jahre alt und Auszubildende in der Pflegehilfe, freut sich nach einem anstrengenden Zwischendienst in der ambulanten Pflegeeinrichtung „Sonnenschein" auf den Feierabend und das leckere Abendessen, dass ihre Mutter ihr heute Morgen versprochen hat. Flink radelt sie auf dem Radweg die Hauptstraße entlang und bemerkt zu spät, dass ein Auto einfach rechts abbiegt, ohne sie zu beachten …
Luise versucht noch abzubremsen, stürzt aber vom Rad und zieht sich, wie später festgestellt wird, Prellungen und Schürfwunden zu.

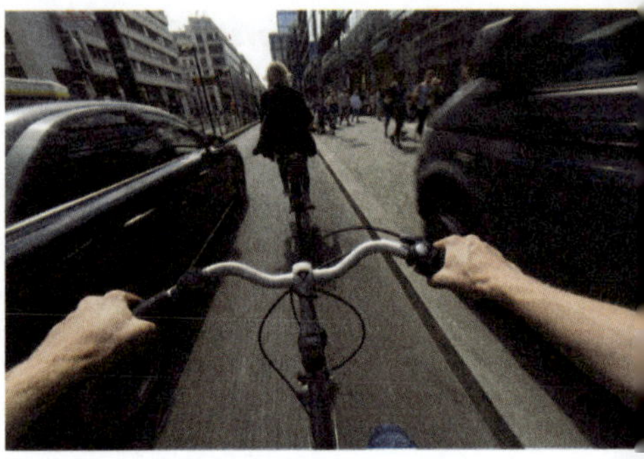

a) Um welche Art Unfall handelt es sich?
b) Wann liegt rechtlich gesehen, diese Art des Unfalls vor und was ist zu tun?
c) Welcher Träger übernimmt bei dieser Art Unfall den Schaden und welche Leistungen werden erbracht?

4. Recherchieren Sie die Bedeutung der abgebildeten Piktogramme zur Gefahrstoffkennzeichnung und tragen diese in die Übersicht ein.

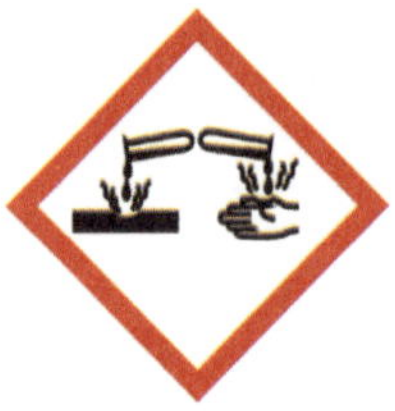

4.5 Stress bewältigen

1. Lesen Sie das Fallbeispiel.

Emil und Frida, Auszubildende in der Pflegehilfe, haben heute gemeinsam mit den Pflegefachpersonen Frau Bernhardt und Herr Holm Zwischendienst. Nach dem Mittagessen helfen die Beiden beim Abräumen des Geschirrs. Emil bemerkt, wie unkonzentriert und nervös Frida ist. Als ihr dann noch ein Glas und ein Teller aus den Händen gleitet und auf dem Boden zerbricht, ist alles zu spät …
Weinend rennt sie in die Toilette und schließt sich ein.
Emil ist zunächst ratlos, was er machen soll, wendet sich dann aber an Frau Bernhardt. Diese bittet Frida zu sich in den Personalraum. Im Gespräch unter vier Augen erzählt Frida ganz aufgelöst von ihren Problemen.
Sie bewältigt zunehmend nicht mehr die Aufgaben, die jeden Tag nach ihrem Gefühl immer mehr werden und sie zunehmend erdrücken. Zu Hause muss sie den Eltern im Haushalt und beim Einkauf helfen, da die Mutter nach einem Sturz einen Knöchelbruch hat. Ihr Bruder dagegen muss nichts machen. Ihre Freundinnen rufen täglich an und fragen, wann sie denn wieder mit zum Sport kommt. In ihrem Zimmer türmen sich die Hefter und Bücher, denn der nächste Schulturnus beginnt bald und der Praktikumsauftrag ist noch nicht fertig und für die angekündigten Arbeiten hat sie auch noch nicht gelernt. Emil hatte ihr schon mehrfach Hilfe beim Aufarbeiten des Schulstoffs angeboten, das hat sie aber immer entschieden abgelehnt.
Die täglichen Dienste machen ihr zwar Spaß, aber fordern sie auch bis an die Leistungsgrenze. Kaputt und müde fällt sie abends ins Bett, schläft sofort ein, ist aber nach 2–3 Stunden wieder hellwach, weint oft und grübelt herum, wie sie ihre Probleme irgendwie lösen könnte.
Frau Bernhardt ist nach dem Gespräch erstaunt, welche Sorgen die sonst so freundliche und ausgeglichen wirkende Auszubildende hat.

a) Haben Sie selbst schon einmal solche Stresssituationen erlebt?
Wie haben Sie darauf reagiert?

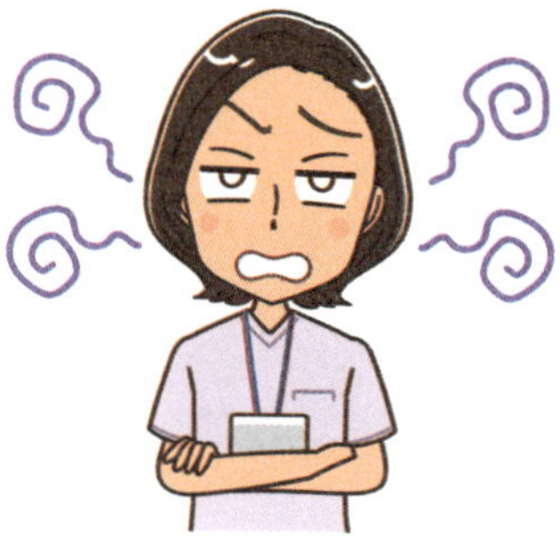

b) Wir wissen nicht, wie das Gespräch zwischen Frau Bernhardt und Frida endet. Stellen Sie in Gruppenarbeit Lösungsansätze zur Stressbewältigung für Frida zusammen.

2. Nennen Sie weitere Stressfaktoren (Stressoren) neben den im Fallbeispiel (Aufgabe 1) erwähnten.

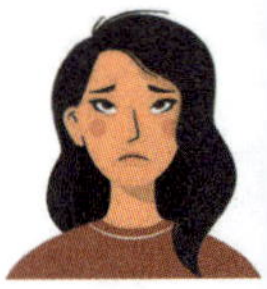

3. Die Auswirkungen von Stress sind vielfältig und dürfen nicht unterschätzt werden.
Benennen Sie die Folgen von Dauerstress an den abgebildeten Organen.

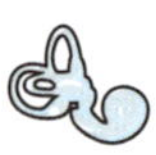
Innenohr

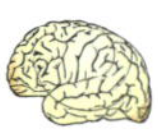
Gehirn

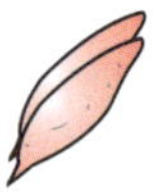
Muskeln

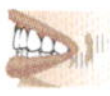
Zähne

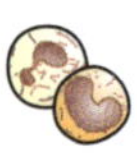
Immunsystem

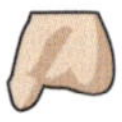
Sexualfunktion

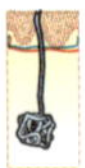
Schweißdrüsen

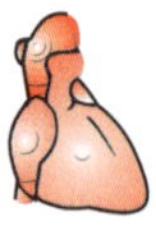
Herz-Kreislauf

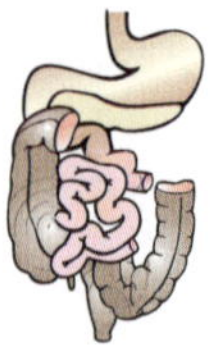
Magen-Darm-Trakt

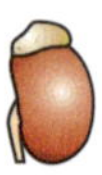
Nebennieren

4. Führen Sie einige Beispiele für spezielle Entspannungstechniken auf.

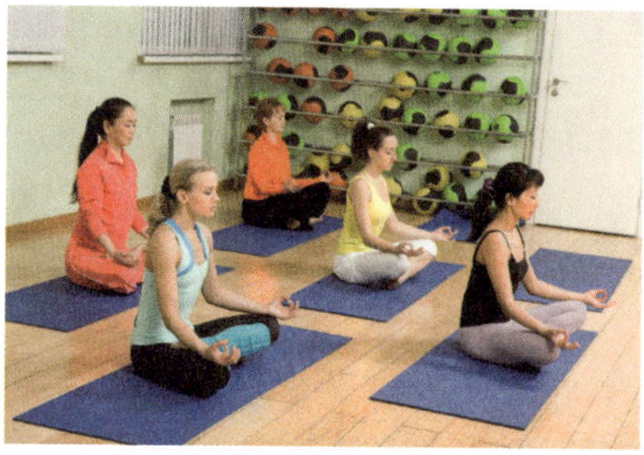

5. Wenn eine lang andauernde Belastung nicht rechtzeitig erkannt und behandelt wird, kann es zur völligen Überforderung, zum sogenannten „Burnout-Syndrom“ kommen.
Ergänzen Sie den Lückentext zum Thema „Burn-out-Syndrom“ mit den vorgegebenen Begriffen.

Depression, helfenden, Leistungsfähigkeit, psychosomatischen, Helfersyndroms, Psychoanalytiker, ausbrennen, Desillusionierung, Erschöpfung, Suchtgefährdung, frustrierende, Begeisterung

Der Begriff „Burn-out“ wurde 1974 erstmals von dem deutsch-amerikanischen ______ Herbert Freudenberger verwendet. Er beschreibt das Burn-out-Syndrom (engl. to burn out = ______) als einen Zustand emotionaler ______ mit reduzierter ______, das mit idealistischer ______ für den Beruf beginnt und über ______ Erlebnisse zu ______ und Apathie, ______ Erkrankungen und ______ oder Aggressivität und einer erhöhten ______ führt. Das Burn-out-Syndrom tritt gehäuft in „______ Berufen“ (Pflegeberufe, Lehrer …) durch hohe Arbeitsbelastung auf und kann Folge des sogenannten ______ sein.

6. Tragen Sie unter Zuhilfenahme des vorangegangenen Textes Reaktionen auf einen Burn-out zusammen.

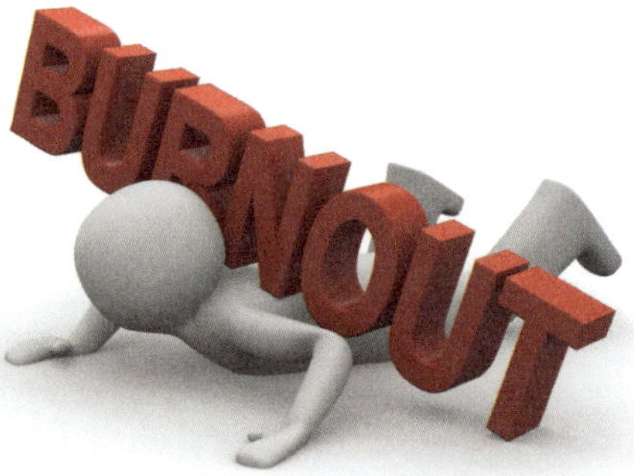

5 Menschen in kurativen Prozessen unterstützen

5.1 Bei ärztlich veranlasster Diagnostik und Therapie unter Anleitung und Aufsicht mitwirken

5.1.1 Rechtliche Kriterien für die Übertragung ärztlicher Aufgaben auf Pflegepersonen

1. Lesen Sie das Fallbeispiel und beantworten Sie anschließend die Fragen zum Thema „Delegation ärztlicher Tätigkeiten".

Die Pflegefachperson Frau Sellrain möchte Frau Lamprecht bei der Grundpflege unterstützen. Als sie das Zimmer betritt, wundert sie sich, dass es so auffällig still ist. Frau Lamprecht erwartet normalerweise die Pflegepersonen immer mit Musik aus dem Radio. Frau Lamprecht liegt noch im Bett und ist nicht ansprechbar. Auf dem Nachttisch steht das unangerührte Abendessen vom Vortag. Frau Sellrain führt bei der zu Pflegenden, die einen insulinpflichtigen Diabetes mellitus hat, sofort eine Blutzuckerkontrolle durch. Der Wert beträgt 1,9 mmol/l (= 34,2 mg/dl). Der angerufene Hausarzt ordnet die subkutane Injektion von Glukagon an, um den Blutzuckerspiegel wieder anzuheben.

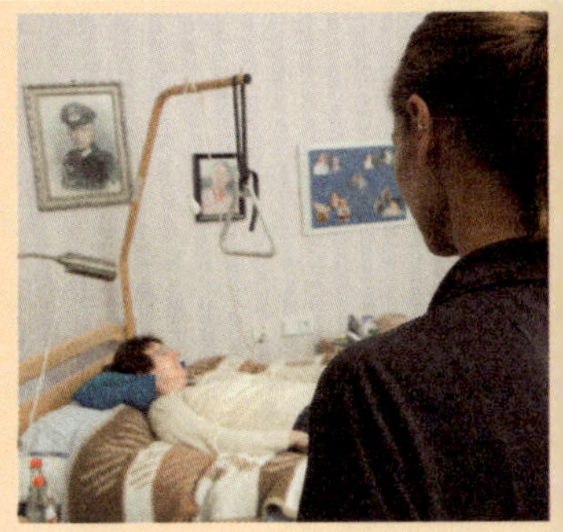

a) An wen darf der Arzt diese Anordnung im Pflegebereich richten?

b) Darf die Anordnung abgelehnt werden? Begründen Sie Ihre Antwort.

c) Welche Besonderheiten gelten bei Anordnungen per Telefon?

2. Welche Voraussetzungen müssen erfüllt sein, damit eine Delegation ärztlicher Tätigkeiten zulässig ist?

5.1.2 Diagnostische Untersuchungsmethoden

Von der Anamnese zur Diagnostik

Frau Poerschke, 84 Jahre alt, klagt seit einiger Zeit über stärker werdende Beschwerden im linken Knie. Es fällt ihr zunehmend schwer, morgens aufzustehen und den normalen Alltag zu bewältigen. Sie beschließt, die Beschwerden bei ihrem Hausarzt abklären zu lassen.

1. Im Folgenden sehen Sie, welche Schritte notwendig sind, bevor die Behandlung der Erkrankung von Frau Poerschke erfolgen kann.
Erklären Sie die einzelnen Handlungsschritte und nehmen Sie dabei Bezug auf Frau Poerschke.

Anamnese:

Körperliche Untersuchung:

Apparative Untersuchung:

Labordiagnostik:

Diagnose:

Therapie:

2. Geben Sie je zwei Veränderungen an, die durch die körperliche Diagnostik feststellbar sind.

Inspektion:

Palpation:

Auskultation:

Perkussion:

3. Bilden Sie aus den vorgegebenen Silben Begriffe, die bei der Erhebung der Anamnese von Bedeutung sein können.

GIEN NEN MENTE HEIT BER OPER FAM EN ALLER ATIO MED ILIEN ERN ANA UF ÄHRU MNE NGSGE SE WOHN IKA

Vitalparameter überprüfen

4. Geben Sie die Palpationsstellen für die Pulsmessung an, indem Sie die Abbildung beschriften. Kennzeichnen Sie anschließend die am häufigsten genutzte Stelle durch Unterstreichen.

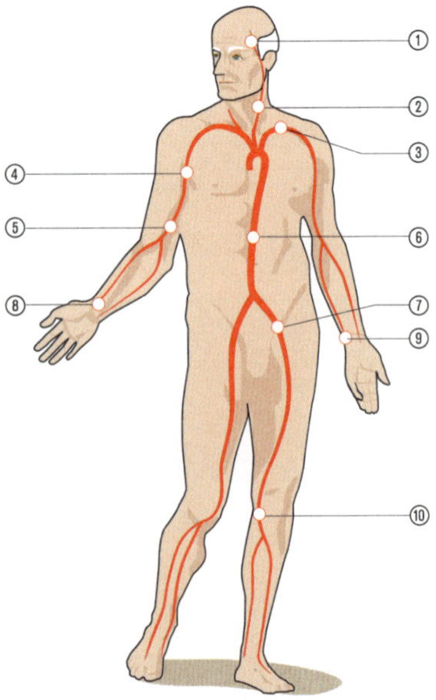

①

②

③

④

⑤

⑥

⑦

⑧

⑨

⑩

Führen Sie in der Praxis bei sechs zu Pflegenden eine Pulsmessung durch. Tragen Sie die Werte in die Tabelle ein und beurteilen Sie neben der Pulsfrequenz auch den Pulsrhythmus und die Pulsqualität. Aus Datenschutzgründen benutzen Sie bitte lediglich die Anfangsbuchstaben der Nachnamen. Werten Sie die Ergebnisse im nächsten Unterricht aus.

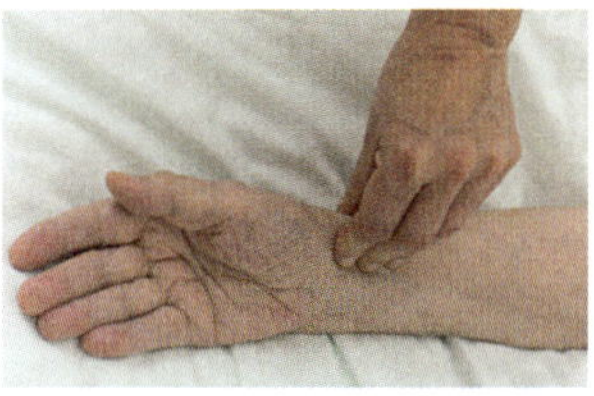

Bewohner/-in	Pulsfrequenz	Pulsrhythmus	Pulsqualität

Achtung! Was beachten Sie beim Pulsmessen, wenn Ihre Pflegeempfänger z. B. einen Herzschrittmacher oder Rhythmusstörungen haben?

____

Beschriften Sie mithilfe der vorgegebenen Begriffe die Blutdruckmessgeräte.

Messgerät nach Riva-Rocci, Messgerät nach Recklinghausen (einteilig), Messgerät nach Recklinghausen (zweiteilig), digitales Messgerät

① 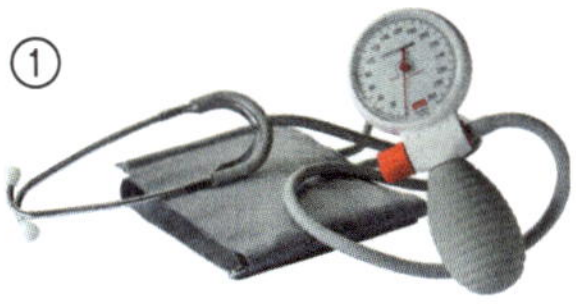	② 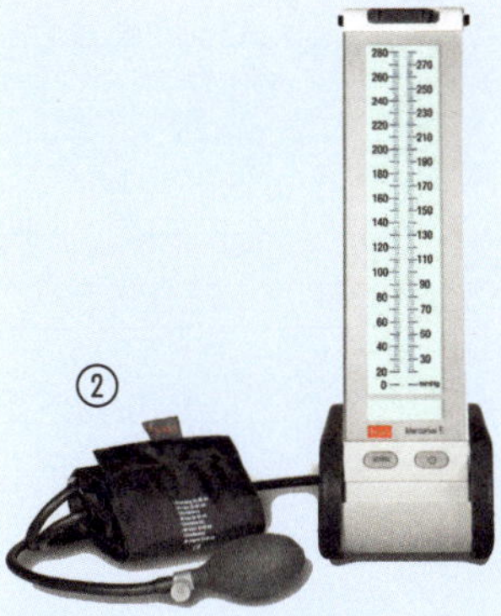	③ 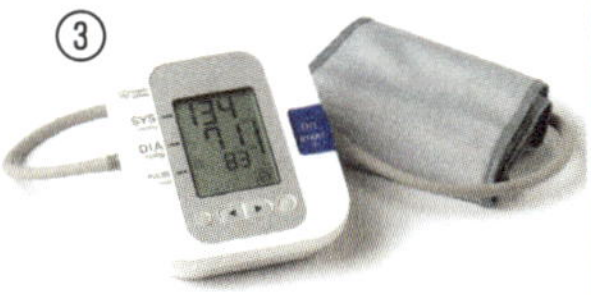	④ 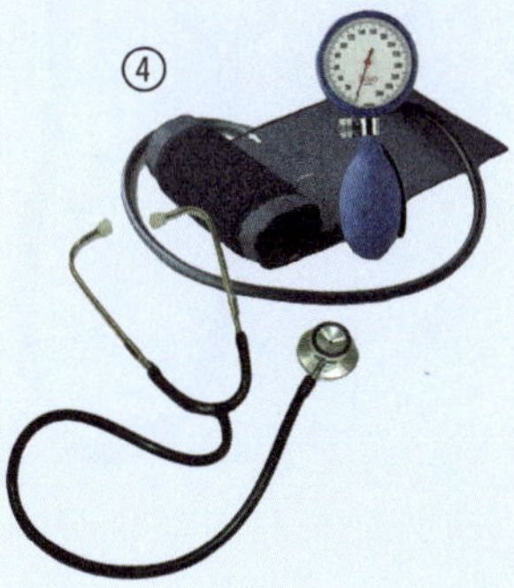
① ______	② ______	③ ______	④ ______

7. Ergänzen Sie den Lückentext unter Verwendung der vorgegebenen Begriffe.

> Klopfen, diastolischer, Riva-Rocci, Stethoskop, Ventils, dokumentieren, Manometer, Quecksilbermessgerät, systolischer, mmHg, Herzhöhe, Ellenbeuge, Herzfunktion, RR, Manschette, Puls

Eine Methode zur Überprüfung der ______________ ist die Blutdruckmessung. Die heute noch übliche Abkürzung ____________ geht auf den italienischen Arzt ____________ zurück, der das erste __________________________ entwickelte. Bei der Blutdruckmessung eine aufblasbare ____________ zwei Querfinger über der ____________ anlegen. Dabei darauf achten, dass der Arm i ____________ positioniert wird und nicht durch Kleidungsstücke eingeengt ist. Die Manschette aufpumpen, bis kein ____________ mehr fühlbar ist. Den Druck noch um ca. 30 ____________ erhöhen und dann langsam durch Öffnen des ____________ verringern. Wenn der Blutstrom wieder beginnt, das Gefäß zu passieren, ist ein erstes ____________ im ________________ (= ________________ Wert) z hören. Diesen Wert am ____________ ablesen und merken. Wenn der Blutstrom wieder ungehindert fließe kann, verschwinden die klopfenden Geräusche (= ______________ Wert). Stand beim letzten Ton ablesen, merken und den Druck dann gänzlich ablassen. Den ermittelten Blutdruckwert ________________.

8. Beschriften Sie die Instrumente zur Blutdruckmessung.

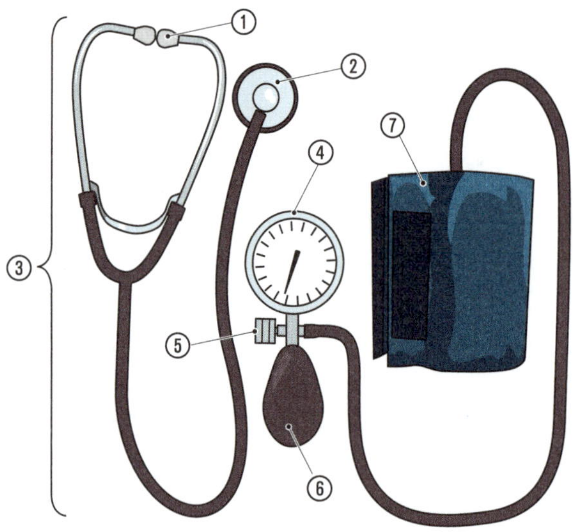

① ______________________________

② ______________________________

③ ______________________________

④ ______________________________

⑤ ______________________________

⑥ ______________________________

⑦ ______________________________

9. Eine Reihe von Erkrankungen, z. B. Infektionskrankheiten, werden häufig begleitet durch eine erhöhte Körpertemperatur. Die korrekte Ermittlung der Körpertemperatur ist daher ein wichtiger Anhaltspunkt, um den Krankheitsverlauf einschätzen zu können.

a) Geben Sie vier Messorte und die dazugehörigen Messverfahren an.

____

____

____

____

b) Benennen Sie die Messgeräte und geben Sie jeweils einen Vor- und Nachteil an.

	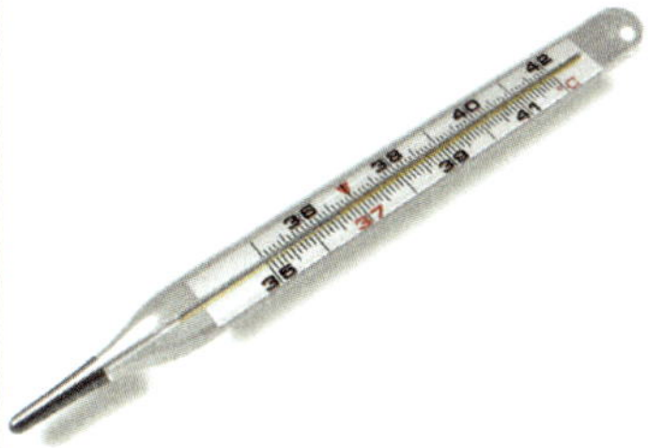	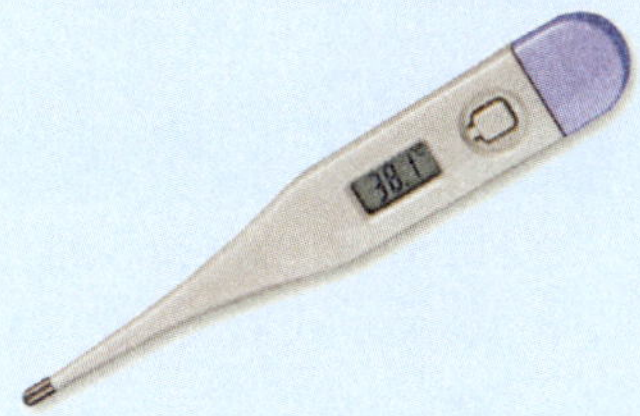	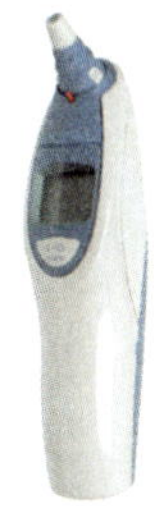
Vorteil:			
Nachteil:			

c) Beurteilen Sie die folgenden Aussagen auf ihren Wahrheitsgehalt. Kreuzen Sie die korrekten Aussagen an.

☐	Bei der rektalen Messung wird die Spitze des Thermometers dick mit Vaseline benetzt, um das Messgerät schmerzfrei einführen zu können.
☐	Wärme- oder Kältebehandlungen, die kurz vor der Messung durchgeführt werden, verfälschen das Messergebnis.
☐	Bei der oralen Messung muss der Mund geöffnet bleiben, damit die Pflegeperson die korrekte Position des Messfühlers überwachen kann.
☐	Die rektale Messung ist die genaueste Messmethode, da sie annähernd die Kerntemperatur anzeigt.
☐	Bei unzureichender Reinigung und Desinfektion des Thermometers besteht die Gefahr der Keimverschleppung.

0. Nach Ermittlung der Körpertemperatur erfolgt die Einschätzung des Werts. Vervollständigen Sie dazu die vorgegebene Tabelle.

Temperaturbereich in Grad Celsius	Bezeichnung des Temperaturbereichs
< 36,0	
36,0 – 37,4	
37,5 – 38,0	
38,1 – 39,0	
39,1 – 40,0	
> 40,0	

Bildgebende Diagnostik

11. Welche bildgebenden Verfahren werden durch die Erläuterung der wichtigsten Charakteristika beschrieben?

Bildgebendes Verfahren	Erläuterung
	Ein röntgendiagnostisches Verfahren, das dreidimensionale Bilder des Körpers als Querschnitt zeigt; Strahlenbelastung höher als beim normalen Röntgen.
	Die genutzten Schallwellen dringen in den Körper ein und werden von den verschiedenen Geweben auf unterschiedliche Weise reflektiert.
	Radioaktiv markierte Stoffe reichern sich im Zielorgan an; die abgegebene Strahlung wird von einem Scanner erfasst und in ein Bild umgewandelt.
	Mithilfe von starken Magnetfeldern werden dreidimensionale Bilder erstellt, die eine hohe Weichteilauflösung haben.
	Die den Körper durchdringende Strahlung führt, wie bei einem Schattenbild, zu einer Schwärzung bestimmter Körperareale; weit verbreitetes bildgebendes Verfahren.
	Ein röntgendiagnostisches Verfahren, dass mithilfe von Kontrastmitteln Einengungen (Stenosen) im Bereich der Herzkranzgefäße sichtbar machen kann.

12. Was bedeuten die Abkürzungen der medizinischen Diagnoseverfahren EKG und EEG? Was wird hier gemessen?

EKG:

EEG:

13. Die Endoskopie („Spiegelung") von Hohlräumen des Körpers ermöglicht ohne große operative Eingriffe eine direkte Inspektion der entsprechenden Körperregionen. Welche Strukturen werden in den nachfolgenden Endoskopien untersucht?

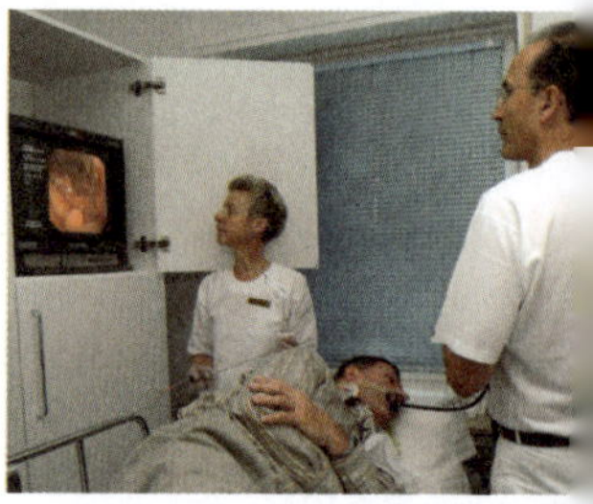

Rektoskopie:

Koloskopie:

Laryngoskopie:

Zystoskopie:

Bronchoskopie:

Arthroskopie:	Gastroskopie:
____________________	____________________
____________________	____________________

PEG:

____

____

abordiagnostik

4. Labordiagnostik umfasst die Untersuchung von Körpermaterialen durch verschiedene Verfahren, die meist in Großlaboren durchgeführt werden. Sie dienen der Feststellung oder dem Ausschluss von Erkrankungen und der Verlaufs- und Therapiekontrolle. Finden Sie im Suchworträtsel acht Untersuchungsmaterialien heraus (→ ↓ ↘).

U	S	B	K	R	T	B	N	H	Z	R	E	W	A	S	V	F
B	E	P	R	T	S	T	U	H	L	N	H	Z	T	R	W	C
C	M	P	U	L	E	D	S	A	W	R	T	I	U	O	P	K
V	A	B	S	T	R	I	C	H	M	A	T	E	R	I	A	L
G	C	L	B	G	U	H	T	R	A	A	S	T	I	N	H	Z
T	K	U	U	I	M	M	C	D	E	A	S	E	N	B	H	T
K	N	T	E	T	Z	L	I	Q	U	O	R	U	I	O	L	P
I	C	Q	Y	R	T	G	H	Z	V	C	X	E	O	R	T	A

1 ____________________

2 ____________________

3 ____________________

4 ____________________

5 ____________________

6 ____________________

7 ____________________

8 ____________________

5. Vervollständigen Sie den Lückentext zum Thema „Blutuntersuchungen" mithilfe der vorgegebenen Wörter im Kasten.

> Fußsohle Gerinnung Kapillargefäßen Fingerbeere Nieren Blutarmut roten Zusammensetzung Blutbild Blutgruppe Vene weißen Ohrläppchen Bauchspeicheldrüse Blutzuckerkontrollen Diagnose

Laboruntersuchungen von Blut können helfen, eine ____________________ zu finden bzw. eine Erkrankung im Verlauf zu beobachten. Oft verändert sich bei krankhaften Zuständen im Körper die ____________________ des Blutes. So kann es bei einer ____________________ (Anämie) zu einer Minimierung der ____________________ Blutkörperchen kommen. Bei entzündlichen Vorgängen im Körper kommt es dagegen zu einer Vermehrung der ____________________ Blutzellen. Diese beiden Werte werden unter anderem bei einer ____________________-Bestimmung ermittelt. Bei Patienten mit einem Diabetes mellitus werden regelmäßig ____________________ durchgeführt.

Organspezifische Blutuntersuchungen können beispielsweise Aufschluss über Erkrankungen im Bereich der ____________________, der Leber oder der ____________________ geben.

In Vorbereitung auf operative Eingriffe werden ____________________s-faktoren und mitunter auch die ____________________ ermittelt.

Wenn geringe Mengen Blut für die Untersuchung genügen, z. B. bei der Blutzuckerbestimmung, wird das Blut aus ______________________ gewonnen. Die Punktion kann beispielsweise an der ______________________, am ______________________ oder bei Säuglingen an der ______________________ erfolgen. Für größere Mengen Blut erfolgt die Blutentnahme aus einer Vene.

16. Geben Sie, ausgehend vom Lückentext, die Punktionsstellen der kapillären Blutentnahme an.

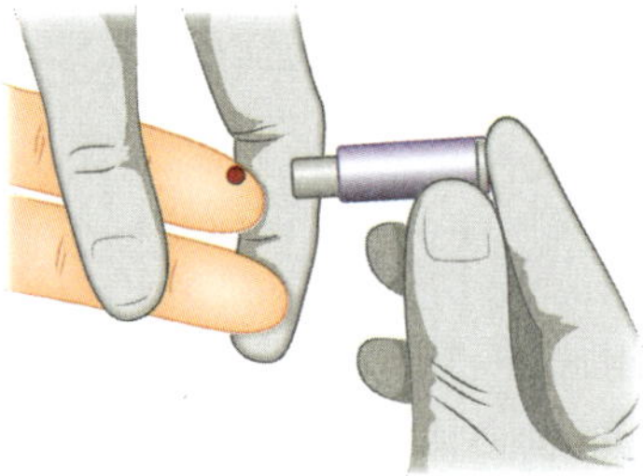

____

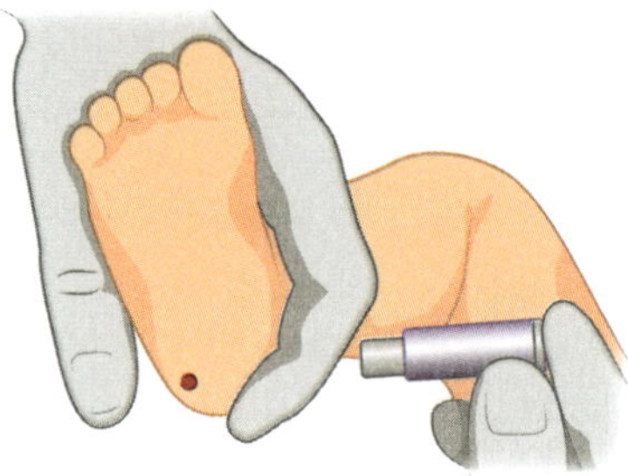

____

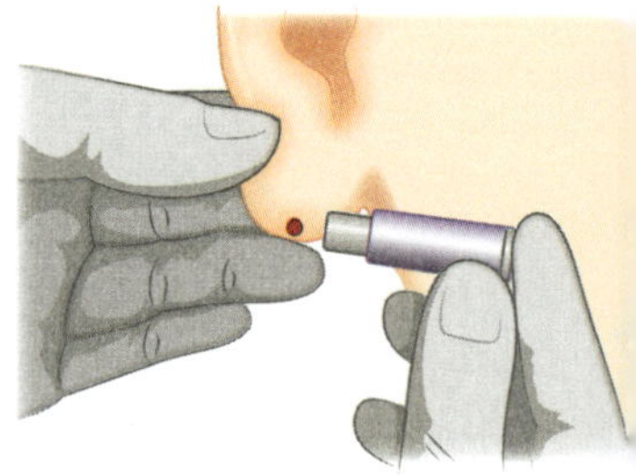

____

17. Entwerfen Sie eine Handlungsanweisung für Patienten zur Gewinnung von Mittelstrahlurin, indem Sie die Piktogramme mit Hinweisen und Handlungsschritten beschriften.

①

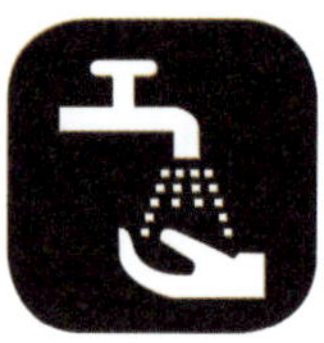

____

②

____

③

____

④

____

⑤

____

⑥

____

(Becher maximal bis zur Hälfte füllen)

⑦

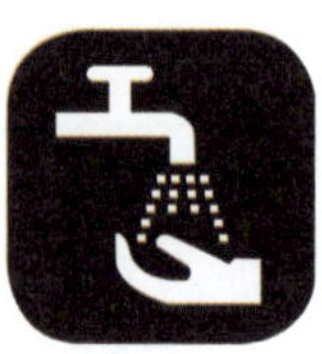

____

⑧

____

⑨

____

8. Nennen Sie neben dem Mittelstrahlurin weitere Möglichkeiten der Uringewinnung zu diagnostischen Zwecken.

– Mittelstrahlurin

9. Oft wird bei Verdacht auf eine Darminfektion eine Stuhlprobe angefordert. Erläutern Sie zu Pflegenden Schritt für Schritt die korrekte Gewinnung einer Stuhlprobe. Als Hilfestellung nutzen Sie bitte die Abbildungen.

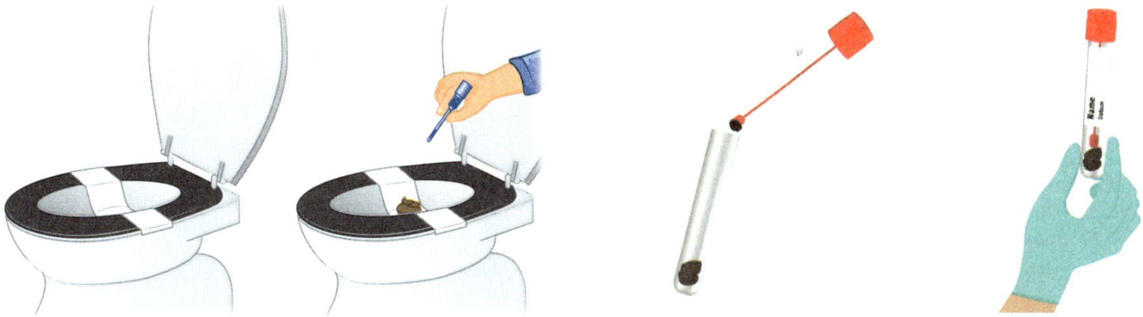

10. Schauen Sie sich die Abbildung an. Was ist ein iFOBT-Test? Erklären Sie diese Stuhluntersuchung unter Nutzung externer Quellen.

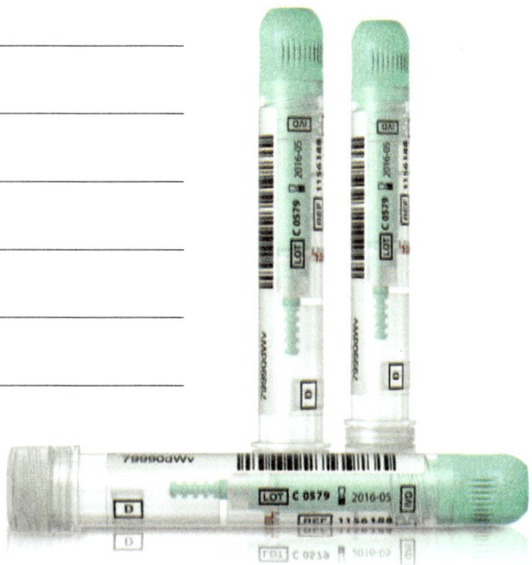

5.1.3 Medizinisch-therapeutische Maßnahmen kennen

Überblick über therapeutische Maßnahmen

1. Finden Sie im Suchworträtsel Beispiele für therapeutische Maßnahmen heraus. Ordnen Sie diese folgerichtig in der Tabelle ein (ä = ae).

C	X	G	A	W	U	F	G	A	B	E	U	T	S	E	R	I	G	S
G	M	E	R	X	A	U	F	G	J	A	W	K	N	U	W	I	C	H
T	U	E	I	N	R	E	I	B	U	N	G	E	N	K	I	C	K	N
K	A	R	O	R	O	T	R	D	V	A	B	M	E	N	C	H	E	T
B	X	G	B	O	R	G	U	M	Z	E	L	B	Y	D	K	E	A	R
M	T	O	V	Z	B	M	E	I	E	R	T	U	C	H	E	R	T	N
E	R	T	I	G	A	U	L	T	R	A	S	C	H	A	L	L	J	N
F	I	H	G	O	C	H	O	L	O	T	N	Z	J	V	E	A	R	F
B	A	E	D	E	R	U	G	L	I	S	C	W	H	E	T	B	C	M
N	O	R	D	V	A	N	O	R	T	U	C	H	E	G	M	I	L	Z
X	E	A	R	N	E	R	P	M	A	T	I	K	N	N	E	H	K	U
F	A	P	R	U	H	I	A	G	X	B	R	A	N	N	D	I	M	H
J	A	I	L	G	A	S	E	R	B	T	Z	S	M	U	V	U	S	W
M	Y	E	R	G	H	S	D	I	O	D	R	A	N	Y	B	U	N	S
X	K	F	P	H	Y	S	I	O	T	H	E	R	A	P	I	E	M	G
Z	U	N	A	R	E	R	E	B	V	I	E	R	Z	H	S	D	A	T

Durch Auftragen von Substanzen können unterschiedliche Wirkungen auf bzw. unter der Haut erzielt werden, z. B. Durchblutungsförderung.	
Diese therapeutische Maßnahme dient dem Sprech- und Sprachtraining, z. B. nach einem Schlaganfall.	
Bei dieser Maßnahme kann man u. a. durch Variation der Temperatur den Kreislauf anregen.	
Durch Wärme- und Druckwellenerzeugung erreicht man im Gewebe eine thermische Wirkung und einen Massageeffekt.	
Bei dieser Therapieform wird versucht, Alltagsfähigkeiten, die durch Erkrankungen gestört sind, z. B. Schlaganfall, Multiple Sklerose, wieder zu erlernen.	
Diese Maßnahme hat eine gefäßerweiternde und entspannende Wirkung und wird z. B. bei Darmkoliken angewendet.	
Eine Form dieser therapeutischen Maßnahme wird häufig bei fieberhaften Erkrankungen angewendet.	
Diese Maßnahmen, z. B. Massagen oder Haltungsschulungen, werden bei gestörten Körperfunktionen angewendet.	

lutzuckermessung

2. Herr Meier ist an Diabetes mellitus erkrankt. Da er Insulin gespritzt bekommt, sind regelmäßige Blutzuckerkontrollen notwendig. Das Pflegepersonal ermittelt die Werte immer in Millimol pro Liter (mmol/l); er selbst kann besser mit einer Angabe in Milligramm pro Deziliter (mg/dl) umgehen. Beide Angaben sind bei der Ermittlung des Blutzuckerwerts zulässig.

a) Rechnen Sie jeweils in die andere Maßeinheit um.

b) Schätzen Sie die drei Werte ein.

Beispiel 1: 4,2 mmol/l ______________________________

Werteinschätzung: ______________________________

Beispiel 2: 195 mg/dl ______________________________

Werteinschätzung: ______________________________

Beispiel 3: 2,3 mmol/l ______________________________

Werteinschätzung: ______________________________

3. Bringen Sie die Arbeitsschritte bei der Blutzuckerbestimmung in die richtige Reihenfolge, in dem Sie die Zahlen 1 bis 10 in die vorgegebenen Kästchen eintragen.

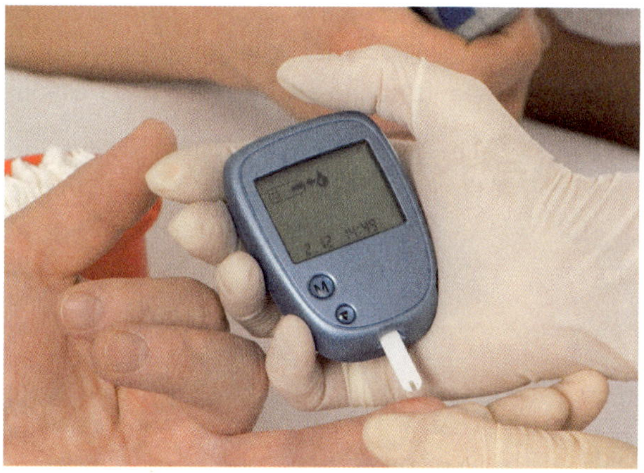

- [ ] Ohrläppchen oder seitliche Fingerbeere mit einer Lanzette oder Stechhilfe anpunktieren und ersten Blutstropfen abwischen
- [ ] Einmalhandschuhe anziehen und ggf. (nach Durchführungsbestimmungen der Einrichtung) Einstichstelle desinfizieren
- [ ] Messung je nach Bedienungsanleitung des Geräts durchführen, am Ende ertönt meist ein akustisches Signal
- [ ] Händedesinfektion, Materialien vorbereiten
- [ ] Messwert in den Dokumentationsunterlagen eintragen
- [ ] Wert ablesen und dokumentieren
- [ ] Einstichstelle versorgen, ggf. mit Pflaster
- [ ] Messgerät einstellen und Teststreifen einführen
- [ ] Großen Blutstropfen auf das Testfeld des Teststreifens aufbringen
- [ ] Zu Pflegenden über die Maßnahme informieren und Hände waschen (lassen)

Umgang mit Medikamenten einschließlich Injektionen und Infusionen

4. Bei den Arzneimitteln unterscheidet man verschiedene Zubereitungsformen. In der Tabelle finden Sie einen Auszug. Ergänzen Sie die Lücken.

Tabletten		
	Tabletten mit einem Überzug, meist aus Zucker, der das Schlucken erleichtert. Einige Überzüge ermöglichen eine verzögerte Freisetzung des Wirkstoffs.	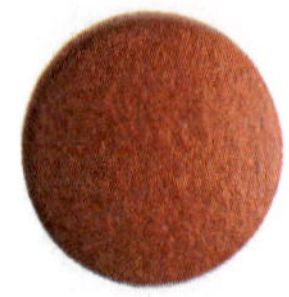
Zäpfchen		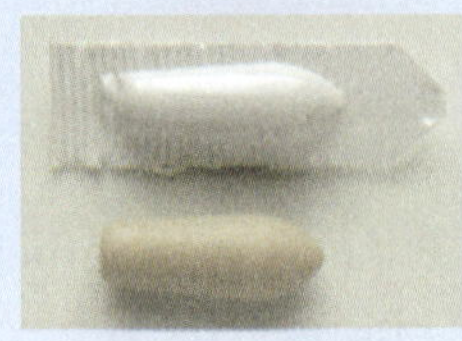
	Zubereitungsform, die aus einer Umhüllung (meist aus Gelatine) und einem flüssigen oder festen (Pulver, Granulate) Wirkstoff besteht.	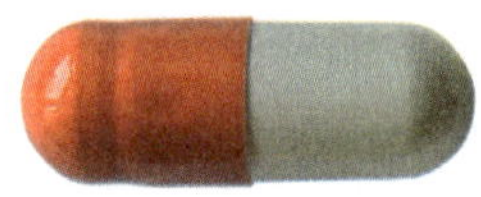
Salben		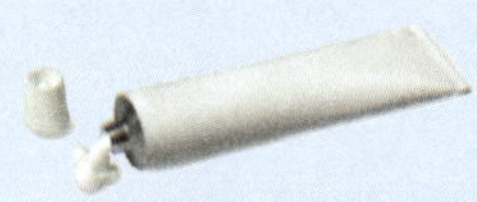
	Salben, die aufgrund ihres hohen Anteils an Feststoffen streichfest sind.	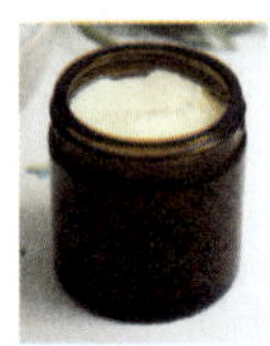
	Zubereitungsform, in der der Wirkstoff in Wasser oder einem Wasser-Alkohol-Gemisch gelöst ist.	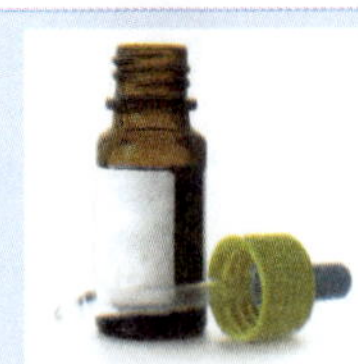
	Größere Mengen steriler Lösungen in Glas- oder Plastikbehältern.	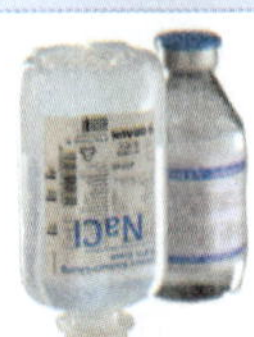
Aerosole		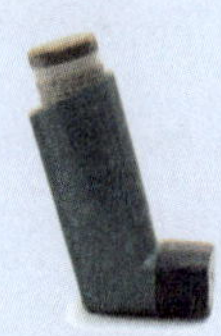

Arzneimittel können je nach Zubereitungsform auf verschiedene Weise in bzw. auf den Körper gelangen, um dort ihre Wirkung zu entfalten. Ergänzen Sie die Lücken zu den Verabreichungsmöglichkeiten dem Beispiel entsprechend.

1. Applikationsort: **auf die Haut**
2. Applikationsart: **epikutan**
3. Zubereitungsform: **Salbe, Lotion**

1. in den Enddarm
2. ______________________
3. ______________________

1. ______________________
2. subkutan
3. ______________________

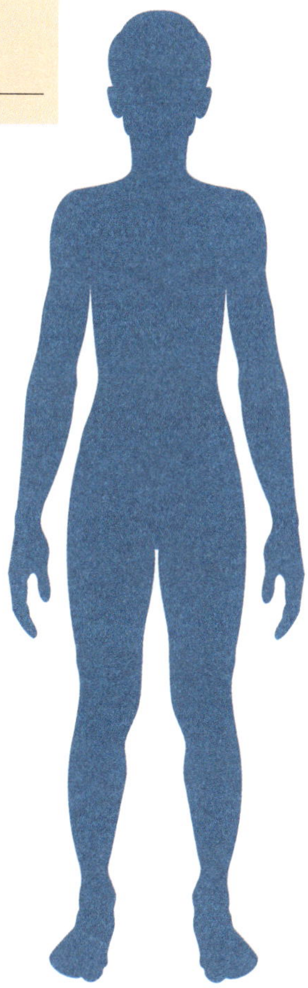

1. in die Muskulatur
2. ______________________
3. Injektionslösung

1. ______________________
2. sublingual
3. ______________________

1. ______________________
2. vaginal
3. ______________________

1. in, durch den Mund
2. ______________________
3. ______________________
   ____

1. in die Atemwege
2. ______________________
3. ______________________

1. ______________________
2. nasal
3. ______________________

6. Bei der Verabreichung von Arzneimitteln ist die 6-R-Regel ein wichtiges Hilfsmittel, damit die Einnahme korrekt erfolgen kann.
Worauf ist zu achten?

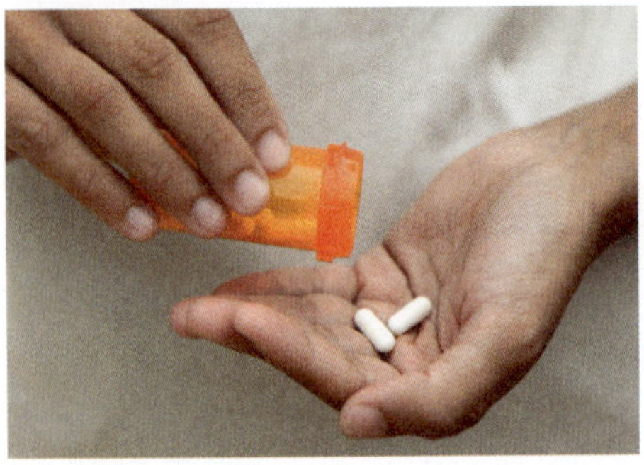

R______________________________

R______________________________

R______________________________

R______________________________

R______________________________

R______________________________

7. Lösen Sie das Kreuzworträtsel zum Thema „Arzneimittelgruppen".
Unterstützend können Sie Ihr Lehrbuch oder andere Quellen nutzen.

Senkrecht:
1 – Mittel zur Anregung der Darmtätigkeit
2 – Mittel zur Anregung der Urinausscheidung
3 – Mittel zur Behandlung von Krebserkrankungen
4 – Schmerzmittel
5 – Mittel zur Behandlung von Pilzinfektionen

Waagerecht:
6 – Mittel zur Behandlung bakterieller Infektionen
7 – Mittel zur Therapie des Bluthochdrucks
8 – Beruhigungsmittel
9 – Mittel zur oralen Behandlung der Zuckerkrankhe
10 – Herzmedikamente

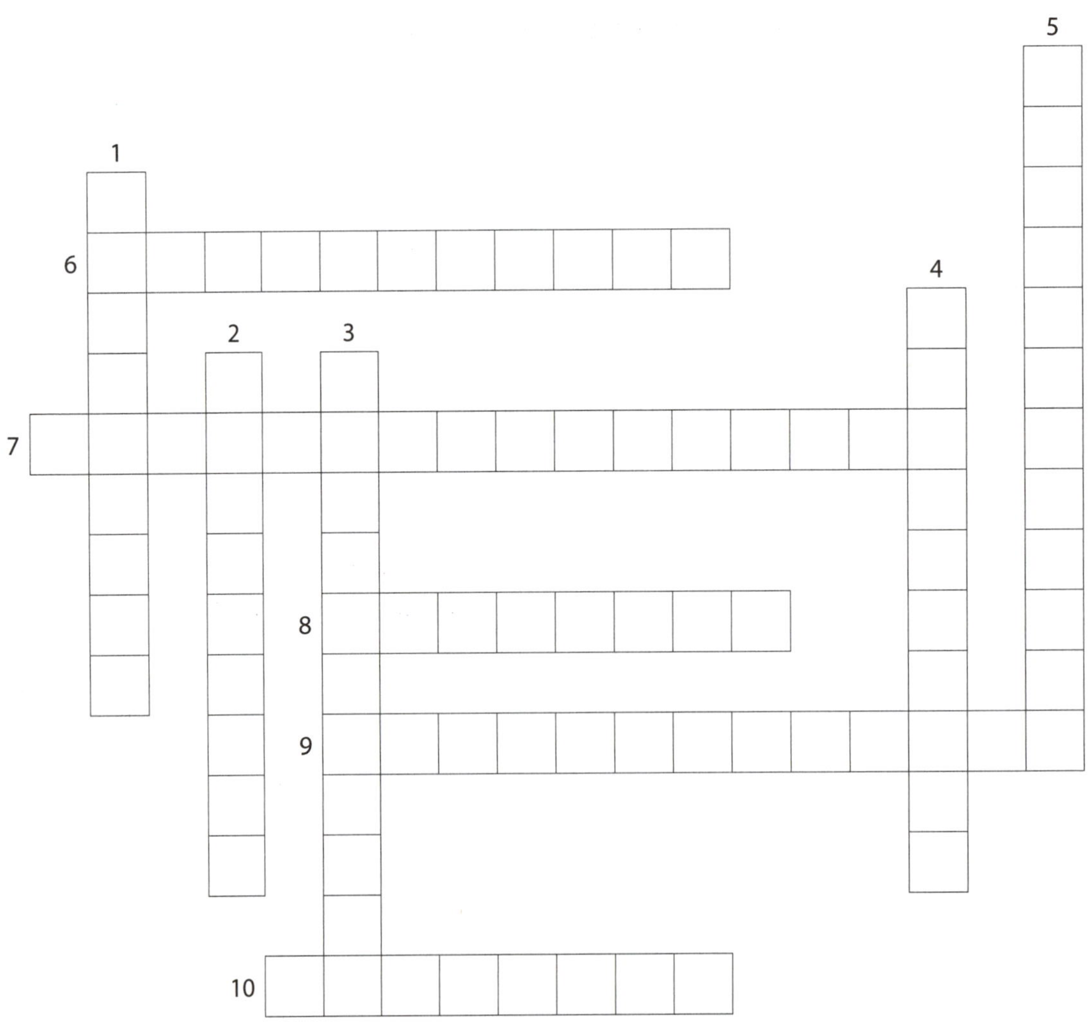

8. Benennen Sie die abgebildeten Injektionsarten/Injektionsorte.

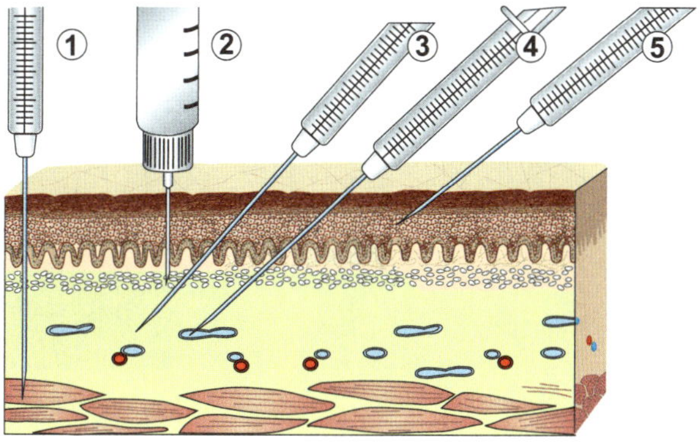

① ______________________

② ______________________

③ ______________________

④ ______________________

⑤ ______________________

9. Geben Sie die korrekte Reihenfolge einer subkutanen Injektion an, in dem Sie die Ziffern 1 – 9 zuordnen.

- ☐ langsames Injizieren der Injektionslösung
- ☐ Materialien sachgerecht entsorgen und Maßnahme dokumentieren
- ☐ Händedesinfektion und Vorbereitung der Materialien zur Injektion
- ☐ Hautdesinfektion im Bereich der Einstichstelle, Einwirkzeit beachten
- ☐ Bildung einer Hautfalte (je nach Kanülenlänge) mit der linken Hand (bei Rechtshändern)
- ☐ mit der rechten Hand (bei Rechtshändern) wird die Injektionskanüle zügig ca. 1 – 2 cm eingestochen
- ☐ Kanüle entfernen und Einstichstelle mit sterilem Tupfer komprimieren
- ☐ Zu Pflegenden über die Maßnahme informieren
- ☐ Einstichstelle beobachten, ggf. Versorgung mit einem Pflaster

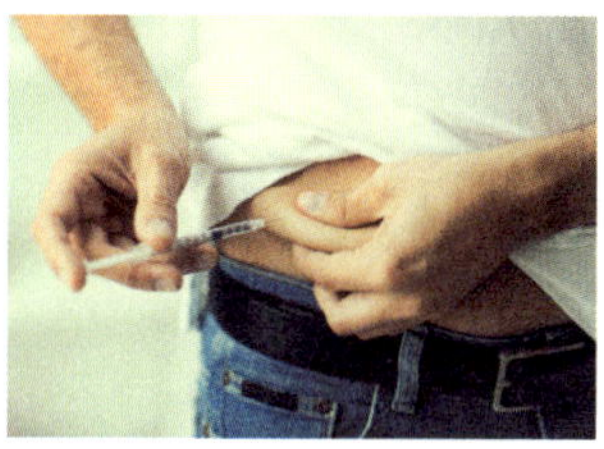

10. Welche Aussagen zur Insulininjektion sind falsch? Kreuzen Sie an.

- ☐ Zur Insulininjektion wird sehr häufig ein sogenannter Pen genutzt.
- ☐ Die Kanüle muss im 90°-Winkel eingestochen werden, damit die Muskulatur, der Applikationsort, erreicht wird.
- ☐ Für die Injektion eignen sich z. B. die Bauch-, Oberschenkel- und Gesäßregion.
- ☐ Die Pennadel ist nach erfolgter Injektion noch 10 Sekunden in der Haut zu belassen.
- ☐ Die Kanülen des Pens müssen alle zwei Wochen gewechselt werden, da sie sonst abstumpfen.

11. Das tropfenweise Einfließen einer sterilen Flüssigkeit in ein Gewebe oder in ein Gefäß wird als Infusionstherapie bezeichnet. Zeigen Sie mögliche Indikationen auf.

____

____

____

____

____

____

____

12. Nennen Sie Beobachtungskriterien bei der Verabreichung einer Infusionslösung, die in Ihrem Aufgabenbereich liegen.

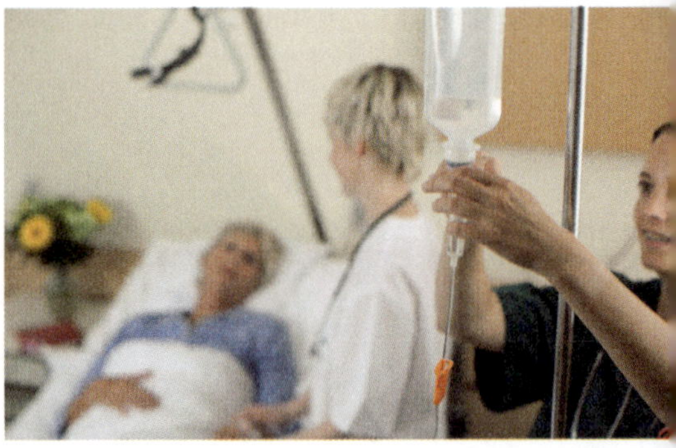

Sondenkost

13. Bei Personen, die aufgrund von Erkrankungen oder Beeinträchtigungen vorübergehend oder dauerhaft nicht essen können, z. B. bei Schluckstörungen, kann die Nahrung auf künstliche Art zugeführt werden. Welche zwei Möglichkeiten der künstlichen Ernährung werden unterschieden? Ordnen Sie Ihre Antworten der Abbildung zu.

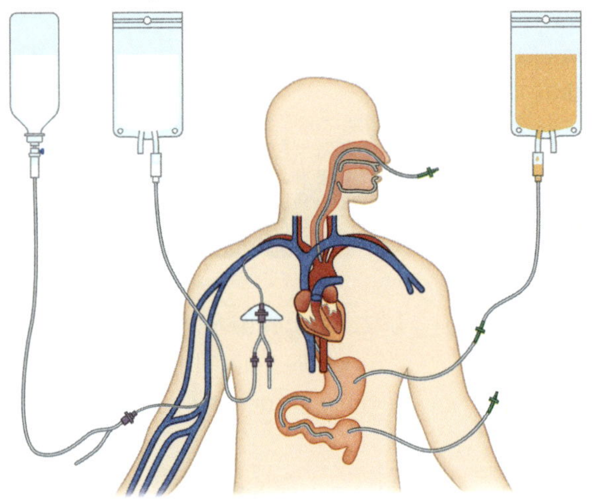

14. Ordnen Sie die Aussagen der beiden Arten der Sondenkost zu, indem Sie entsprechend ankreuzen.

	hochmolekulare Sondenkost	niedermolekulare Sondenkost
Diese Art enthält die Nährstoffe in ihrer ursprünglichen Form.	☐	☐
Die Stuhlmenge und Konsistenz ist i.d.R. normal.	☐	☐
Die Nährstoffe werden rückstandslos verwertet.	☐	☐
Die Verdauungsleistung des Betroffenen muss weitgehend normal sein.	☐	☐
Die Stuhlmenge ist deutlich reduziert.	☐	☐
Die Resorption erfolgt ohne eigene Verdauungsleistung.	☐	☐
Diese Art der Sondenkost wird ballaststofffrei, -arm oder -reich angeboten.	☐	☐

15. Geben Sie Vorteile der enteralen gegenüber der parenteralen Ernährung an.

Enterostomaversorgung

16. In der Tabelle finden Sie die gängigen Enterostomaversorgungssysteme. Benennen Sie diese und geben Sie den Anwendungsbereich an.

	Versorgungssystem	Anwendungsbereich
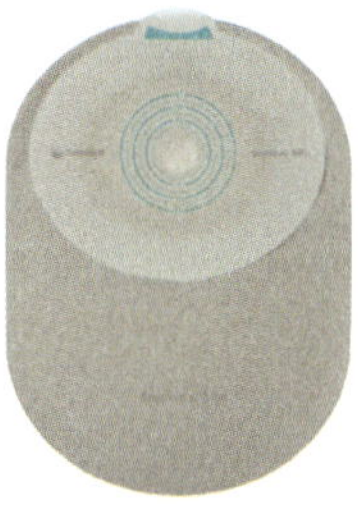		
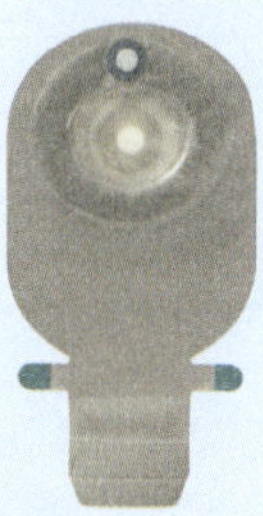		
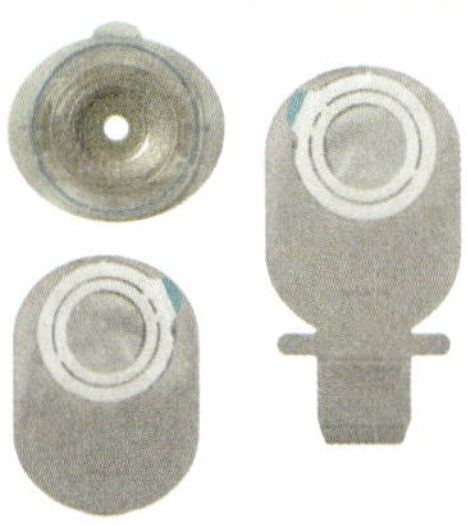		
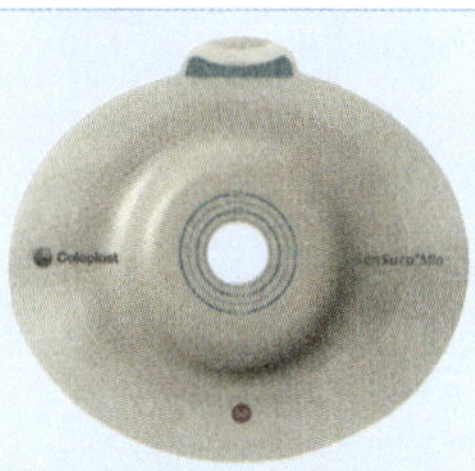		
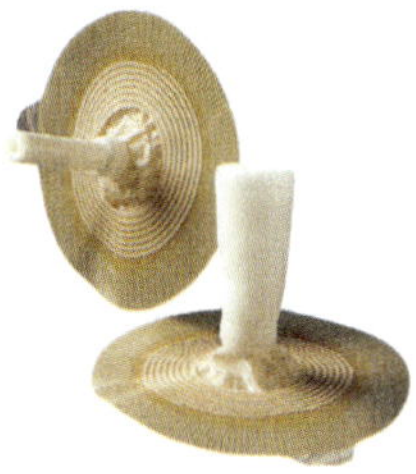		

17. Im Bereich einer Stomaanlage können sich unter Umständen Komplikationen entwickeln. Finden Sie diese durch Zusammensetzen der Silben heraus.

OSE NEN INF ALL HER SIO TION RET LAPS NIE RAK TLÄ EK STEN ER HAU PRO TION GIE

Katheterisierung der Harnblase und Katheterpflege

18. Auf der Abbildung sehen Sie eine vorbereitete Arbeitsfläche mit notwendigen Materialen zum Legen eines Blasenverweilkatheters. Benennen Sie die Materialien.

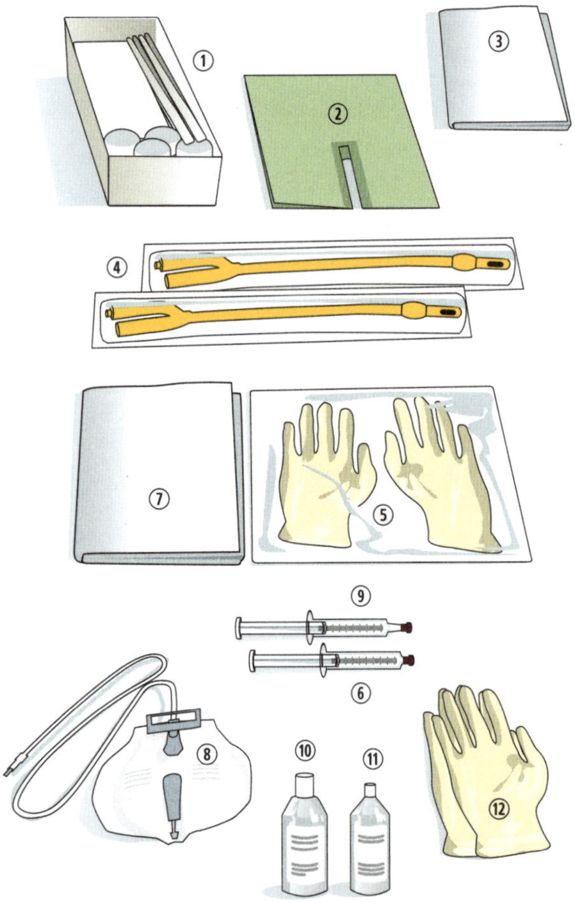

①

②

③

④

⑤

⑥

⑦

⑧

⑨

⑩

⑪

⑫

19. Erklären Sie im Zusammenhang mit dem Thema „Blasenkatheterismus" die folgenden Begriffe:

a) Transurethrale Harnableitung:

b) Suprapubische Harnableitung:

c) Einmalkatheterismus:

d) Dauerkatheterismus:

0. Ordnen Sie die Begriffe aus Aufgabe 19 c und d den abgebildeten Kathetertypen zu.

① Katheter für den

____

② Katheter für den

____

①
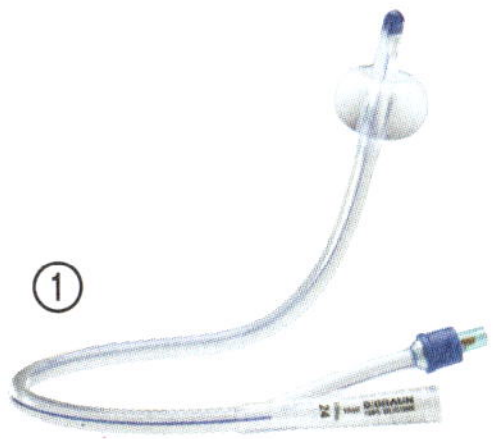

②
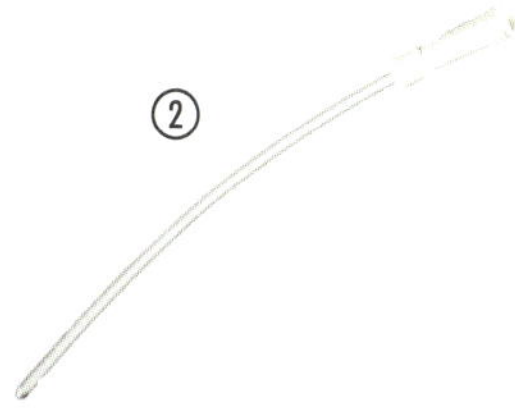

halation/ Sauerstoffabgabe/Absaugen

1. Ergänzen Sie den Lückentext zum Thema „Inhalationen“ mithilfe der vorgegebenen Begriffe im Kasten.

> Größe, tiefer, Ölen, Verzweigungen, sekretlösende, kleiner, Medikamenten, Inhalationsverfahrens, therapeutischen, abschwellende, Dämpfe

Bei der ______________ Inhalation werden ______________ mit und ohne Zusatz von ______________ oder ätherischen ______________ eingeatmet, um eine reizlindernde, ______________ oder ______________ Wirkung in den Atemwegen zu erreichen. Dabei entscheidet die Wahl des ______________ über die ______________ der Tröpfchen. Je ______________ diese sind, desto ______________ können die Substanzen in die immer enger werdenden ______________ der Atemwege vordringen.

2. Vervollständigen Sie die fehlenden Angaben in der Tabelle.

	Inhalationsform	Prinzip/Tröpfchengröße	Erreichte Atemwege (= Wirkungsort)
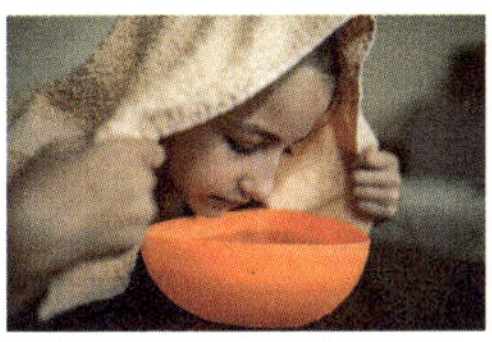	______________ ______________	Erzeugung von Wasserdampf durch Erhitzen > 30 µm	______________ ______________
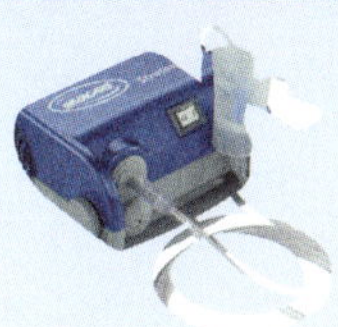	______________ ______________	Verwirbelung von Flüssigkeit durch Druckluft 10-30 µm	______________ ______________
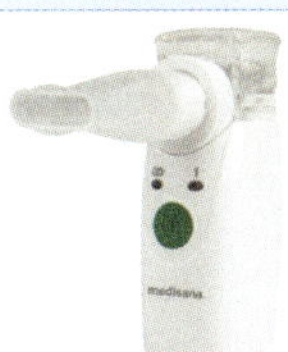	______________ ______________	Erzeugung feinster Tröpfchen durch Ultraschall < 10 µm	______________ ______________

3. Geben Sie Indikationen für eine Inhalation an.

____

____

____

24. Benennen Sie für die langfristige Sauerstoff-Therapie

a) die abgebildeten Insufflationssysteme.

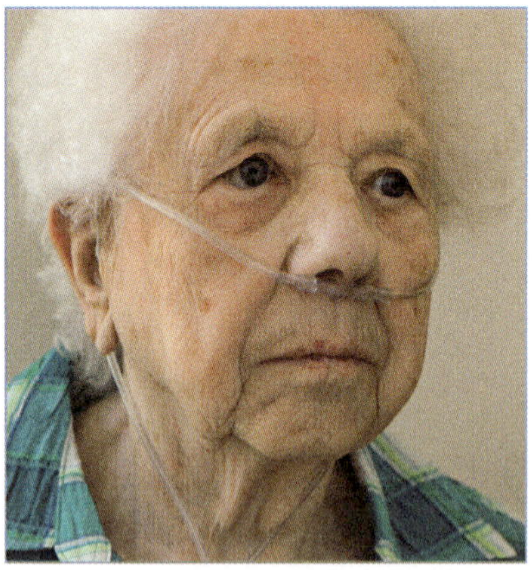

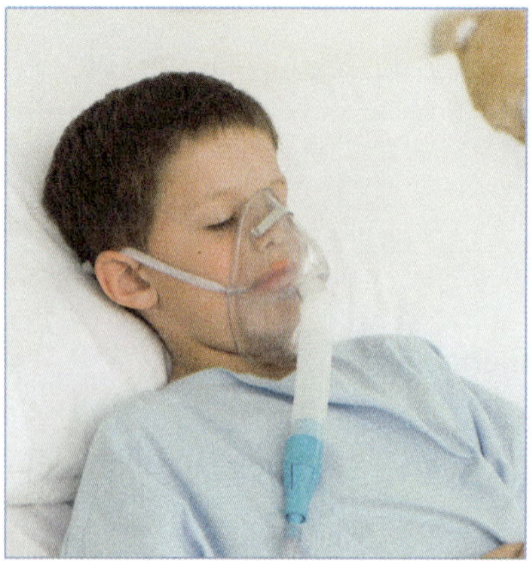

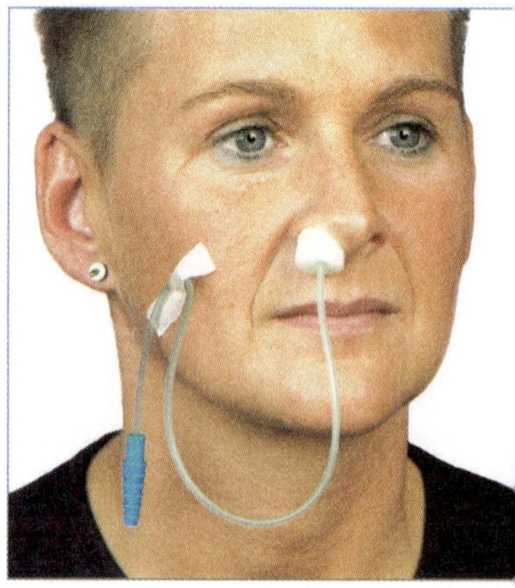

b) die verschiedenen Arten der Sauerstoffgeräte.

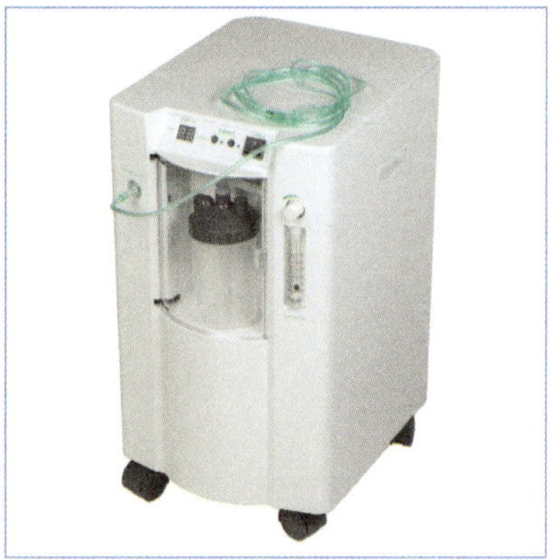

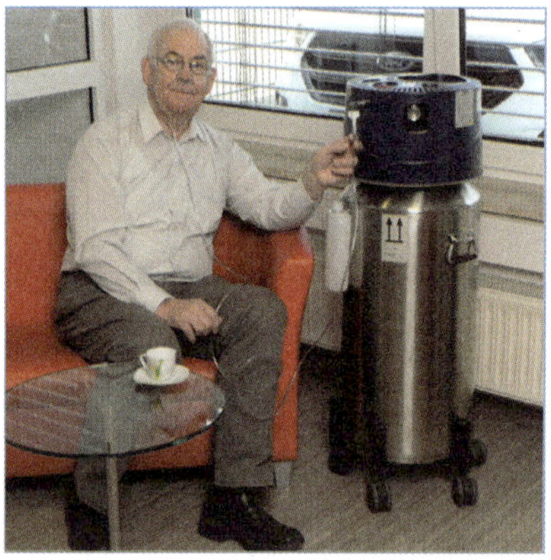

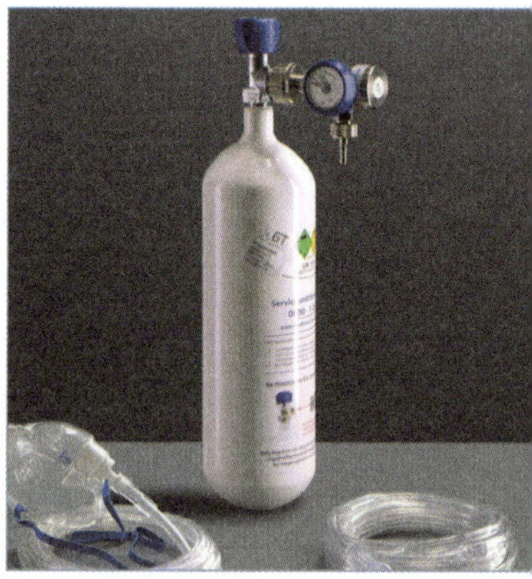

25. Ergänzen Sie mithilfe der vorgegebenen Silben Zielstellungen beim Absaugen.

LUN FUNG FREMD SEK KÖR GEN LUNG HÄU SEK VENT RETAN EN ILAT PERN ION EN RET

Verbesserung der ______________________

Absaugen von ______________________

Gewinnung von ______________________ für Laboruntersuchungen

Vermeidung von ______________________

26. Beim Absaugen von Sekreten aus den Atemwegen werden im Wesentlichen drei Arten unterschieden. Geben Sie diese an.

Wundversorgung

27. Entscheiden Sie in den Fallbeispielen, welche Art der Wunde (ausgehend von der Wundheilung) vorliegt.

Jan wurde vor zwei Tagen von einem Hund gebissen. Die Wunde musste in der Notaufnahme versorgt werden.

____

Frau Schönsee wurde ein auffälliger Leberfleck (Vergrößerung und unscharfe Konturierung) operativ entfernt. Morgen werden die Fäden entfernt.

____

____

Herr Borek leidet seit einem Jahr an einem Unterschenkelgeschwür. Mit wundheilungsfördernden Auflagen hat sich die Wundgröße schon deutlich verringert.

____

____

28. Eine kontinuierlich durchgeführte Wunddokumentation ist von großer Bedeutung. Zum einen sichert sie das Pflegeteam in haftungsrechtlicher Hinsicht ab und zum anderen ist sie sehr wichtig, um den Verlauf der Wundheilung zu verdeutlichen. Worauf achten Sie bei der Beurteilung einer Wunde? Nutzen Sie dabei Ihre Erfahrungen aus der Praxis.

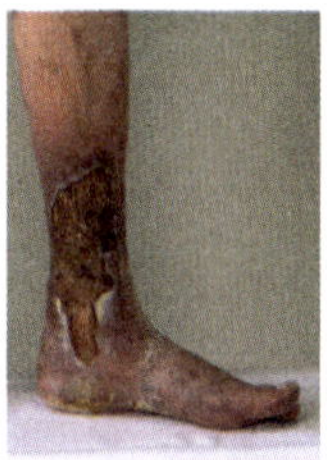

____

____

____

____

____

29. Ergänzen Sie die zwei Lückentexte zum Thema „Verbandwechsel" mithilfe der vorgegebenen Begriffe.

Wundumgebung, innen, desinfiziert, septische, außen, keimfreie, innen, infizierte, Keimverschleppung, außen, Umgebung, aseptische

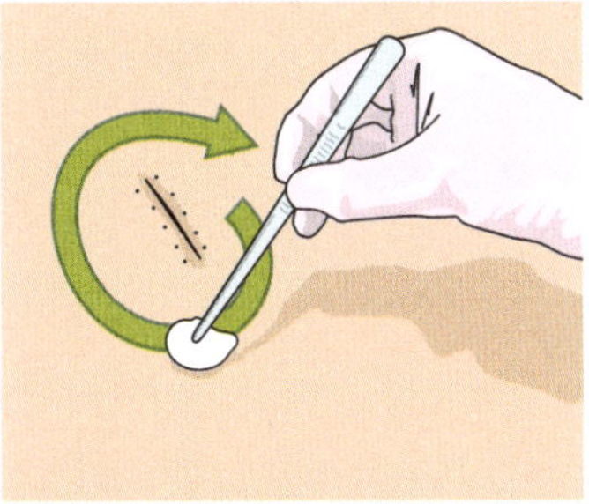

Eine ______________ Wunde ist eine ______________ Wunde. Sie wird von ______________ nach ______________ gereinigt und ______________. Dadurch werden Keime aus der ______________ von der Wunde fern gehalten.

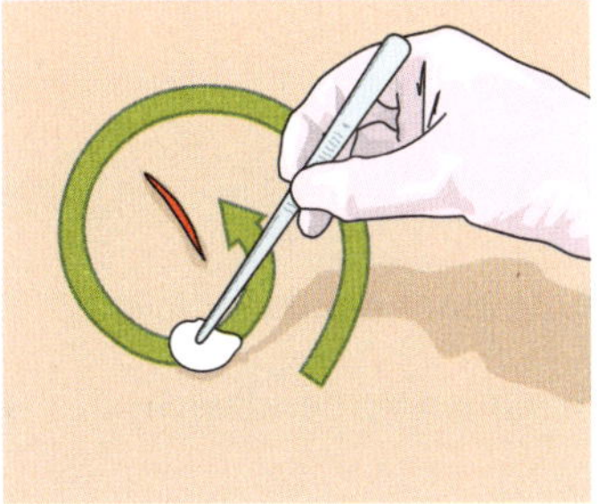

Eine ______________ Wunde ist eine durch Erreger ______________ Wunde. Sie muss von ______________ nach ______________ gereinigt und desinfiziert werden. Damit wird eine ______________ in die ______________ verhindert.

30. Frau Merz hat seit zwei Monaten eine PEG-Sonde (s. S. 109). Die Eintrittsstelle wird regelmäßig verbunden. Sie sollen heute die Materialien für diesen Verbandwechsel richten. Benennen Sie die Materialien unter Zuhilfenahme der Abbildung.

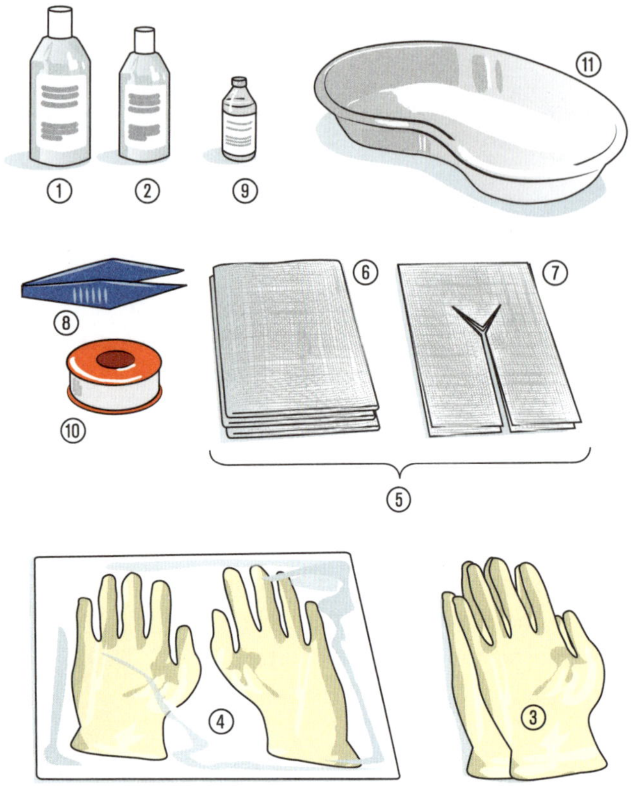

① ______________________

② ______________________

③ ______________________

④ ______________________

⑤ ______________________

⑥ ______________________

⑦ ______________________

⑧ ______________________

⑨ ______________________

⑩ ______________________

⑪ ______________________

31. Welche Materialien werden beim Entfernen von Klammern oder Fäden neben dem herkömmlichen Materialen zum Verbandwechsel (siehe oben) zusätzlich benötigt?

____

____

____

____

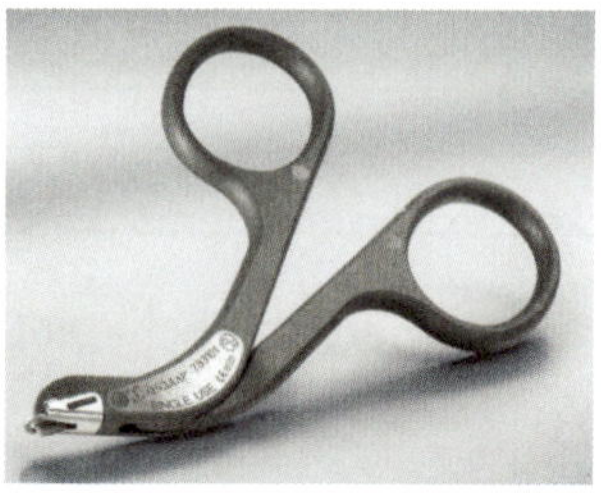

Klammerentferner

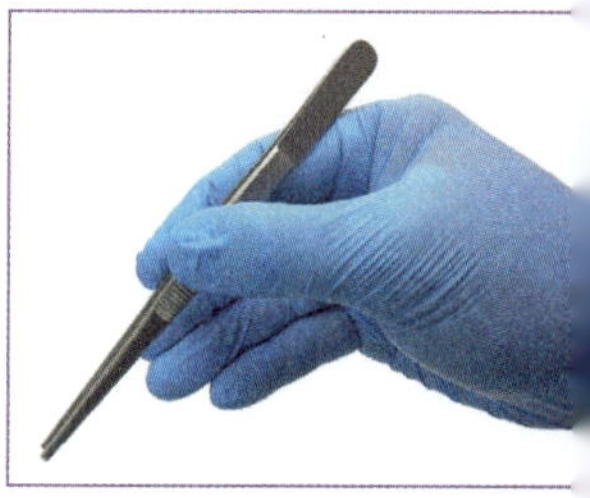

Pinzette

32. Welche Aussagen zu Wundauflagen sind korrekt? Kreuzen Sie an.

- ☐ Wundauflagen sollen das Eindringen von Erregern in eine Wunde verhindern.
- ☐ Alle Wundauflagen dienen der trockenen Wundtherapie.
- ☐ Für chronische Wunden gibt es spezielle Wundauflagen, z. B. die Hydrokolloide.
- ☐ Wundauflagen haben eine innere Schicht aus Mull.
- ☐ Sie nehmen Sekret auf und polstern die Wunde gegen die Umwelt ab.
- ☐ Pflaster gehören nicht zu den Wundauflagen.
- ☐ Aktive Wundauflagen fördern den Wundheilungsprozess u. a. durch Schaffung eines feuchten Milieus.
- ☐ Halbdurchlässige Wundfolien ermöglichen eine Wundbeobachtung ohne häufigen Verbandwechsel.

5.2 Bei der Pflege von Menschen mit körperlichen Einschränkungen mitwirken

5.2.1 Anatomie und Physiologie des Herz-Kreislauf-Systems

1. Beschriften Sie die Abbildung zum Aufbau des Herzens.

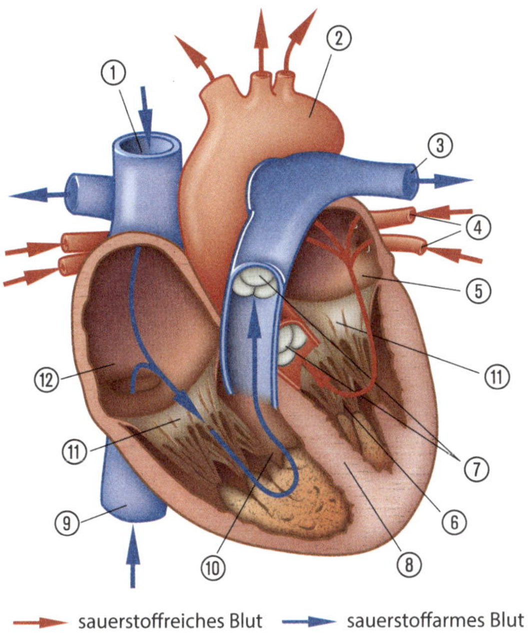

① ______________________________

② ______________________________

③ ______________________________

④ ______________________________

⑤ ______________________________

⑥ ______________________________

⑦ ______________________________

⑧ ______________________________

⑨ ______________________________

⑩ ______________________________

⑪ ______________________________

⑫ ______________________________

2. Lösen Sie das Rätsel rund um das Thema Herz-Kreislauf-System. Das Lösungswort ergibt ein Vitalzeichen. (Hinweis: ö = oe)

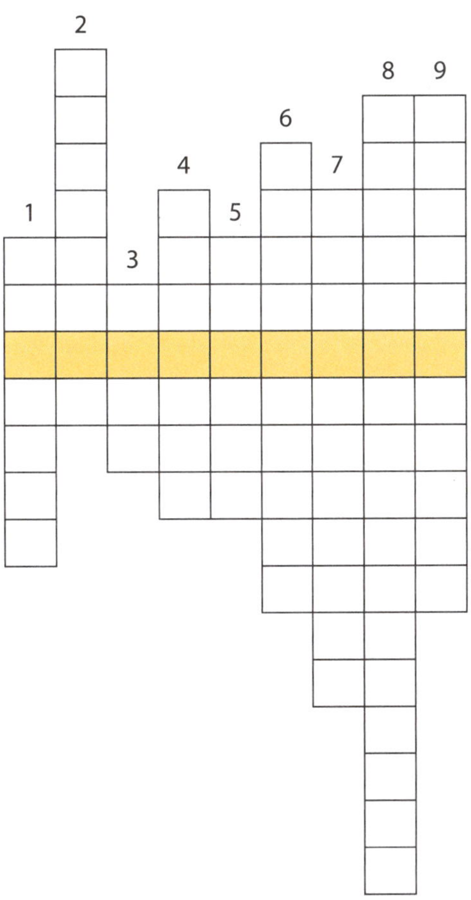

1 Blutgerinnsel, das ein Gefäß verschließt

2 Füllungsphase bei der Herzaktion

3 Anschlag der Blutwelle an den arteriellen Gefäßen

4 Kontraktionsphase bei der Herzaktion

5 typisches Krankheitszeichen bei einer Herzinsuffizienz

6 Fachbegriff für Bluthochdruck

7 erste Schaltstelle des Erregungsleitungssystems

8 medizintechnisches Gerät zur Behandlung einer Bradykardie (wird implantiert)

9 Fachbegriff für eine zu hohe Pulsfrequenz

3. Vervollständigen Sie den Lückentext unter Verwendung der vorgegebenen Begriffe.

linken Vorhof, Arteriolen, Lungenarterien, sauerstoffreiches, Gasaustausch, Aorta, Lungenvenen, Körperkreislauf, sauerstoffarme, Venolen, rechten Vorhof, Lungenkreislauf, Hohlvene, Kapillaren, Herzkammer

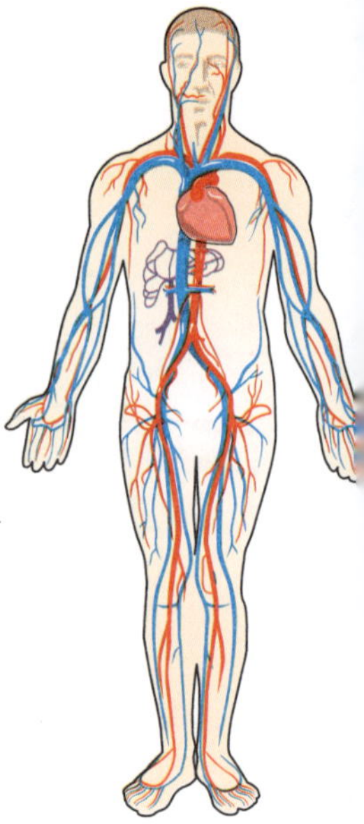

Der Blutkreislauf wird in den ______________________ und den ______________________ unterschieden. Beim Körperkreislauf pumpt die linke Herzkammer ______________________ Blut in die ______________________ und Arterien in die kleineren ______________________. Von dort gelangt der Blutstrom in die ______________________, die für den Nährstoff- und ______________________ verantwortlich sind. Das nun ______________________ Blut wird über die kleineren ______________________ und Venen zur unteren bzw. oberen ______________________ geleitet. Diese transportiert das Blut über den ______________________ zur rechten Herzkammer, wo sich der Lungenkreislauf anschließt. Hier gelangt das Blut von der rechten ______________________ über die ______________________ zu den Kapillargefäßen der Lunge, wo das Blut wieder mit Sauerstoff angereichert wird. Von dort aus fließt der Blutstrom über die ______________________ zum ______________________, wo der Lungenkreislauf endet und der Körperkreislauf anschließt.

4. Beschriften Sie die Abbildung vom Aufbau der Blutgefäße mithilfe der vorgegebenen Begriffe.

Vene, Epithelschicht, Arteriole, Bindegewebsschicht, Kapillarsystem, Arterie, Muskelschicht, Venole

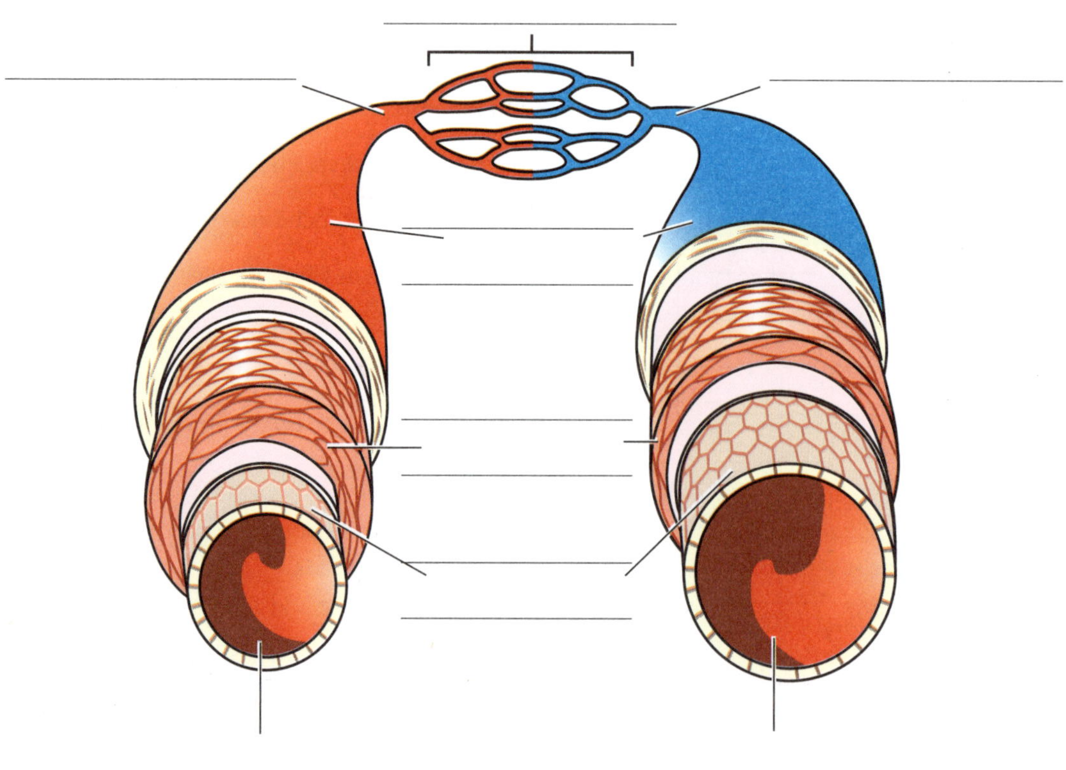

5. Welche Aussagen zum Lymphsystem sind richtig? Kreuzen Sie diese an.

- ☐ Das Lymphsystem und das Blutgefäßsystem sind geschlossene Kreislaufsysteme.
- ☐ Die Lymphe transportiert Fette aus dem Körper in den Magen-Darm-Trakt.
- ☐ Große Lymphgefäße haben Rückstauklappen (ähnlich wie bei den Venen).
- ☐ Das Lymphsystem transportiert Flüssigkeiten in den Zellzwischenraum.
- ☐ Das Lymphsystem mündet im Blutkreislauf.
- ☐ Die Lymphknoten bilden eine Barriere gegen Krankheitserreger.

6. Geben Sie die Hauptaufgabe der Blut- und der Lymphgefäße an.

Blutgefäße:

___

Lymphgefäße:

___

7. Blut besteht aus flüssigen und festen Bestandteilen. Tragen Sie diese beim Blutplasma bzw. bei den Blutzellen ein.

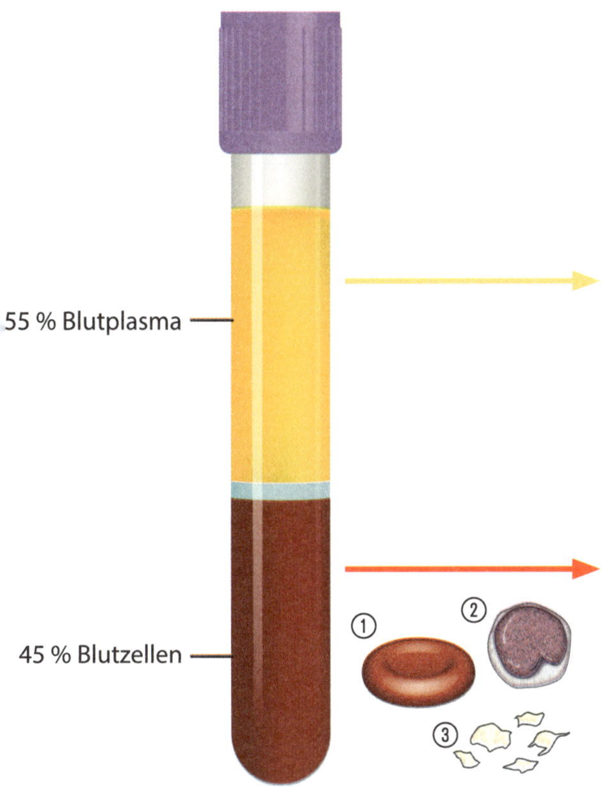

Zusammensetzung des Blutes

Blutplasma:

___
___
___
___
___
___

Blutzellen:

① ___
② ___
③ ___

8. Das Blut ist eine Körperflüssigkeit mit zahlreichen Funktionen, um die Lebensvorgänge aufrecht zu erhalten. Finden Sie durch Zusammensetzen der Silben die wichtigsten Aufgaben heraus.

AB LATION BLUT TRAN IMMUN WÄRME GERINN SPORT WEHR UNG REGU

___
___

5.2.2 Krankheitslehre und Pflege bei Störungen des Herz-Kreislaufsystems

1. Lesen Sie das Fallbeispiel.

Herr Bernhardt, 55 Jahre, von Beruf LKW-Fahrer, hat heute Vormittag noch eine geplante Tour, bevor er endlich in seine zwei Tage Wochenendpause starten kann. In den letzten Monaten hat er viele Touren durch krankheitsbedingte Ausfälle von Kollegen übernommen. Oft hat er sich kaum richtig Zeit genommen, zu essen und zu trinken, wenn überhaupt dann schnell einen Burger oder ein paar Pommes an einer Raststätte. Stattdessen rauchte er sehr viele Zigaretten. Als er heute früh in die Fahrerkabine steigen wollte, bekam er plötzlich stechende Schmerzen im linken Brustkorbbereich und eine ausgeprägte Atemnot. Dank einer aufmerksamen Kollegin wurde schnell ein Notarzt gerufen. Dieser veranlasste die sofortige Aufnahme in das nächstgelegene Krankenhaus. Dort wurde der Verdacht des Notarztes auf einen Herzinfarkt bestätigt.

a) Finden Sie im Suchworträtsel Risikofaktoren (9) und Krankheitszeichen (7) eines Herzinfarkts heraus.
(ä = ae; ü = ue; ß bleibt; → ↓ ↘)

G	E	R	H	L	U	V	C	H	A	K	U	N	S	T	B	I	E	R	G
K	B	E	W	E	G	U	N	G	S	M	A	N	G	E	L	J	X	L	M
G	A	B	B	B	A	H	U	S	O	T	A	B	L	A	U	T	F	C	R
A	L	L	I	E	H	S	C	H	M	E	R	Z	E	N	T	O	R	F	I
H	A	U	T	N	R	E	I	N	A	U	S	E	G	B	F	E	H	M	I
N	G	T	O	S	I	B	L	A	E	S	S	E	S	T	E	R	N	Z	K
Q	A	H	B	A	C	H	R	I	R	U	B	T	A	S	T	I	R	N	G
R	W	O	N	L	G	H	I	E	N	D	I	A	B	E	T	E	S	I	E
T	K	C	N	T	C	U	W	E	C	N	E	P	S	C	W	H	E	R	T
N	E	H	R	E	H	Z	K	E	H	H	R	T	A	T	E	M	N	O	T
W	I	D	E	R	U	H	F	G	I	S	E	N	K	G	R	E	H	M	L
U	H	R	W	A	E	R	K	N	U	ß	X	N	R	O	T	P	Q	B	E
R	A	U	C	H	E	N	M	F	A	M	I	L	I	A	E	R	E	G	A
T	A	C	H	O	T	O	D	E	S	A	N	G	S	T	ß	R	B	C	H
Z	N	K	E	R	J	L	A	W	Z	U	V	I	K	E	L	O	A	E	R
Y	S	T	E	D	N	E	N	G	E	G	E	F	U	E	H	L	O	H	R
M	E	A	H	R	K	B	L	U	T	F	L	A	N	E	I	G	L	Q	X
N	U	E	K	L	U	E	B	E	R	G	E	W	I	C	H	T	R	Z	A

b) Tragen Sie die Begriffe in die Tabelle ein.

Herzinfarkt	
Risikofaktoren	**Krankheitszeichen**
______________ Veranlagung	______________ im Bereich des Brustkorbs, die nach links ausstrahlen können
hohe ______________	______________
______________ mellitus	______________
______________	______________
______________	______________
______________	Übelkeit / ______________
______________	______________
______________	
______________	

2. Vervollständigen Sie den Lückentext unter Verwendung der vorgegebenen Begriffe.

Schmerzen, Herzinfarkt, Brustenge, Notfallspray, Herzkranzgefäße, koronaren, Arteriosklerose, pectoris

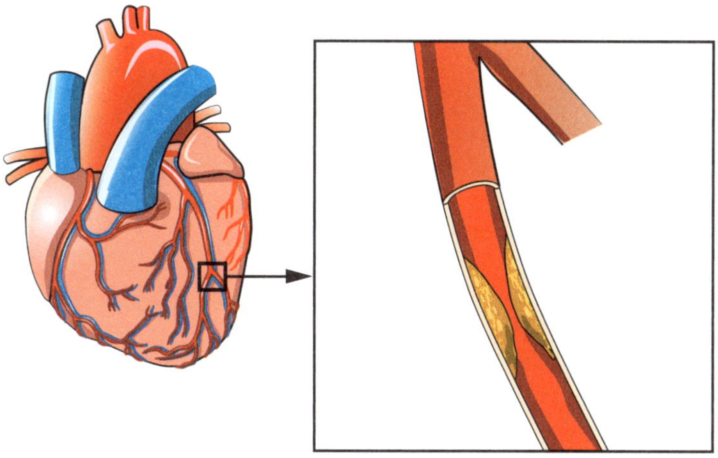

Viele Erkrankungen am Herzen werden durch eine fortschreitende ______________ im Bereich der ______________ verursacht. Die zunehmende Einengung der Gefäße führt zur sogenannten ______________ Herzkrankheit (KHK). Ihr Leitsymptom ist die ______________ oder mit dem Fachbegriff „Angina ______________" genannt. Die ______________ und das Engegefühl im Brustbereich dauern im Gegensatz zum ______________ meist wenige Minuten und lassen sich mit einem ______________ (Nitrospray) lindern.

3. Nennen Sie bezugnehmend auf den Lückentext in Aufgabe 2 weitere Erste-Hilfe-Maßnahmen beim akuten Angina-pectoris-Anfall.

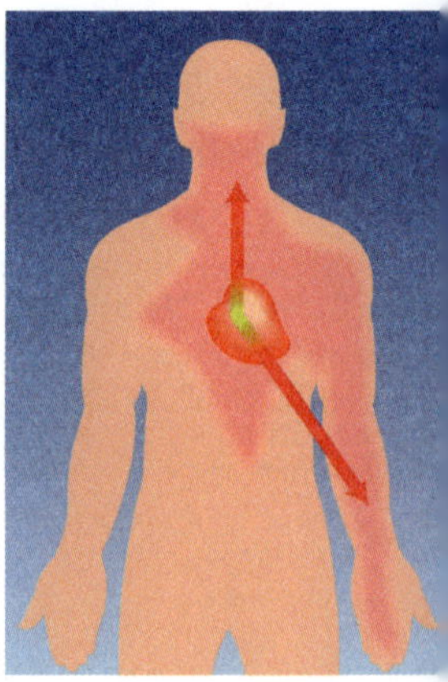

4. a) Betrachten Sie die Abbildung und ordnen Sie die Begriffe Rechtsherzinsuffizienz und Linksherzinsuffizienz zu.

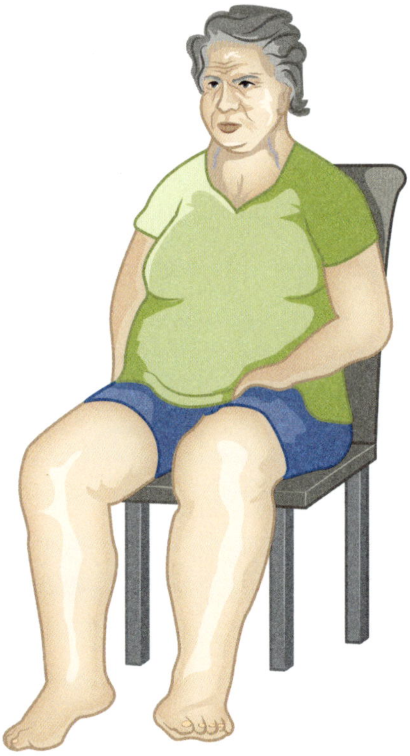

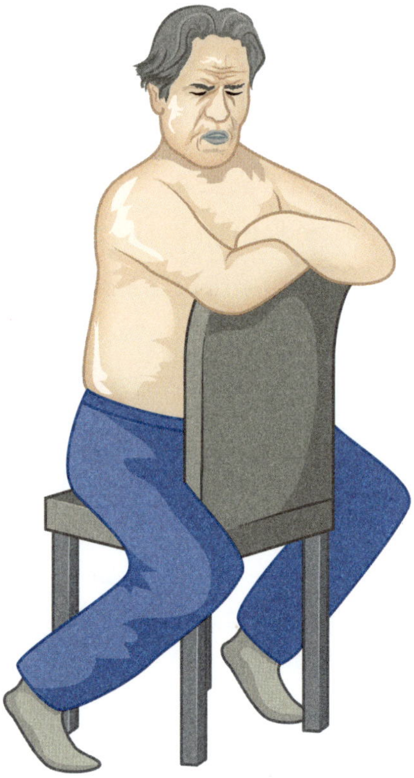

b) Entscheiden Sie, ob die folgenden Aussagen zur Herzinsuffizienz richtig oder falsch sind. Korrigieren Sie gegebenenfalls.

c) Unterstreichen Sie die entsprechenden Lösungsbuchstaben und tragen Sie diese zu einem Lösungswort zusammen.

Aussage	richtig	falsch	Korrektur
Bei einer Herzinsuffizienz ist das Herz nicht mehr in der Lage, den Körper ausreichend mit Sauerstoff zu versorgen.	M	H	
Chronische Lungen- und Nierenerkrankungen können die Ursache für die Entstehung einer Herzinsuffizienz sein.	E	Y	
Bei einer Rechtsherzinsuffizienz kommt es zum Rückstau des Blutes in den kleinen Kreislauf, bei einer Linksherzinsuffizienz zum Rückstau in den Körperkreislauf (großer Kreislauf).	R	O	
Das Herz versucht die verminderte Leistung auszugleichen, indem es schneller schlägt. Die erhöhte Pulsfrequenz wird auch Tachypnoe genannt.	Z	K	
Bei einer Kombination aus Rechts- und Linksherzinsuffizienz (= Globalinsuffizienz) treten Symptome wie nächtliches Wasserlassen (Nykturie), Tachykardie, eingeschränkte Leistungsfähigkeit und Ödembildungen auf.	A	B	
Bei einer Herzinsuffizienz wird häufig nach ärztlicher Anordnung die Menge der täglichen Flüssigkeitszufuhr auf ca. 3 Liter pro Tag erhöht.	U	R	
Treten schwere Herzrhythmusstörungen begleitend auf, ist die Implantation eines Herzschrittmachers erforderlich.	D	N	

Lösungswort: ______________

5. Erklären Sie die nachfolgenden Herzrhythmusstörungen.

Herzrhythmusstörung	Erklärung
Bradykardie	
Tachykardie	
Extrasystole	
Asystolie	
Arrhythmie	

6. Etwa 20 bis 30 Millionen Menschen in Deutschland haben Bluthochdruck (Hypertonie) (Die Deutsche Hochdruckliga e. V.).

a) Ab welchem Wert spricht man von einer arteriellen Hypertonie (laut WHO)?

b) Warum wird diese Erkrankung auch als „Lautloser Killer“ bezeichnet?

c) Benennen Sie die Risikofaktoren für eine Hypertonie.

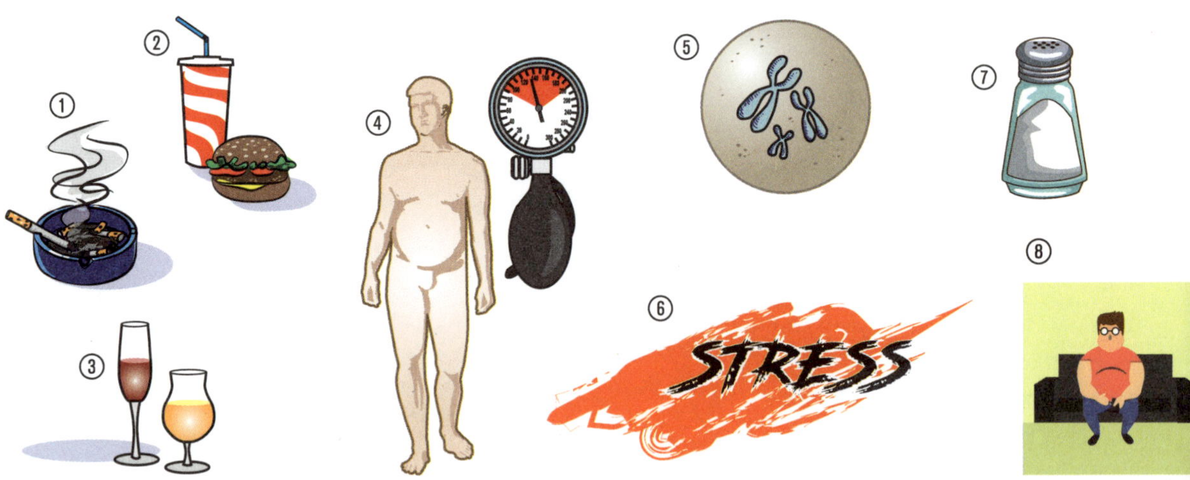

① ______________________ ⑤ ______________________

② ______________________ ⑥ ______________________

③ ______________________ ⑦ ______________________

④ ______________________ ⑧ ______________________

7. Frau Nahas fällt es zunehmend schwer, längere Wegstrecken zu bewältigen. Immer wieder muss sie pausieren, damit die Schmerzen im linken Bein nachlassen. Bei ihr wurde die sogenannte „Schaufensterkrankheit" festgestellt.

a) Wie lautet die medizinische Bezeichnung für diese Erkrankung?

b) Ordnen Sie die Krankheitszeichen den vier Stadien der Erkrankung zu, indem Sie Verbindungslinien ziehen.

Stadien	Krankheitszeichen
Stadium I	Ruheschmerzen
Stadium II	fast beschwerdefrei, kalte Füße, Kribbeln in den Beinen
Stadium III	Ruheschmerzen, Nekrose
Stadium IV	eingeschränkte schmerzfreie Gehstrecke

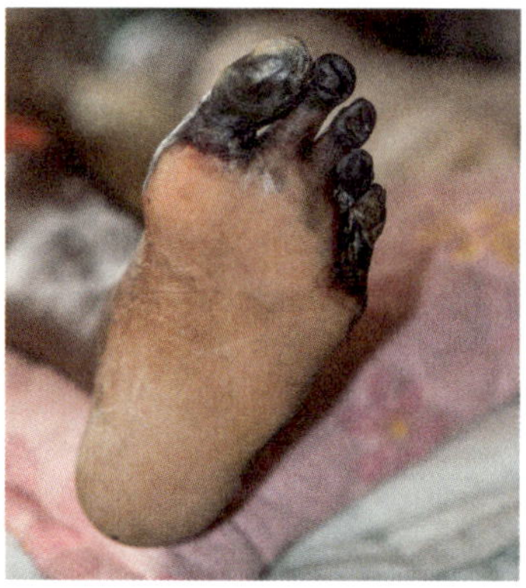

8. Das Krampfaderleiden (Varikosis) ist eine sehr häufig auftretende Erkrankung. Oft ist eine ererbte Bindegewebsschwäche die Ursache für die Veränderung der Venen.

a) Geben Sie vier Behandlungsschwerpunkte für diese Erkrankung an.

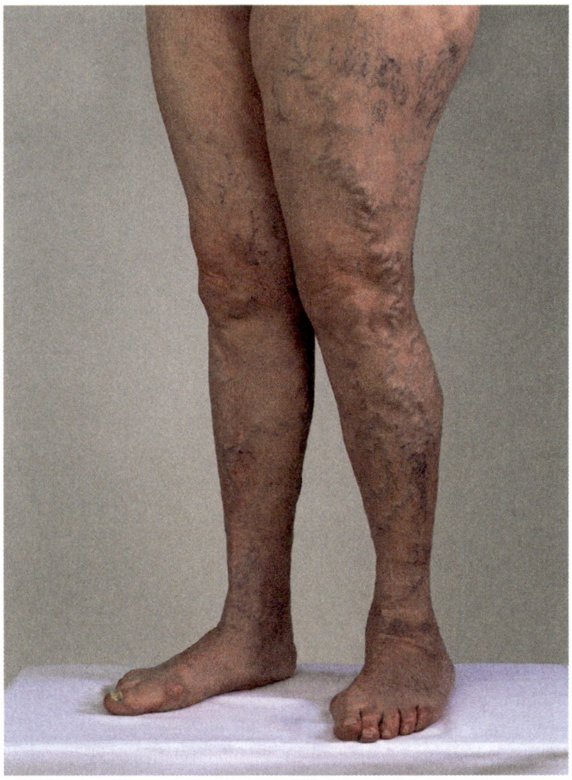

b) Wie lautet der Fachbegriff für Krampfadern?

9. Arbeiten Sie nach dem Lesen des Fallbeispiels die Symptome heraus. Auf welches Krankheitsbild deuten sie hin? Welche Faktoren könnten das derzeitige Beschwerdebild ausgelöst haben? Welche lebensbedrohliche Komplikation soll durch eine sofortige Therapie verhindert werden?

Herr Günther, ein 82-jähriger rüstiger Mann, lebt allein in seinem Haus. Seine Frau starb vor sechs Jahren. Trotzdem möchte er, solange es geht, in seinem Haus bleiben. Bis auf einen gut eingestellten Diabetes mellitus und ein seit Jahren ausgeprägtes Krampfaderleiden geht es ihm körperlich recht gut. Kompressionsstrümpfe lehnt er ab, das sei nur „Frauenkram".
Jetzt im Frühjahr hat er viel im Garten zu tun. Gestern hat er ein großes Beet umgegraben.
Beim Aufstehen heute Morgen hat er starke Schmerzen im rechten Bein. Er vermutet, dass dies ein Muskelkater vom Umgraben ist. Die Beschwerden verstärken sich allerdings im Laufe des Vormittags. Jetzt schmerzt sogar die Fußsohle beim Auftreten. Beim Betrachten seines Beins stellt er fest, dass es geschwollen und leicht bläulich verfärbt ist. Er bemerkt auch, dass es deutlich wärmer als das linke Bein ist. Nun ist er doch besorgt, ruft seinen Hausarzt an und bittet um einen Hausbesuch.

Symptome:

____

____

____

Verdacht auf:

____

____

Begünstigende Faktoren:

____

____

____

Komplikation:

____

____

10. Beschreiben Sie die Wirkung eines Kompressionsverbands auf die Venen. Betrachten Sie dazu die Abbildung.

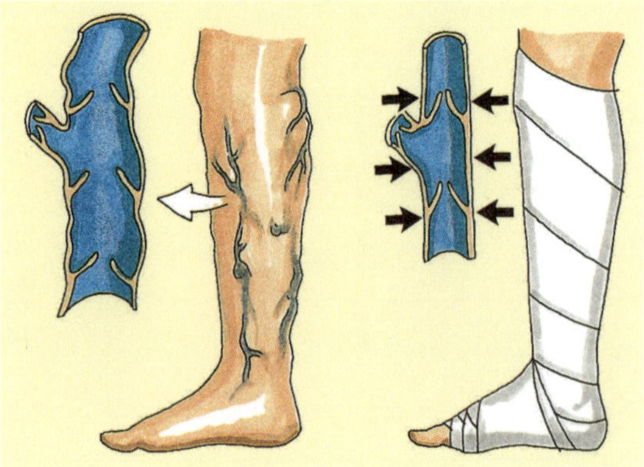

____

____

____

____

____

____

____

1. Beantworten Sie die Fragen zum korrekten Anlegen eines Pütter-Verbands.

Fragen	Antworten
Wie viele Binden benötigt man für einen Pütter-Verband am Unterschenkel? Welche Art von Binden wird verwendet?	
Wo beginnt man mit dem Verband?	
Wie muss die Binde in der Hand gehalten werden?	
Wird der Verband unter Zug angelegt? Begründen Sie Ihre Antwort.	
Wie ist das Bein während des Verbands zu positionieren?	

2. Fassen Sie die Möglichkeiten der Thromboseprophylaxe zusammen.

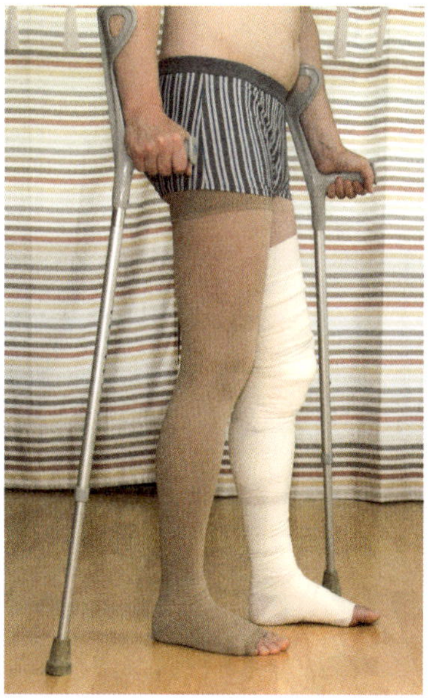

5.2.3 Anatomie und Physiologie des Atmungssystems

1. Geben Sie die anatomischen Strukturen des Atmungssystems an.

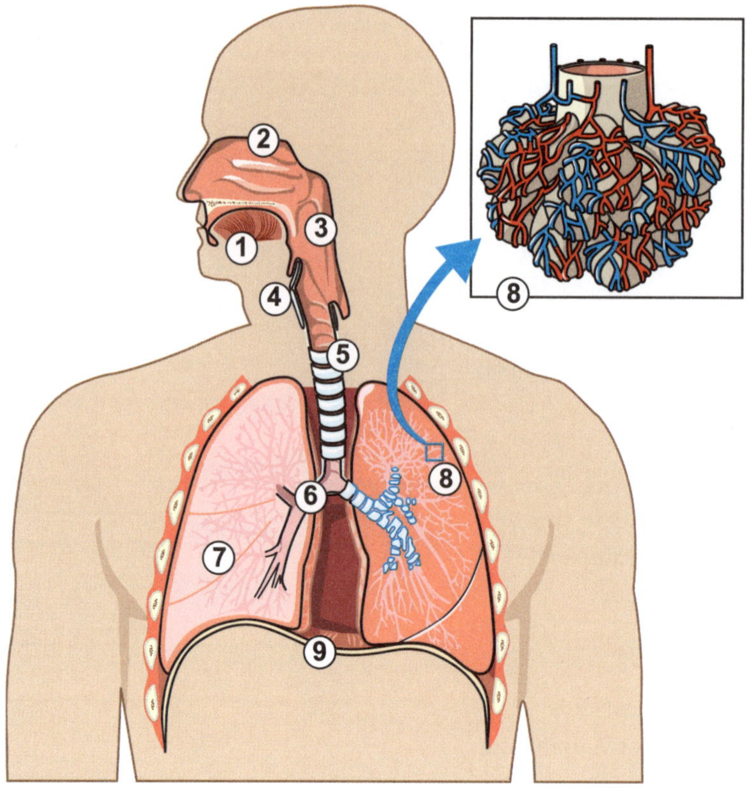

① ______________________

② ______________________

③ ______________________

④ ______________________

⑤ ______________________

⑥ ______________________

⑦ ______________________

⑧ ______________________

⑨ ______________________

2. Welche Strukturen gehören zu den oberen bzw. den unteren Atemwegen?

obere Atemwege	untere Atemwege

3. Vervollständigen Sie den Lückentext zum Ablauf der Atmungsvorgänge unter Verwendung der vorgegebenen Begriffe.

Erschlaffung, sauerstoffarme, inneren, Alveolen, Thoraxvolumen, Sauerstoff, äußeren, dehnen, Zwerchfells, Ausatmung, Überdruck, Einströmen, Gasaustausch, Einatmung, Kapillargefäßen, Unterdruck

Bei der ______________________ weitet und hebt sich der Brustraum durch Kontraktion der ______________________ Zwischenrippenmuskeln bei gleichzeitiger Abflachung des ______________________. Die Lungen folgen dieser Bewegung und ______________________ sich aus. Der daraus resultierende ______________________ bewirkt das ______________________ der Luft über die Atemwege bis zu den ______________________. Dort findet der ______________________ statt. Das ______________________ Blut aus den ______________________ wird in die Alveolen transportiert und kann abgeatmet werden. Im Gegenzug wird der ______________________ aus der Atemluft vom Blut aufgenommen. Bei der ______________________ nimmt das ______________________ durch Kontraktion der ______________________ Zwischenrippenmuskeln und ______________________ des Zwerchfells ab und bewirkt durch den entstehenden ______________________ die Ausatmung der in den Lungen befindlichen Luft.

4. Geben Sie die Fachbegriffe für die umschriebenen Kriterien zur Atembeobachtung an und beschreiben Sie jeweils den Normzustand.

Atembeobachtung	Fachbegriff	Normzustand
Die ... gibt die Anzahl der Atemzüge pro Minute an.		
Die ... charakterisieren alle Geräusche, die während der Ein- oder Ausatmung auftreten können.		
Der ... charakterisiert das Zeitmaß des Atemvorgangs (regelmäßig, unregelmäßig; gleichmäßig, ungleichmäßig).		

5.2.4 Krankheitslehre und Pflege bei Störungen des Atmungssystems

1. Nennen Sie auslösende Faktoren für das Asthma bronchiale.

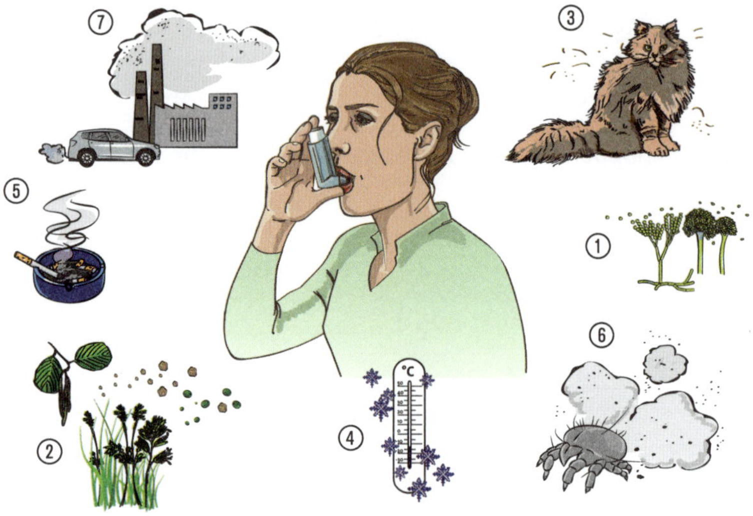

① ______________________

② ______________________

③ ______________________

④ ______________________

⑤ ______________________

⑥ ______________________

⑦ ______________________

2. Geben Sie grundlegende Pflegeschwerpunkte beim akuten Asthmaanfall an.

____

____

____

____

3. Finden Sie im nachfolgenden Fallbeispiel die Krankheitszeichen heraus. Tragen Sie diese in der Übersicht ein. Auf welche Erkrankung deuten diese Symptome?

Frau Schmidt wird nach ihrem Unfall in einer Reha-Klinik versorgt. Sie soll u.a. jeden Tag ein paar Schritte mit Unterarmgehstützen durch den dazugehörigen Garten machen. Seit einigen Tagen beobachten die Pflegepersonen bei ihr einen trockenen Husten.
Heute bemerkt der Pflegehelfer Herr Sayed, dass sich dieser verstärkt hat und auch nicht mehr trocken klingt. Mit Unterstützung kann Frau Schmidt gelblichen Auswurf abhusten. Die Kontrolle der Körpertemperatur ergibt einen Wert von 38,9 °C. Herr Sayed bemerkt außerdem, dass der Puls beschleunigt ist und Frau Schmidt Beschwerden bei der Atmung hat. Auf Nachfrage bestätigt sie Schmerzen beim Ein- und Ausatmen.

Krankheitszeichen:

____

____

____

____

____

____

Erkrankung:

____

____

Führen Sie die Ursachen für ein erhöhtes Pneumonierisiko auf.

Die Lungenentzündung (Pneumonie) gehört zu den weltweit häufigsten tödlich verlaufenden Infektionskrankheiten. Deshalb ist eine sorgfältige und umfassende Prävention (= Prophylaxe) bei Risikopatienten unerlässlich.

a) Erstellen Sie eine Liste mit den Möglichkeiten der Pneumonieprophylaxe zusammen.

b) Benennen Sie die beiden abgebildeten atemerleichternden Körperhaltungen.

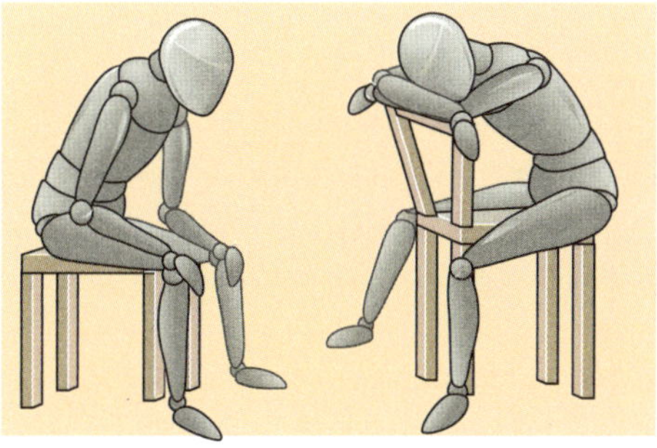

6. Bei der atemstimulierenden Einreibung (ASE) wird großer Wert auf die korrekte Atemtechnik gelegt, d. h. durch di Nase einatmen und durch den Mund ausatmen.

a) Begründen Sie die Notwendigkeit einer Anleitung, indem Sie auf die Aufgaben der Atemwege eingehen.

Die Anleitung muss erfolgen und kontrolliert werden, da bei korrekter Atemtechnik …

b) Beschreiben Sie die Durchführung der atemstimulierenden Einreibung (ASE) unter Zuhilfenahme der Abbildung.

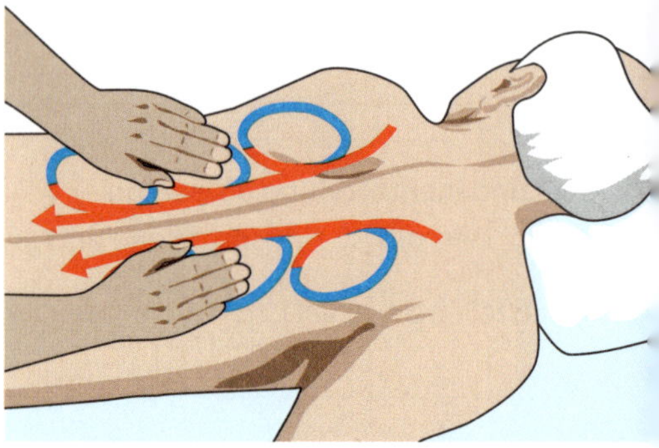

7. Der Lungenkrebs (Bronchialkarzinom) zählt zu den häufigsten Krebserkrankungen in Europa. Der wichtigste Risikofaktor ist das Rauchen. Auch Passivrauchen kann zu Lungenkrebs führen. Entwerfen und gestalten Sie in Partnerarbeit einen Flyer oder ein Plakat zum Thema „Prävention des Bronchialkarzinoms" und stellen Sie Ihre Ergebnisse der Klasse vor.

.2.5 Anatomie und Physiologie des Hormonsystems

1. In der Abbildung sind die wichtigsten Hormondrüsen des menschlichen Organismus dargestellt. Beschriften Sie die Abbildung mit den vorgegebenen Fachbegriffen.

Eierstöcke, Schilddrüse mit Nebenschilddrüsen, Bauchspeicheldrüse, Hypophyse (= Hirnanhangsdrüse), Hoden, Nebennieren

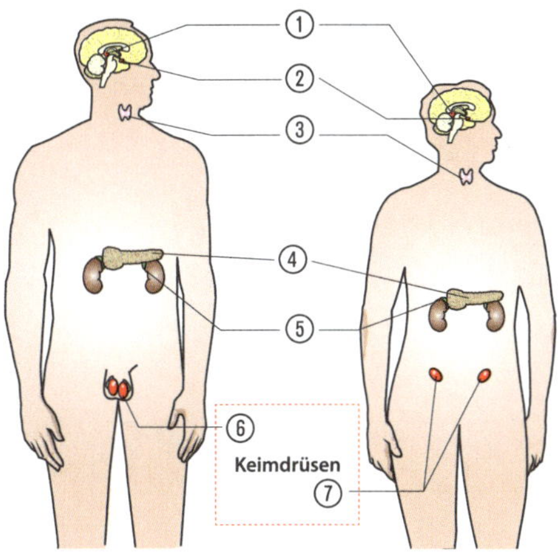

① Epiphyse (= Zirbeldrüse)

② ______________________

③ ______________________

④ ______________________

⑤ ______________________

⑥ ______________________

⑦ ______________________

2. Die Abbildung zeigt die Bauchspeicheldrüse mit den Langerhans-Inselzellen. Ordnen Sie die Ziffern aus der Abbildung korrekt den vorgegebenen Strukturen zu. Um es etwas zu vereinfachen, ist eine Lösungsvorgabe eingetragen.

Ziffer	Struktur
______	B-Zelle (produziert das Insulin)
______	Bauchspeicheldrüse
______	exokrine Drüse
4	A-Zelle (produziert das Glukagon)
______	Kapillargefäße

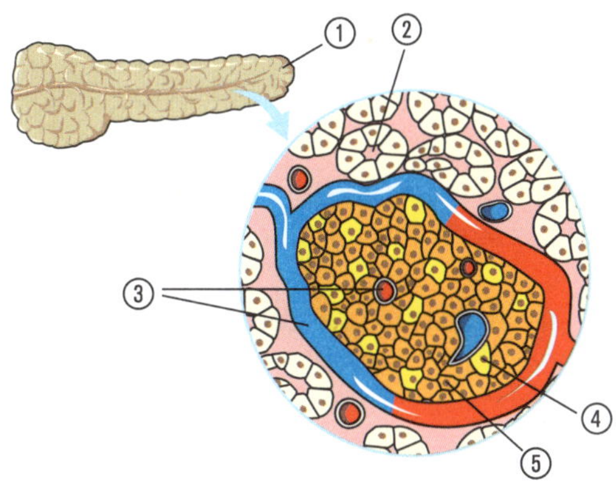

3. Ergänzen Sie den Lückentext zur Bauchspeicheldrüse. Wenn alle Begriffe richtig eingesetzt sind, ergeben die nummerierten Buchstaben in der korrekten Reihenfolge einen Fachbegriff aus diesem Schwerpunkt.

Die ☐☐☐☐☐☐☐[1]☐☐☐☐☐☐☐☐☐☐☐ ist eine exokrine (Produktion der Verdauungsenzyme) sowie eine ☐☐☐☐☐☐☐☐[3]☐ Drüse (Produktion von ☐☐☐[5]☐☐☐☐☐). Der hormonbildende Teil der Bauchspeicheldrüse wird als Inselorgan oder nach seinem Entdecker als ☐☐[2]☐☐☐[6]☐☐☐☐☐-Inselzellen bezeichnet, da die spezifischen Zellen in Gruppen vorkommen. 80 % der Inselzellen sind die sogenannten B-Zellen, die das ☐☐☐[8]☐☐☐☐ produzieren. Dieses Hormon senkt den Blutzucker. Der Gegenspieler ist das Hormon ☐☐☐☐[4]☐☐☐☐, das in den ☐[7]-Zellen gebildet wird.

Buchstabennummer	1	2	3	4	5	6	7	8
Lösungswort								

5.2.6 Krankheitslehre und Pflege bei Störungen des Hormonsystems

1. Lesen Sie das Fallbeispiel.

Herr Brehmer ist 56 Jahre alt, 1,70 m groß und von untersetzter, adipöser Statur, was der BMI von 33 widerspiegelt. Seit einiger Zeit klagt Herr Brehmer über ein vermehrtes Durstgefühl. Außerdem macht er sich Sorgen, dass eine Verletzung am Unterarm noch immer nicht verheilt ist. Eine Blutzuckerkontrolle beim Hausarzt (Gesundheitscheck) ergibt einen Wert von 13,3 mmol/l (240 mg/dl). Seit einer Woche ist er nun im Krankenhaus. Dort soll die Diagnose gesichert und Behandlungsschwerpunkte für ihn (und mit ihm) festgelegt werden.

a) Auf welches Krankheitsbild deuten die Angaben im Fallbeispiel hin?

____

b) Tragen Sie die Krankheitszeichen aus dem Fallbeispiel zusammen und ergänzen Sie weitere Symptome, die typisch für das Krankheitsbild sind.

____

____

____

Ergänzungen:

____

____

____

____

____

____

c) Nennen Sie die drei Säulen der Diabetes mellitus-Therapie.

____

____

____

d) Wie schwer ist Herr Brehmer? Berechnen Sie das Gewicht auf der Grundlage der vorhandenen Angaben (BMI-Formel s. S. 63).

2. Welche Aussagen treffen für den Diabetes mellitus Typ I, welche für Typ II zu?

Die Betroffenen müssen sich lebenslang Insulin spritzen.	Typ ☐
Dieser Diabetes mellitus-Typ macht 90 % der Fälle aus.	Typ ☐
Diese Form wird auch als nicht primär insulinabhängiger Diabetes mellitus bezeichnet.	Typ ☐
Die Bezeichnung „Altersdiabetes" ist überholt, da auch bereits übergewichtige Jugendliche und sogar Kinder daran erkranken können.	Typ ☐
Körpereigene Abwehrstoffe (Antikörper) zerstören die insulinproduzierenden B-Zellen der Bauchspeicheldrüse.	Typ ☐

3. Im Suchworträtsel sind zwölf Veränderungen bei Blutzuckerentgleisungen versteckt. Ordnen Sie diese nach dem Auffinden der Hyper- bzw. Hypoglykämie zu und schätzen Sie abschließend die Entwicklung der Blutzuckerentgleisungen durch Ankreuzen der Lösung ein (ü = ue; ä = ae; ß = ß; → ↓ ↘).

X	R	T	Z	Z	R	K	R	A	M	P	F	N	E	I	G	U	N	G	G	T	H	B
S	G	H	Z	I	N	G	F	D	S	S	O	C	S	V	F	R	E	W	F	S	F	E
C	H	S	A	T	V	D	E	W	E	T	T	L	Y	X	S	W	R	T	Z	J	N	W
H	J	C	C	T	Y	A	W	A	Q	E	R	T	Y	B	G	T	R	E	S	A	D	U
W	U	X	Y	E	B	N	G	T	Z	R	Z	Z	U	U	N	H	Z	T	R	D	S	S
E	T	C	A	R	C	V	B	G	V	E	R	W	I	R	R	T	H	E	I	T	N	S
I	I	H	V	N	C	W	T	D	F	V	T	B	N	H	Z	I	S	D	W	E	G	T
ß	O	E	X	S	A	F	G	K	Z	J	K	O	K	L	O	U	E	T	Z	I	O	L
A	P	I	C	X	Y	A	S	U	W	R	T	Z	N	U	I	U	Z	T	J	K	L	O
U	M	ß	M	L	O	U	Z	S	D	N	J	Z	I	G	C	S	Y	A	W	Q	B	S
S	J	H	C	X	W	E	I	S	A	U	S	B	D	B	E	C	H	E	I	G	N	I
B	H	U	Y	C	S	W	E	M	K	L	R	L	O	I	U	R	F	S	W	X	D	G
R	G	N	F	S	Q	T	Z	A	N	J	L	S	O	U	N	B	U	V	D	X	V	K
U	T	G	L	K	G	T	U	U	A	D	C	V	T	B	N	S	S	C	C	V	Y	E
E	D	E	W	B	S	C	H	L	A	E	F	R	I	G	K	E	I	T	H	A	S	I
C	S	R	B	N	E	T	Z	S	B	H	H	F	T	R	E	W	D	G	B	N	M	T
H	A	S	X	C	F	H	J	C	B	M	J	J	H	G	F	D	X	V	N	H	G	F
E	C	C	V	V	B	F	R	H	X	C	F	D	X	S	F	T	Z	U	I	O	O	P
B	E	W	U	S	S	T	S	E	I	N	S	E	I	N	T	R	U	E	B	U	N	G

Unterzuckerung (Hypoglykämie)	Überzuckerung (Hyperglykämie)
	Atmung
Benommenheit bis hin zur	
☐ schnelle / ☐ langsame Entwicklung	☐ schnelle / ☐ langsame Entwicklung

4. Welche Form der Blutzuckerentgleisung ist hier dargestellt?

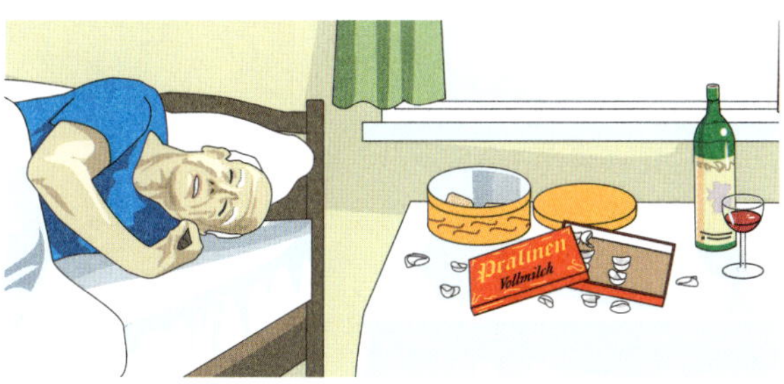

____

5. Neben den akuten Komplikationen kann es bei einem schlecht eingestellten oder unbehandelten Diabetes mellitus durch die dauerhaft hohen Blutzuckerwerte zu Schädigungen verschiedener Strukturen im Körper kommen. Recherchieren Sie mithilfe externer Quellen (Lehrbuch, Internet) die Spätkomplikationen und tragen diese zusammen. Beschriften Sie anschließend die Abbildung.

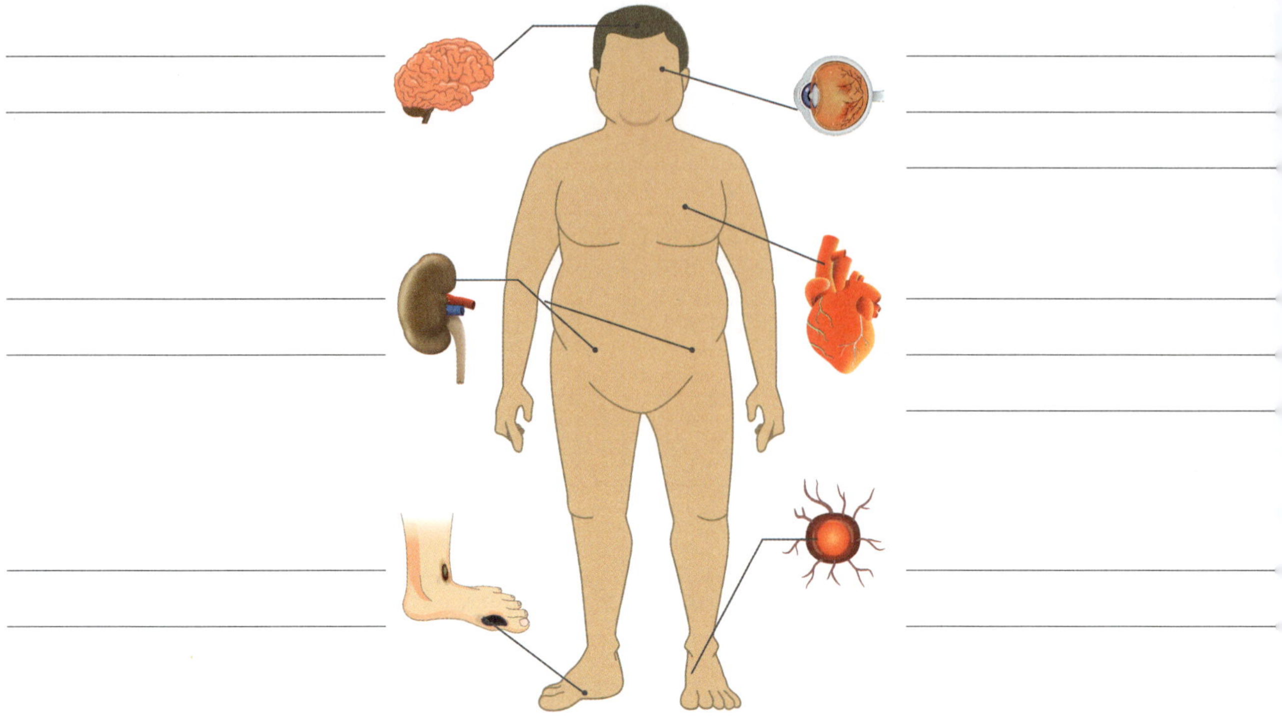

6. Vervollständigen Sie den Lückentext zu Erkrankungen der Schilddrüse unter Verwendung der vorgegebenen Begriffe. Welche Veränderung zeigt die rechte Abbildung? Notieren Sie diese unter dem Bild.

Schilddrüsenunterfunktion, Konzentrationsschwäche, Autoimmunerkrankung, Luftröhre, Exophthalmus, Schilddrüsenüberfunktion, Struma

Die Schilddrüse liegt unterhalb des Kehlkopfs an der ________________ und produziert zahlreiche Hormone, die viele Funktionen im Körper beeinflussen. Der Morbus Basedow ist eine ________________ der Schilddrüse, die im Verlauf der Erkrankung zu einer ________________ und zu den klassischen Trias aus ________________ (hervortretende Augen), ________________ (Kropf) und Tachykardie führen können. Bei einer ________________ laufen die Stoffwechselfunktionen des Körpers langsamer als normal ab. Die Folgen sind eine Leistungs- und ________________. Bei Kindern kann eine angeborene Unterfunktion zu körperlichen und geistigen Entwicklungsverzögerungen führen.

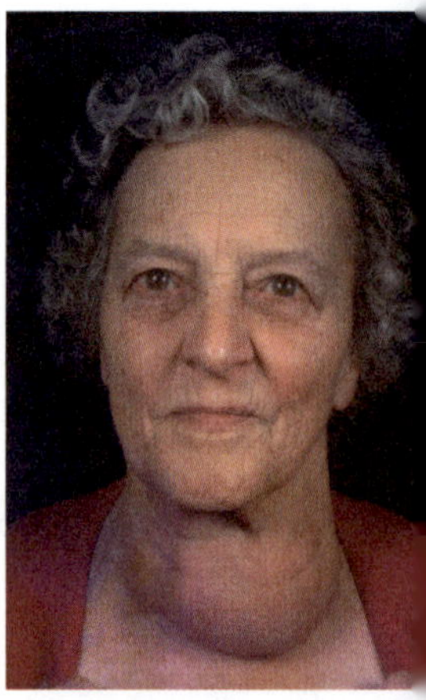

.3 Bei der Pflege von Menschen mit neurologischen und psychischen Erkrankungen mitwirken

.3.1 Anatomie und Physiologie des Nervensystems

Beschriften Sie die Abbildung vom Aufbau einer Nervenzelle.

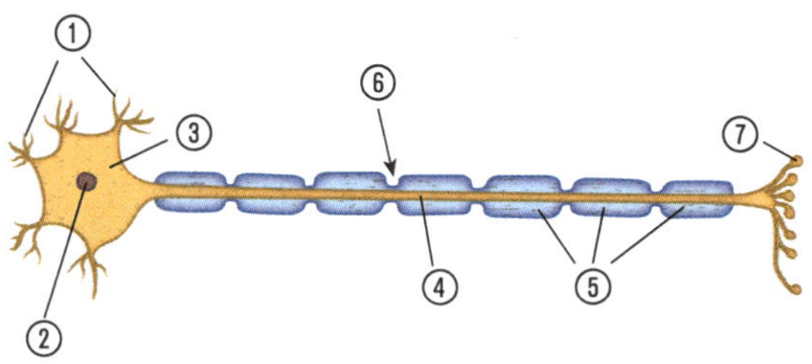

① ______________________

② ______________________

③ ______________________

④ ______________________

⑤ ______________________

⑥ ______________________

⑦ ______________________

Das Nervensystem ist ein komplexes Organsystem, das sämtliche Lebensvorgänge im Körper steuert und koordiniert. Setzen Sie die vorgegebenen Begriffe in die Übersicht vom Aufbau des Nervensystems ein.

Spinalnerven, peripheres Nervensystem, Hirnnerven, unwillkürliches Nervensystem, Gehirn, sympathisches Nervensystem, Rückenmark, zentrales Nervensystem, willkürliches Nervensystem, parasympathisches Nervensystem

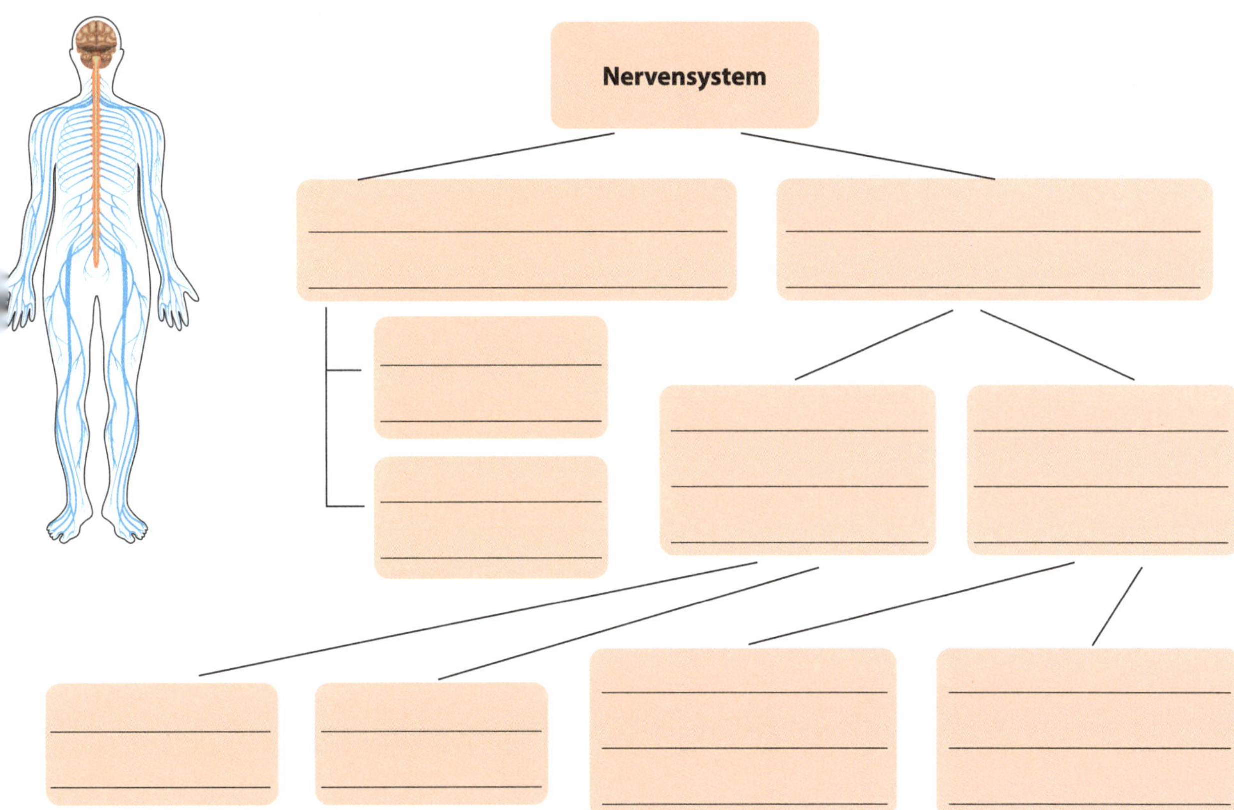

3. Beschriften Sie die vorgegebenen Strukturen im Querschnitt des Gehirns.

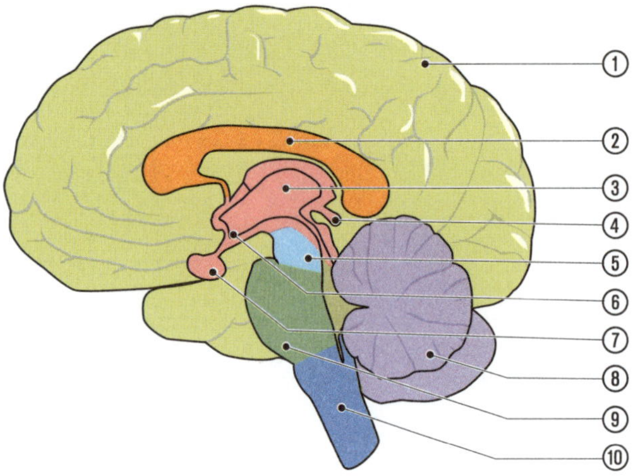

① ____________________

② ____________________

③ ____________________

④ ____________________

⑤ ____________________

⑥ ____________________

⑦ ____________________

⑧ ____________________

⑨ ____________________

⑩ ____________________

4. Sie sehen in der Abbildung die linke Großhirnhemisphäre.

a) Nehmen Sie zunächst die Beschriftung der Hirnlappen vor.

b) Ordnen Sie anschließend den Funktionszentren der Hirnrinde (Rindenfelder), die im Kasten vorgegeben sind, die Ziffern aus der Abbildung zu.

____________________ ____________________

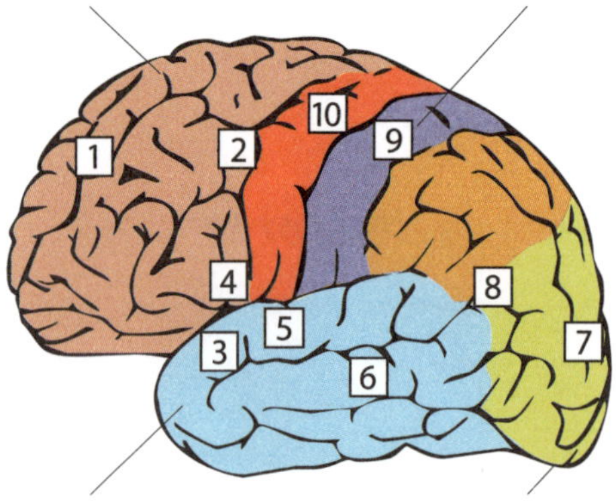

____________________ ____________________

______	motorisches Sprachzentrum (Broca-Zentrum)	______	sensorisches Sprachzentrum (Wernicke-Zentrum)
______	optisches Schreib-und Lesezentrum	______	Sehzentrum
______	Denkvorgänge (Denken, Planen, Fühlen)	______	motorisches Lese- und Schreibzentrum
______	sensorischer Bereich (Empfindungen, Körperfühlsphäre)	______	Hörzentrum
______	Geschmacks- und Geruchszentrum	______	motorischer Bereich (Willkürmotorik)

Ordnen Sie die Ziffern den Strukturen im Bereich des Rückenmarks zu.

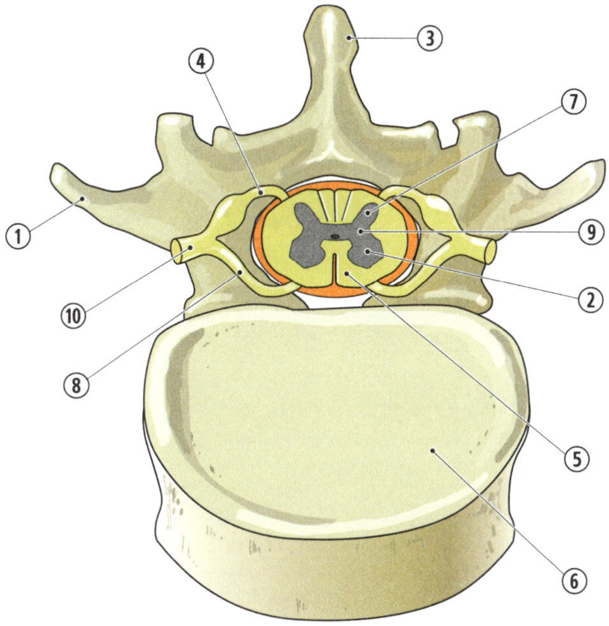

Ziffer	Struktur
_____	weiße Substanz
_____	graue Substanz
_____	Vorderhorn
_____	Hinterhorn
_____	vordere Wurzel
_____	hintere Wurzel
_____	Spinalnerv
_____	Wirbelkörper
_____	Querfortsatz
_____	Dornfortsatz

Ergänzen Sie den Lückentext zum Thema „Reflexbogen" am Beispiel des Kniesehnenreflexes. Nutzen Sie dazu die Abbildung und die vorgegebenen Begriffe.

Unterschenkel, Erregung, efferente, sensorische, Synapse, Reflexhammer, Nervenendigungen, Muskel, motorischer, Rückenmark, Kniescheibe, Reiz, Kontraktion

Der Kniesehnenreflex wird durch einen Schlag mit einem _______________ unterhalb der _______________ ausgelöst. Dabei wird die Sehne des Unterschenkelstreckermuskels ruckartig gedehnt. Diese Dehnung löst einen _______________ an den _______________ der Muskelspindeln aus. In der Folge wird diese Erregung über die afferente (= _______________) Nervenfaser ins _______________ geleitet. Im Rückenmark (graue Substanz) wird die Erregung über eine _______________ auf die _______________ (= motorische) Nervenfaser übertragen. Sie leitet die _______________ zu dem Muskel zurück, dessen Muskelspindel gereizt wurde. An der _______________ Endplatte erfolgt die Übertragung der Erregung von der motorischen Nervenfaser auf die _______________faser. Dadurch kommt es zur _______________ des Unterschenkelstreckermuskels und zum „Vorschnellen" des _______________.

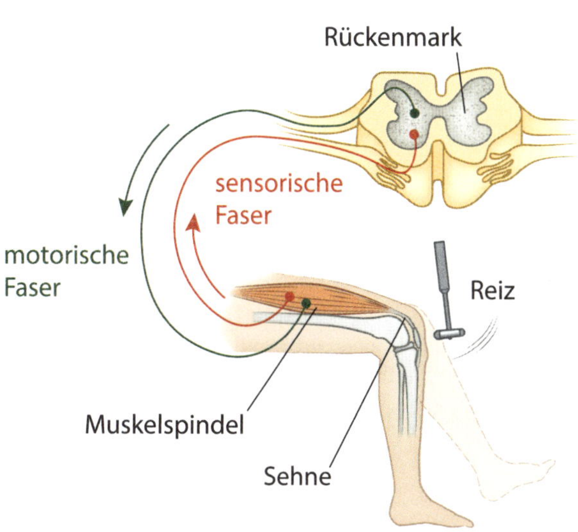

5.3.2 Krankheitslehre und Pflege bei neurologischen Erkrankungen

1. Lesen Sie das Fallbeispiel.

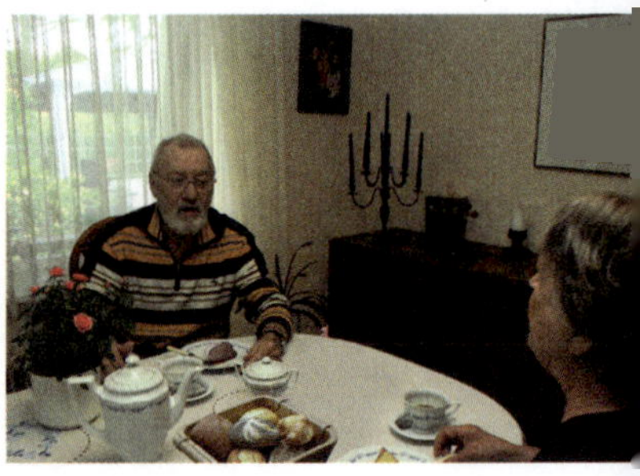

Herr und Frau Sinhardt genießen es, den Tag mit einem gemeinsamen Frühstück zu beginnen. Eines Morgens bemerkt Frau Sinhardt, dass ihr Mann plötzlich die Kaffeetasse nicht mehr halten kann und Probleme beim Sprechen hat. Nach kurzer Zeit verschwinden diese Symptome.

a) Worauf deuten diese Krankheitszeichen hin?

____

____

b) Sind sie ernst zu nehmen?

____

____

2. Sie haben in Ihren Praxiseinsätzen sicher schon Schlaganfall-Patienten betreut. Die typische Haltung der Betroffenen ist in der Abbildung dargestellt.

a) Beschreiben Sie die Veränderungen.

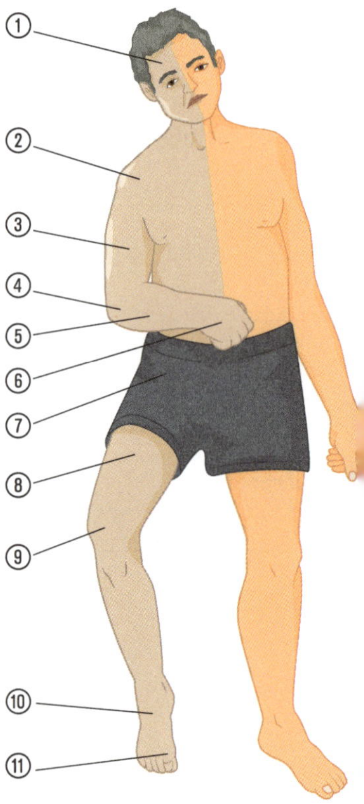

① Kopf ______________________________

____

② Schulter ______________________________

____

③ Oberarm ______________________________

____

④ Ellenbogen ______________________________

⑤ Unterarm ______________________________

⑥ Hand ______________________________

____

⑦ Becken ______________________________

⑧ Oberschenkel ______________________________

⑨ Knie ______________________________

⑩ Fuß ______________________________

⑪ Zehen ______________________________

b) Wie wird dieses typische Lähmungsmuster bezeichnet? ______________________________

c) Sehen Sie sich die Abbildung noch einmal genauer an und nutzen Sie Ihre anatomischen Grundkenntnisse: Sind bei diesem Mann Sprachstörungen wahrscheinlich? Begründen Sie Ihre Antwort.

____

____

Der Schlaganfall mit durchschnittlich 200 000 Fällen pro Jahr ist in Deutschland die dritthäufigste Todesursache nach Herz- und Tumorerkrankungen (Robert Koch-Institut (RKI)).
Geben Sie die Ursachen eines Schlaganfalls an. Unterstreichen Sie die häufigsten Auslöser.

Das Bobath-Konzept ist ein weltweit angewandtes ganzheitliches Konzept zur Förderung von Menschen mit neurologischen Erkrankungen, die sich durch Bewegungseinschränkungen, Spastik und Lähmungen äußern. In der Pflege von Schlaganfall-Betroffenen hat es sich seit vielen Jahren bewährt. Neben spezifischen Positionierungs- und Handlingsmethoden verfolgt das Konzept das Ziel, die Wahrnehmung unter Einbeziehung der betroffenen Seite zu fördern.
Gehen Sie von Ihren Praxiserfahrungen aus und erläutern Sie stichpunktartig, wie Sie diesem Ziel gerecht werden können.

Zimmergestaltung:

Grundpflege:

Kommunikation:

5. Auf den Abbildungen erkennen Sie charakteristische Symptome der Parkinsonschen Erkrankung. Benennen und erläutern Sie diese.

Abbildung	Symptom
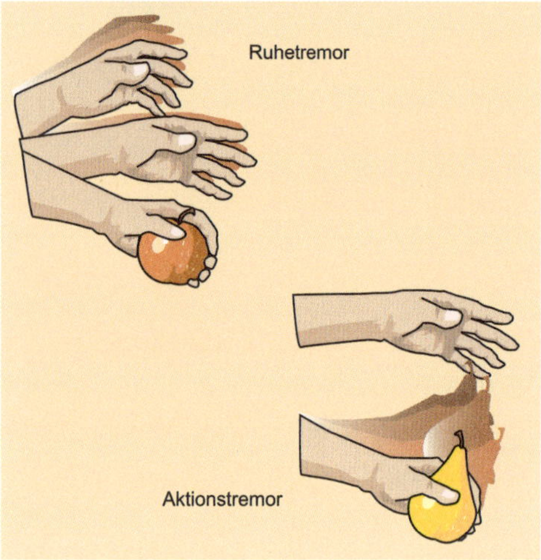	
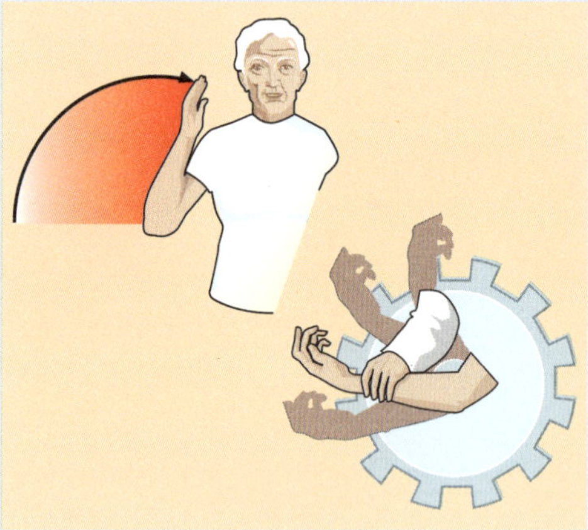	
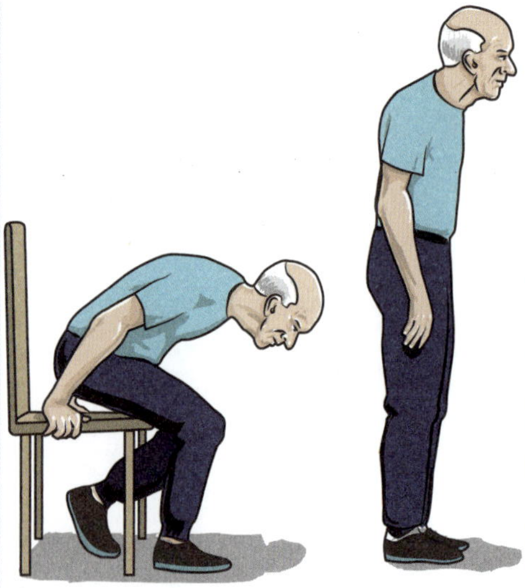	

6. Finden Sie im Suchworträtsel 16 Begriffe zu pflegerischen Intensionen bei der Betreuung von Parkinson-Erkrankten. Vervollständigen Sie anschließend die Pflegeempfehlungen für die ausgewählten ABEDL's® (nächste Seite) durch Einfügen der herausgefundenen Begriffe. (oe= ö, ue=ü; → ↓ ↘)

A	K	L	E	T	T	V	E	R	S	C	H	L	U	E	S	S	E
D	G	K	Z	H	S	Q	T	H	G	H	N	L	E	B	D	C	W
G	H	L	K	R	E	A	R	C	W	E	L	A	W	C	A	H	D
K	J	H	T	O	R	S	E	S	E	E	H	E	R	D	Y	U	F
L	K	G	G	M	E	D	W	A	R	I	T	S	F	S	D	H	T
O	D	F	B	B	Z	R	C	E	U	N	R	T	T	L	F	W	Z
V	B	B	B	O	U	Q	P	R	I	F	E	U	N	O	K	E	U
C	V	M	G	S	I	A	B	E	O	U	X	Z	B	P	C	R	O
D	F	S	D	E	T	Y	V	T	R	E	Y	H	C	U	O	K	I
E	W	T	S	P	D	C	F	G	O	H	Q	F	G	T	P	L	P
E	T	O	A	R	Z	U	D	H	L	L	Y	S	T	O	L	A	J
W	N	L	S	O	T	V	L	K	K	U	W	G	R	I	Z	E	N
Q	T	P	C	P	E	F	X	D	U	N	E	W	I	L	T	R	M
M	B	E	V	H	W	R	Y	H	H	G	R	I	S	E	H	A	R
K	V	R	L	Y	F	E	M	M	U	S	I	K	A	T	N	T	E
I	C	F	V	L	V	H	N	C	G	V	G	U	Y	T	N	E	A
U	T	A	G	A	E	K	S	X	F	E	T	J	C	E	H	M	D
Z	Z	L	H	X	V	R	H	T	F	R	Z	M	H	N	B	U	X
L	G	L	J	E	B	L	T	Y	R	M	H	L	J	S	F	E	Y
Y	C	E	Z	L	C	K	U	A	X	O	N	K	K	T	R	B	C
A	V	N	T	G	X	N	I	W	C	E	H	O	L	U	Z	U	F
X	B	E	K	L	E	I	D	U	N	G	N	H	T	H	M	N	T
C	V	R	T	J	Y	B	L	R	V	E	D	P	A	L	K	G	N
M	U	N	D	P	F	L	E	G	E	N	P	I	F	L	L	E	H
B	B	M	J	H	B	N	B	T	F	V	I	Y	M	M	M	N	Z
G	N	E	K	O	L	O	N	M	A	S	S	A	G	E	N	B	I

Kommunizieren können

Bei der Kommunikation mit Parkinsonpatienten bedarf es viel ______________________ und ______________________.

Sich bewegen können

Bei vielen Parkinsonpatienten haben sich zum Optimieren des Bewegungsablaufs akustische Signale mit ______________________ oder die Nutzung eines ______________________s mit Laserprojektion bewährt.

Sich pflegen können

Durch die verstärkte Schweiß-, Talg- und Speichelproduktion ist eine gründliche ______________________ und ______________________ sehr wichtig.

Essen und Trinken können

Um die Selbstständigkeit bei der Nahrungsaufnahme zu erhalten, werden bei starkem Zittern Becher mit Henkeln oder ein ______________________ als Hilfe gereicht und ______________________ mit Seitenranderhöhung genutzt.

Ausscheiden können

Parkinsonpatienten leiden häufig unter Obstipation und nächtlichem Harndrang. Eine ausreichende Trinkmenge, ______________________ und das Bereitstellen eines ______________________s sind mögliche Pflegeintensionen.

Sich kleiden können

Wegen der erhöhten Schweiß- und Talgproduktion ist auf eine schweißdurchlässige und atmungsaktive ______________________ zu achten. Durch die Einschränkung der Fingerbeweglichkeit bieten sich Schuhe und Oberbekleidung mit ______________________n an.

Vitale Funktionen des Lebens aufrechterhalten können

Durch die zunehmende Einschränkung der Beweglichkeit steigt das Thrombose- und Pneumonierisiko. Zur Minimierung des Risikos sollten ______________________ und Maßnahmen der ______________________ wie tägliche Mobilisation und Bewegungsübungen angeboten und durchgeführt werden.

Für eine sichere Umgebung sorgen können

Der parkinsontypische schlurfende Gang birgt eine große Gefahr für Stürze. Deshalb sollte man auf festes ______________________ und Beseitigung von ______________________ achten.

7. Lesen Sie das Fallbeispiel und beantworten Sie anschließend die Fragen.

Frau Bauers Erkrankung begann vor ca. 20 Jahren. Die heute 58-Jährige hatte plötzlich Sehstörungen und Missempfindungen in den Beinen sowie eine Muskelschwäche im rechten Arm. Nach zahlreichen Arztbesuchen wurde die Diagnose gestellt. Zehn Jahre später musste die gelernte Sekretärin aufgrund der drastischen Verschlechterung ihres Gesundheitszustands in ein Pflegezentrum. Heute kann sie weder laufen noch sich selbstständig waschen oder anziehen …

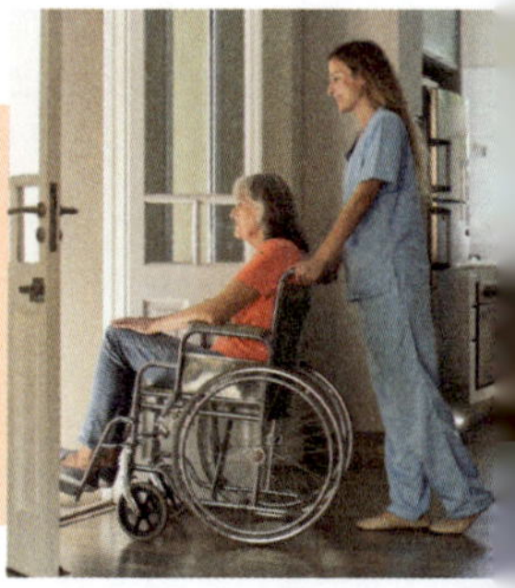

a) Welche Diagnose wurde bei Frau Bauer gestellt?

b) Ist der geschilderte Krankheitsverlauf von Frau Bauer charakteristisch oder kennen Sie durch Ihre Praxiserfahrungen auch andere Verläufe?

c) Beweisen Sie die Aussage, dass es sich bei dieser Erkrankung um eine „Krankheit mit 1000 Gesichtern" (frühere Bezeichnung) handelt, indem Sie zu den bereits aufgeführten Symptomen von Frau Bauer weitere ergänzen.

3. Die Epilepsie ist eine Erkrankung, bei der das Gehirn oder einzelne Hirnbereiche übermäßig aktiv sind und bei denen die Gehirnzellen – einem Gewitter gleich – plötzlich zu viele elektrische Signale abgeben. Dies löst einen sogenannten epileptischen Anfall aus. Viele Menschen scheuen sich vor Erste-Hilfe-Maßnahmen, da sie die Situation nicht richtig einschätzen können. Beschreiben Sie die das korrekte Vorgehen bei einem Krampfanfall.

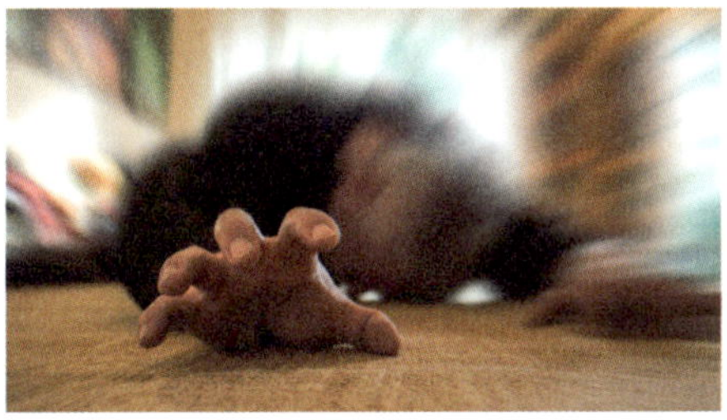

5.3.3 Krankheitslehre und Pflege bei psychischen Erkrankungen

1. Psychische oder seelische Störungen sind durch Veränderungen der Wahrnehmung, des Denkens, des Fühlens oder auch des Selbstbilds (Selbstwahrnehmung) gekennzeichnet. Sie finden nachfolgend eine Auswahl wichtiger psychischer Erkrankungen. Versuchen Sie mithilfe externer Quellen eine einfache Begriffserklärung zu jedem Krankheitsbild zu erarbeiten, um die Erkrankungen voneinander abzugrenzen. Tragen Sie Ihre Ergebnisse in die vorgegebenen Kästchen ein und vergleichen Sie diese im nächsten Unterricht.

Demenz

Schizophrenie

Borderline-Syndrom

Bipolare Störungen

Depression

Essstörungen

Abusus / Sucht

Zwangsstörungen

2. Finden Sie im Suchworträtsel Schwerpunkte der Krankenbeobachtung im Bereich der Gerontopsychiatrie heraus (ä = ae; ü = ue; → ↓ ↘). Ordnen Sie diese anschließend folgerichtig den Beispielen zu.

C	D	A	H	T	R	E	X	V	D	S	H	U	R	G	N	G	F
B	E	W	U	S	S	T	S	E	I	N	S	L	A	G	E	Y	W
S	F	Q	M	F	K	J	U	R	K	L	D	F	D	V	B	S	A
C	X	S	A	D	M	B	G	T	Z	J	Z	U	E	L	K	N	H
E	V	A	C	V	G	E	D	A	E	C	H	T	N	I	S	N	R
K	T	N	S	W	E	G	R	H	K	O	A	X	K	E	Q	N	N
M	B	T	D	E	W	H	K	K	N	V	Y	C	E	D	E	G	E
M	V	R	S	A	E	T	U	I	S	M	H	K	N	L	X	V	H
S	T	I	M	M	U	N	G	S	L	A	G	E	D	B	G	Z	M
L	D	E	A	S	B	T	Z	J	K	L	M	N	A	V	B	E	U
N	S	B	Q	E	R	F	G	H	T	Z	U	K	B	D	A	N	N
W	M	A	W	B	U	O	R	I	E	N	T	I	E	R	U	N	G
G	G	H	U	E	W	Q	A	D	F	V	C	X	S	I	N	H	T
B	D	E	R	T	H	G	D	S	A	Y	X	V	L	N	T	E	Q

Frau Meier sagt, dass ihr das Denken zunehmend schwerfällt, das wäre wie ein Knoten im Gehirn.

____

Herr Braune wurde vor einer Stunde geduscht. Nun fällt ihm auf, dass er heute nicht gewaschen wurde.

____

Frau Beier läuft unruhig im Wohnbereich hin und her. Alle Bemühungen, sie zum Hinsetzen zu überreden, schlagen fehl.

____

Herr Schmidt kommt ins Dienstzimmer und teilt mit, dass er jetzt endlich Schnee schieben muss. Es ist August.

____

Frau Asam soll im Rahmen einer Kurzaktivierung Kartoffeln schälen. Sie schaut nur geradeaus und nimmt die neben ihr liegende Kartoffel kaum wahr.

____

Frau Holm beobachtet argwöhnisch die Pflegefachpersonen beim Bettenbeziehen. Plötzlich schreit sie, dass sie hier von allen bestohlen wird … sie hätte es genau gesehen, wie eine der Pflegefachpersonen ihren ganzen Schmuck eingesteckt hätte.

____

Herr Wicke ist tagsüber meist orientiert. Jetzt in der Nacht läuft er im Wohnbereich umher, öffnet die Türen anderer Bewohner und redet unverständlich. Er ist akut verwirrt.

____

Frau Melzer sitzt in einem Sessel des Aufenthaltsraums, ist traurig und weint leise vor sich hin. Die Pflegefachpersonen konnten dieses Verhalten schon öfter beobachten, vor allem, wenn sie lange keinen Besuch von der Tochter hatte.

____

3. Nach welchen Kriterien kann der Beobachtungspunkt „Orientierung" eingeschätzt werden? Geben Sie zum besseren Verständnis je ein Beispiel für Desorientierung an.

__________ Orientierung: ______________________

__________ Orientierung: ______________________

__________ Orientierung: ______________________

__________ Orientierung: ______________________

4. Lesen Sie das Fallbeispiel.

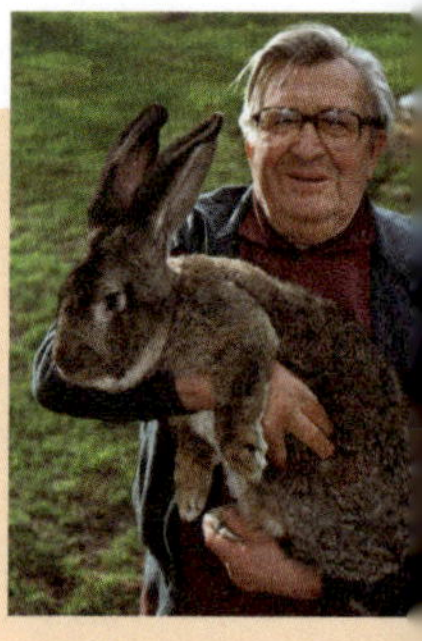

Herr Schubert, 86 Jahre alt, lebt seit drei Wochen in der Pflegeeinrichtung „Waldesruh". Sein Sohn und seine Schwiegertochter bemerkten seit ca. einem halben Jahr, dass der Vater sich selbst, den Haushalt, den Garten und seine sonst immer treu umsorgten Kaninchen mehr und mehr vernachlässigte. Auch seine abonnierte und stets mit Interesse gelesene „Kaninchen-Zeitung" lag achtlos in der Ecke zwischen der ganzen Werbepost. Darauf angesprochen, reagierte Herr Schubert meist sehr heftig und beschimpfte seinen Sohn der Lüge und als Erbschleicher, der ihn nur schnell aus dem Haus drängen wolle. Als der Vater eines Tages vergaß den Wasserhahn im Garten zu schließen und erst die Nachbarn Schlimmeres verhinderten, drängte der Sohn seinen Vater zu einem Arztbesuch. Als Diagnose wurde eine „Demenz vom Alzheimer-Typ" festgestellt. Mit viel Einfühlungsvermögen und Ausdauer bewegten die Kinder den Vater zum Umzug in die Pflegeeinrichtung.
Herr Schubert hat sich an die neue Umgebung noch nicht gewöhnt. Ruhelos läuft er die Flure im Wohnbereich auf und ab. Sein Zimmer, das mit einrichtungsinternem Mobiliar ausgestattet ist, findet er nicht ohne Hilfe. Oft redet er leise und zusammenhanglos vor sich hin, nur ab und zu sind Worte wie „Kaninchen", „Hof" und „Garten" herauszuhören …

Das Pflegeteam möchte Herrn Schubert dabei helfen, sich in der neuen Umgebung besser einzuleben. Tragen Sie unter Vorgabe einiger Betreuungs- und Therapiekonzepte bewohnerbezogene Möglichkeiten zusammen.

Biografieorientierte Pflege

Milieutherapie

Gedächtnis- und Gehirntraining

Personenzentrierter Ansatz nach Kitwood

5. Erläutern Sie kurz die angegebenen gerontopsychiatrischen Tests.

Mini-Mental-Status-Test (MMST)

Cohen-Mansfield-Skala

Uhrentest

6 Menschen in kritischen Lebenssituationen und in der letzten Lebensphase begleiten

6.1 Akutsituationen erkennen und angemessen handeln

1. In einer Notfallsituation ist es von entscheidender Bedeutung, dass die Ersthelfer besonnen und folgerichtig handeln. Beschriften Sie in diesem Zusammenhang die einzelnen Handlungsschritte der Rettungskette.

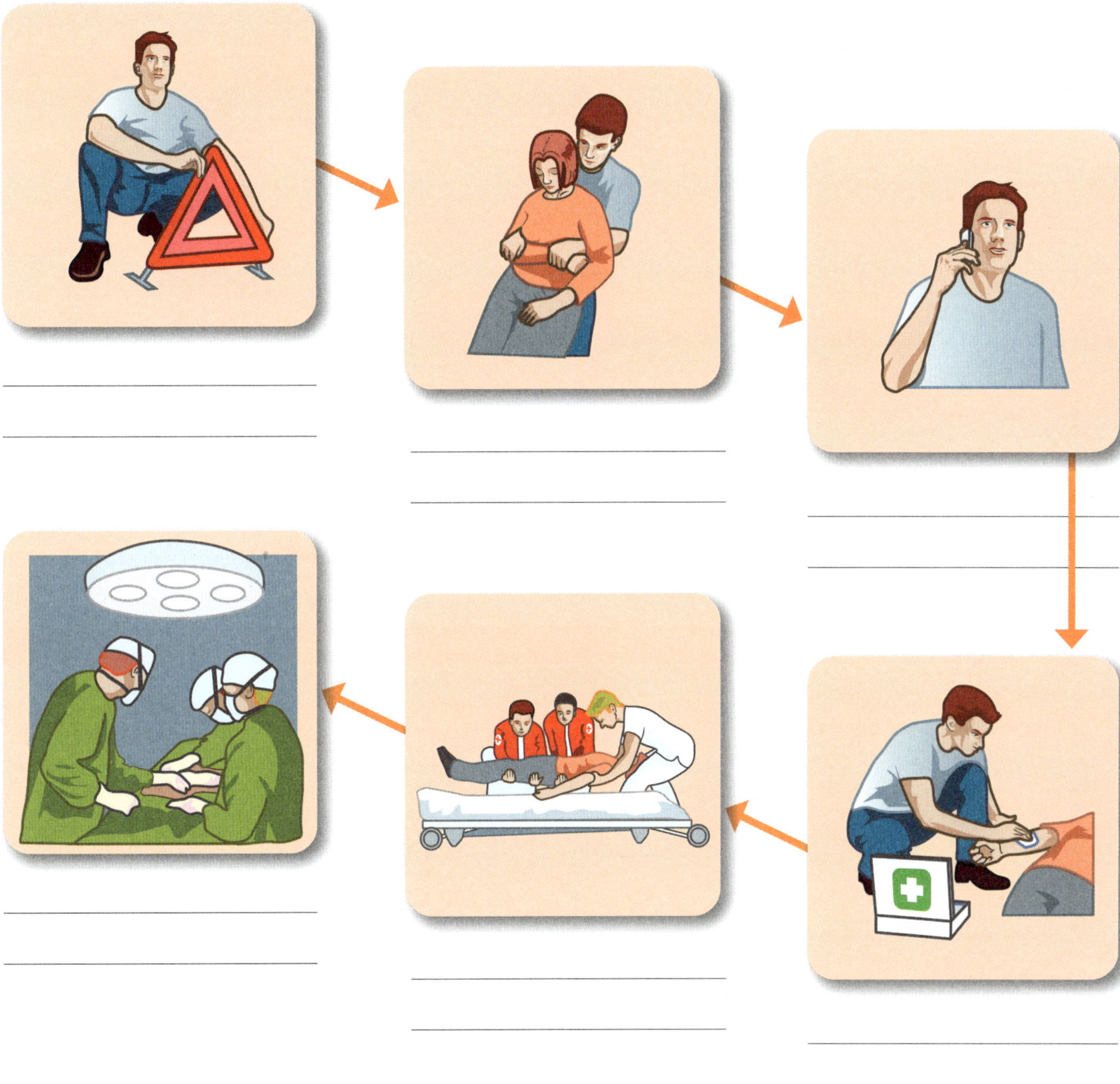

2. Welche Angaben müssen bei einem Notruf gemacht werden? Geben Sie dazu die sogenannten „5 Ws" an.

W ______

W ______

W ______

W ______

W ______

3. Tragen Sie die Notfallnummern, ggf. mithilfe externer Quellen, zusammen.

	______	Allgemeiner Notruf
	______	Polizei
	______	Ärztlicher Bereitschaftsdienst der Kassenärztlichen Vereinigungen
	______	Giftinformationszentrale Berlin (Giftnotruf Tag und Nacht)

4. An welchen Symptomen erkennt man einen Schock?

5. In der Tabelle sind einige Schockarten aufgeführt. Vervollständigen Sie die Tabelle, indem Sie die Ursachen und charakteristische Beispiele aufzeigen.

Bezeichnung der Schockart	Ursache	Beispiel
Volumenmangelschock (hypovolämischer Schock)		
kardiogener Schock		
allergischer Schock (anaphylaktischer Schock)		
septischer Schock		

6. Bei Verdacht auf einen Schock setzen Sie umgehend einen Notruf ab. Bis der Rettungsdienst eintrifft, leisten Sie Erste Hilfe. Beschreiben Sie die notwendigen Maßnahmen.

7. Erläutern Sie den Ablauf einer Reanimation.

8. Ordnen Sie die Aussagen zur Thoraxkompression (Herzdruckmassage) bei Säuglingen und bei Erwachsenen den Abbildungen korrekt zu, indem Sie Verbindungslinien ziehen.

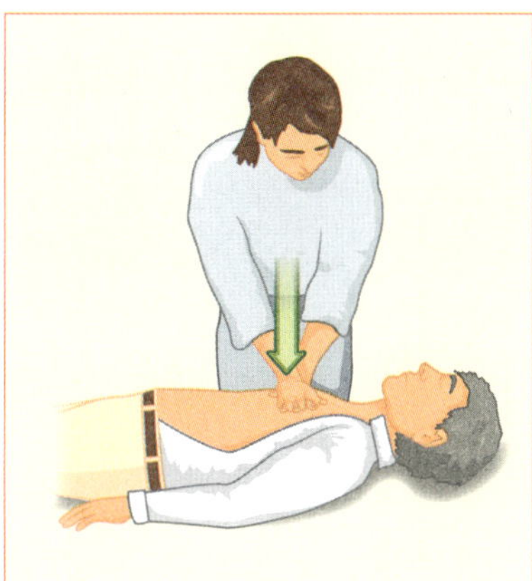

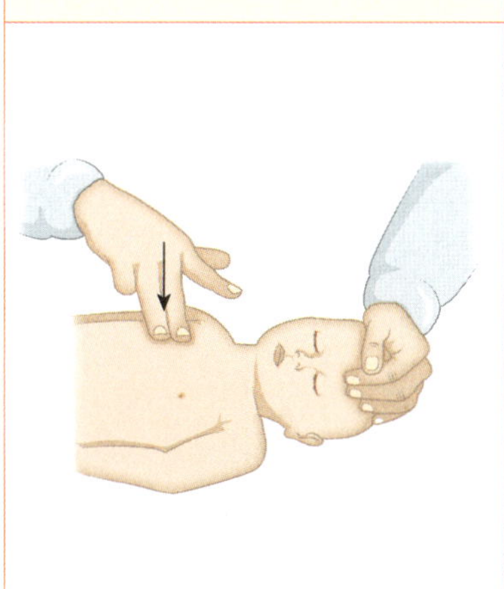

- die Arme der Helferin sind gestreckt und der Brustkorb wird senkrecht von oben durch Gewichtsverlagerung des eigenen Oberkörpers ca. 5 – 6 cm tief eingedrückt
- zwei Fingerkuppen einer Hand auf die Mitte des Brustkorbs (unteres Drittel des Brustbeins) platzieren
- mit einer Herzdruckmassage beginnen, wenn nach der erneuten Atemkontrolle keine normale Atmung vorhanden ist
- einen Handballen in der Mitte des Brustkorbs platzieren, den Ballen der anderen Hand aufsetzen und die Finger verschränken
- Kompression erfolgt 30 x mit einer Frequenz von 100 – 120/min; das sind ca. zwei Kompressionen pro Sekunde
- mit leichtem Druck das Brustbein ca. 3 cm tief nach unten drücken

9. Sie haben sicher schon häufig Defibrillationsgeräte (AED = Automatisierter Externer Defibrillator) gesehen. Diese befinden sich meist im Eingangsbereich von Betrieben, Pflegeeinrichtungen, Supermärkten oder anderen Bereichen des öffentlichen Raums. Informieren Sie sich über die Funktionsweise dieses Geräts. Stellen Sie Ihre Ergebnisse im nächsten Unterricht vor.

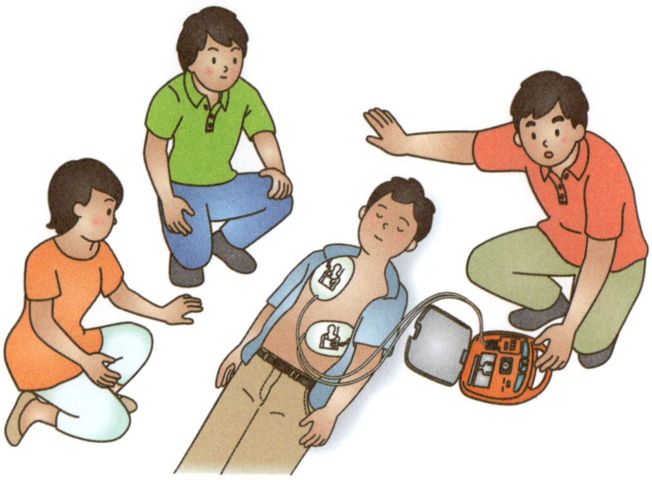

10. Finden Sie im Suchworträtsel Ursachen für sofortiges Handeln im Rahmen der Ersten Hilfe heraus und setzen Sie diese anschließend im Lückentext ein (ä = ae; ü = ue; → ↓ ↘).

U	I	Z	M	U	E	O	K	A	R	D	I	T	I
R	N	D	V	R	U	K	E	V	I	W	N	V	S
U	S	T	D	E	F	T	L	A	T	I	M	E	A
G	E	M	E	C	R	R	F	U	D	R	C	R	P
H	K	D	H	R	A	G	M	R	T	U	G	A	E
P	T	V	O	X	K	M	I	O	L	L	I	E	E
O	E	J	L	D	E	U	V	F	F	T	R	T	N
M	N	H	G	B	F	B	E	R	T	S	P	Z	D
C	S	T	E	F	F	I	V	H	N	U	N	U	I
H	T	E	R	A	S	U	P	S	L	I	N	N	X
E	I	V	E	R	B	R	E	N	N	U	N	G	E
R	C	Z	J	E	R	C	U	P	U	N	N	O	S
Z	H	E	R	Z	I	N	F	A	R	K	T	G	H

Kalte Umschläge um Hals und Nacken können bei einem ____________________ in den Atemwegen lebensrettend sein.

Bei einer ____________________ der Speiseröhre darf kein Erbrechen ausgelöst werden.

Das betroffene Körperteil wird bei einer kleinen ____________________ unter kaltes, fließendes Wasser gehalten.

Bei einer ____________________ werden dem ansprechbaren Betroffenen warme, gezuckerte Getränke gereicht.

Der Oberkörper wird bei Verdacht auf ____________________ erhöht positioniert.

Bei einer ____________________ wird, bis der Notarzt eintrifft, die betroffene Person in stabile Seitenlage gebracht und beim Erbrechen unterstützt.

1. Benennen Sie die in der Ersten Hilfe vorrangig angewendeten Positionierungen und deren Indikation.

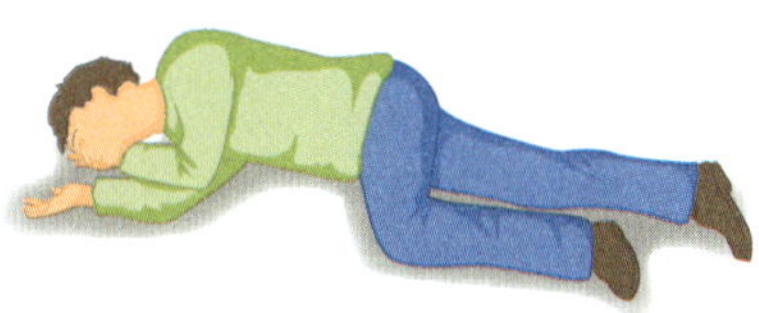	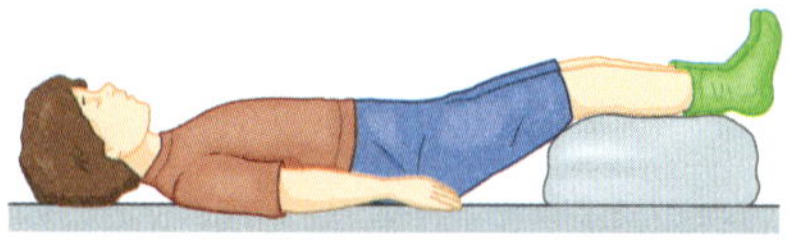	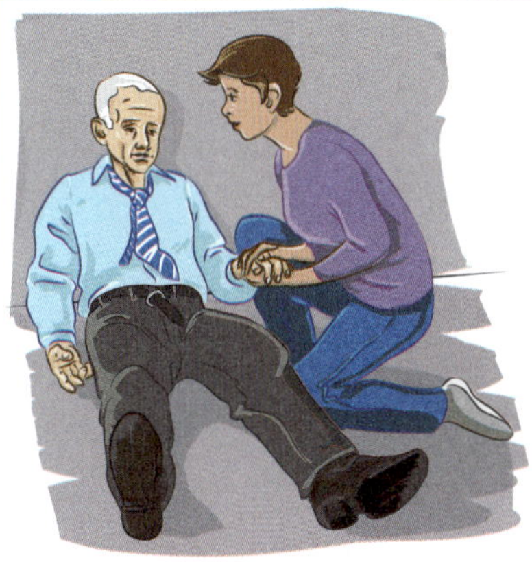

12. Üben Sie in Partnerarbeit das Anlegen wichtiger Verbände (Deckverbände und Druckverband) für die Notfallversorgung. Nutzen Sie dazu die Abbildungen. Verwenden Sie, wie abgebildet, elastische Binden und Dreiecktücher. Tragen Sie die Bezeichnung für die Verbände in die vorgegebenen Kästchen ein.

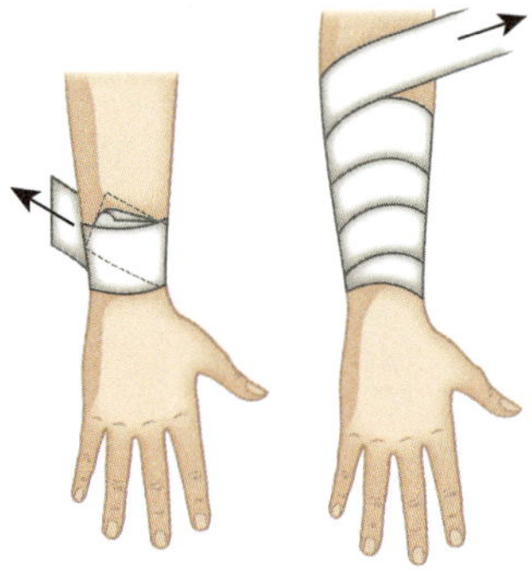

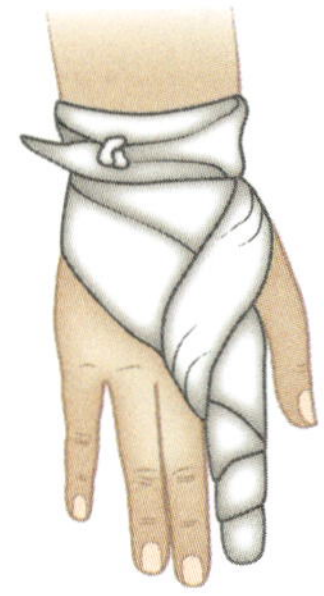

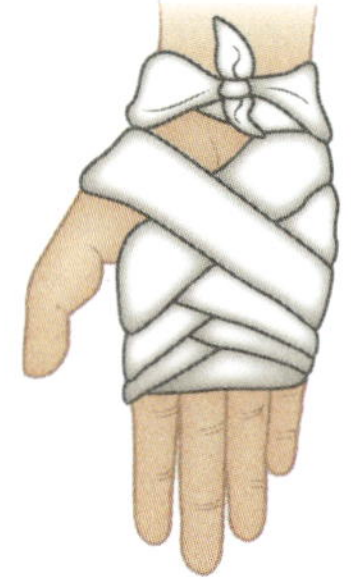

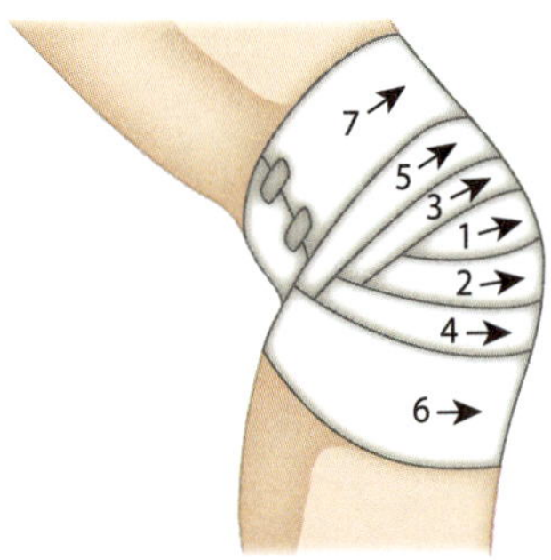

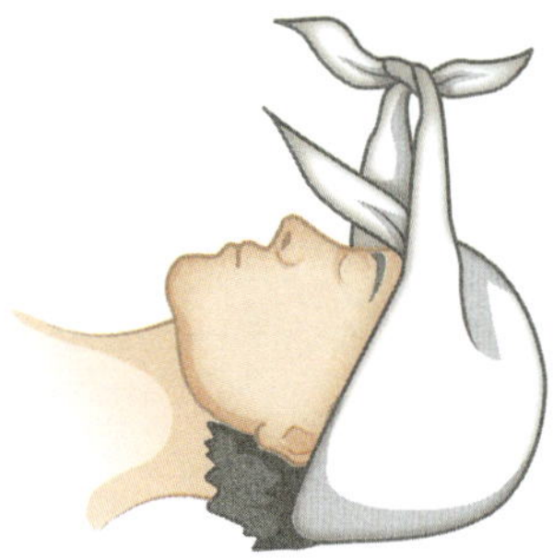

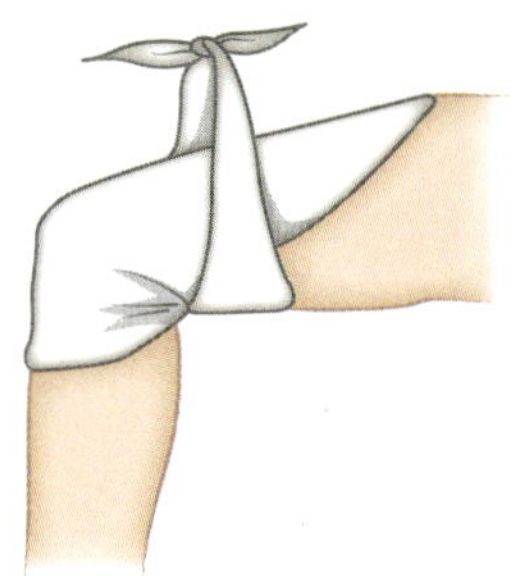

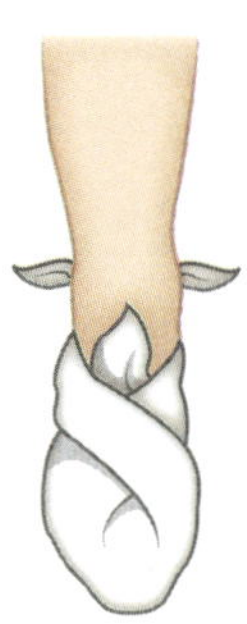

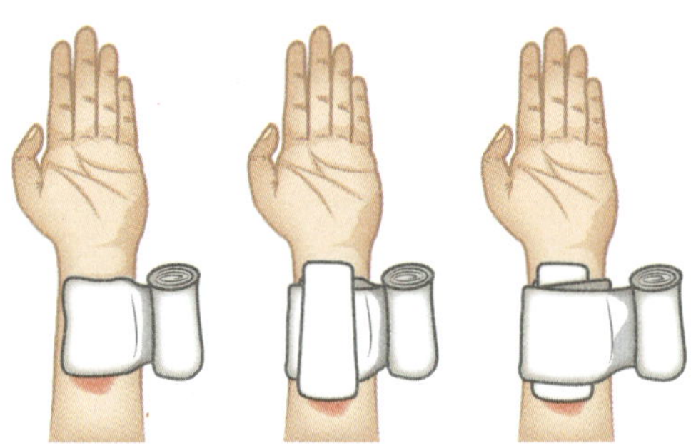

13. Um die praktischen Übungen auch theoretisch zu festigen, ergänzen Sie die Tabelle zu den Grundarten der Verbände.

Grundarten der Verbände	Beschreibung der Wickeltechnik	Anwendung der Verbände
Kreistour 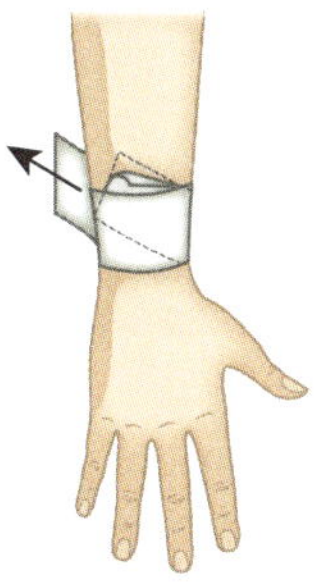		
Schraubengang 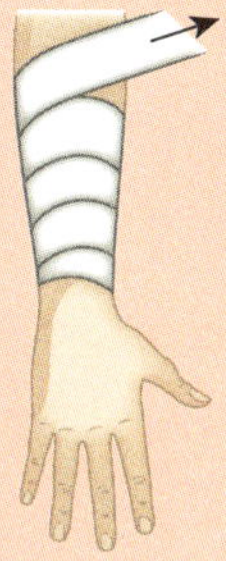		
Schildkröten-verband (Achtertouren) 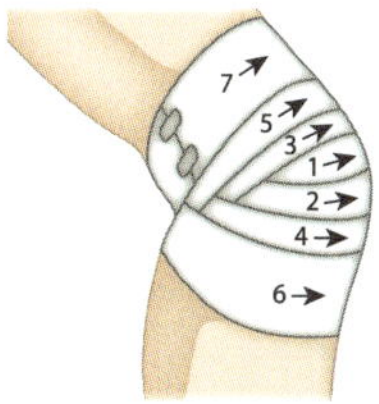		

14. Welche der beiden Optionen ist die korrekte Art eine Binde zu halten und zu führen? Begründen Sie Ihre Antwort.

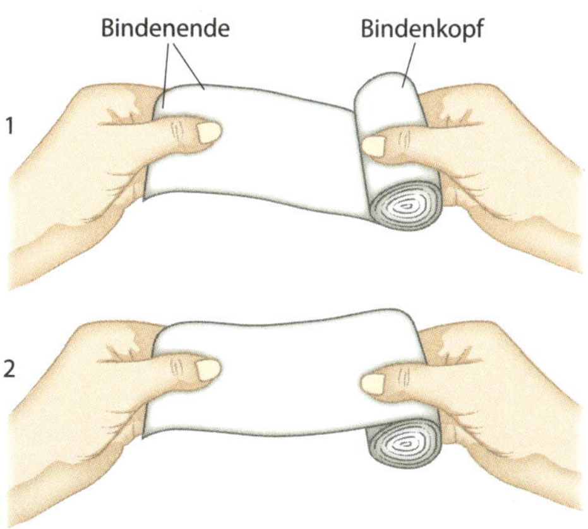

15. Lesen Sie die folgenden Fallbeispiele aufmerksam durch.
Welche Notfallsituation liegt Ihrer Meinung nach jeweils vor?
Notieren Sie anschließend die notwendigen Erste-Hilfe-Maßnahmen.

Fallbeispiel 1
Die Pflegehelferin Leonie möchte bei der zu Pflegenden Frau Schmidt wie gewohnt die Körperpflege durchführen. Als sie jedoch das Zimmer betritt, sieht sie Frau Schmidt wimmernd am Boden liegen. Am Arm entdeckt die Pflegehelferin eine klaffende, blutende Wunde. Frau Schmidt hat kalte, schweißige Hände. Der Puls ist kaum fühlbar und stark erhöht. Sie ist kaum ansprechbar.

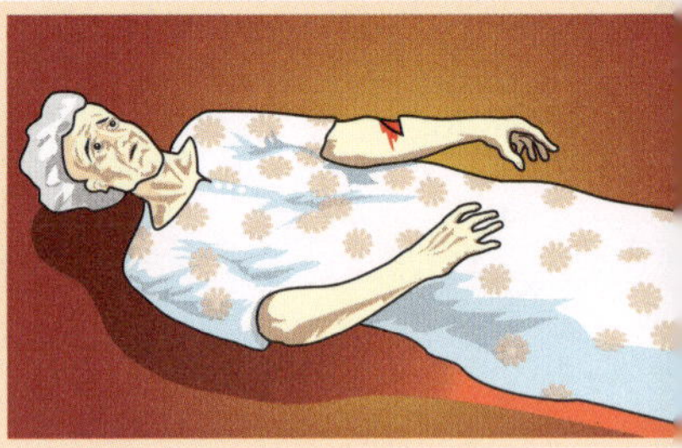

Welche Notfallsituation liegt vor?

____

____

Erste-Hilfe-Maßnahmen:

____

____

____

____

____

____

____

Fallbeispiel 2
Die kleine Maria findet die vielen bunten Flaschen und Büchsen in Mamas Küchenschrank sehr interessant. Eine Flasche Bodenreiniger „Extra stark" ist ohne Verschluss. Während die Mutter die Wäsche aufhängt, trinkt Maria aus der Flasche.

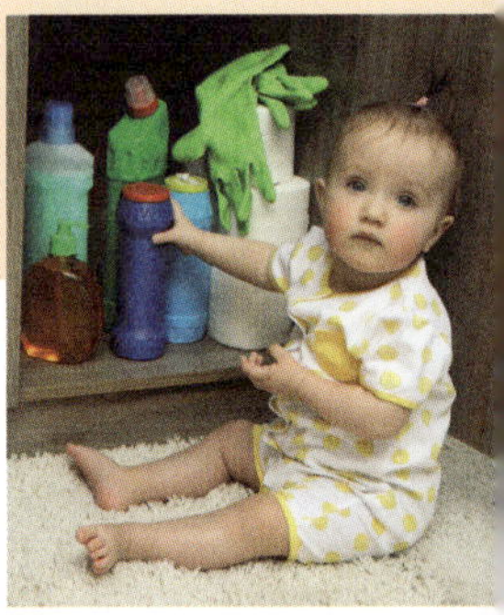

Welche Notfallsituation liegt vor?

____

____

Erste-Hilfe-Maßnahmen:

____

____

____

____

____

____

____

Fallbeispiel 3
Sie finden den völlig apathisch wirkenden Herrn Bremer vor Ihrem Frühdienst auf einer Bank der Pflegeeinrichtung liegen. Die Außentemperaturen liegen nahe dem Gefrierpunkt. Herr Bremer ist nur mit Schlafanzug und Bademantel bekleidet.

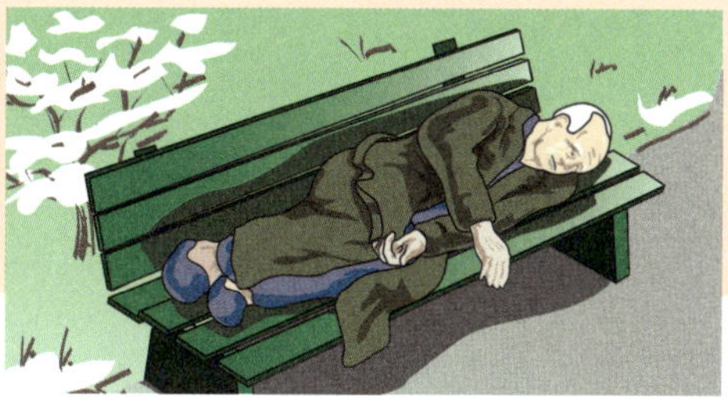

Welche Notfallsituation liegt vor?

Erste-Hilfe-Maßnahmen:

Fallbeispiel 4
Ihre Mitschülerin Isabell ist in der Praxiseinrichtung umgeknickt. Sie kann den Fuß kaum belasten.
Innerhalb kurzer Zeit tritt eine sichtbare Schwellung auf.

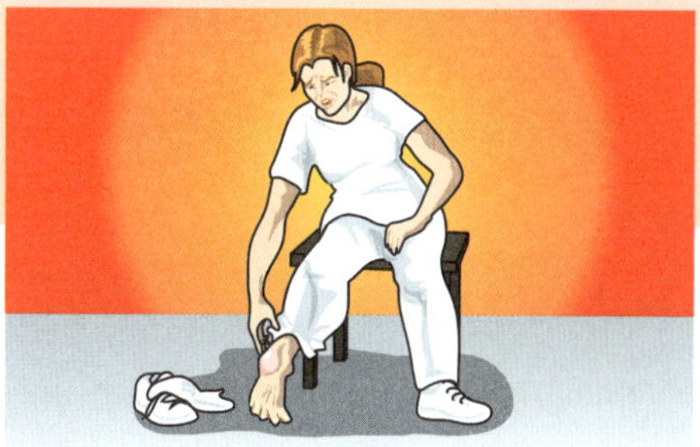

Welche Art der Verletzung liegt vor?

Erste-Hilfe-Maßnahmen:

Fallbeispiel 5
Tim freut sich auf den Abend. Seine Eltern haben ihm versprochen, den Feuerkorb anzumachen und mit ihm über dem Feuer Würstchen und Stockbrot zu rösten.
Alle haben große Freude bei dem gemeinsamen Erlebnis. Beim Herantreten mit dem dritten Würstchenspieß, stolpert Tim und fällt mit einem Arm in den Feuerkorb.

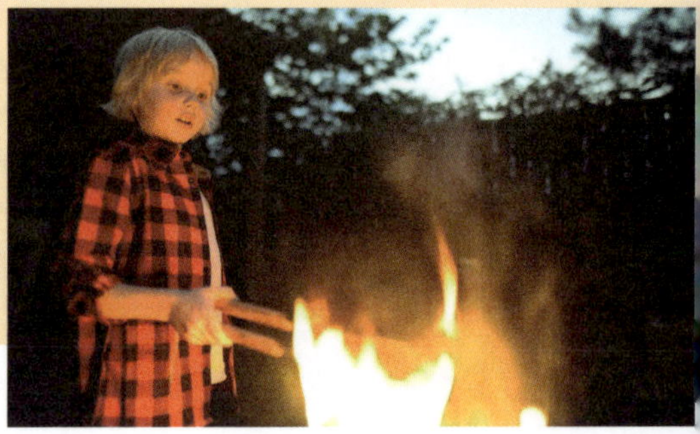

Welche Notfallsituation liegt vor?

Erste-Hilfe-Maßnahmen:

Fallbeispiel 6
Frau Heinrich fällt beim Frühstück plötzlich die Tasse aus der Hand. Der Arm liegt kraftlos auf dem Tisch. Ein Mundwinkel hängt herab. Sie kann auf Nachfrage nur „verwaschen" antworten.

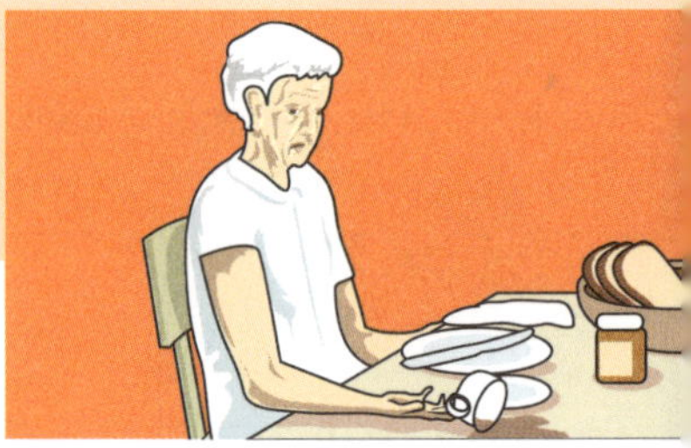

Welche Notfallsituation liegt vor?

Erste-Hilfe-Maßnahmen:

6.2 Menschen in besonderen Lebenssituationen unterstützen

6.2.1 Bei der Pflege von Menschen mit akuten und chronischen Schmerzen mitwirken

1. Ordnen Sie die Aussagen zu akuten und chronischen Schmerzen korrekt zu, indem Sie die jeweiligen Kästchen rot (akuter Schmerz) bzw. blau (chronischer Schmerz) kennzeichnen.

- Behandlung der Schmerzursachen, Schonung und eine (zeitlich begrenzte) Schmerzmittelgabe
- dieser Schmerz hat keine Warn- und Signalfunktion
- dieser Schmerz hat in der Regel eine klar erkennbare Ursache
- Akute Schmerzen
- Schmerzen über 6 Monate, dauerhaft oder wiederkehrend
- ganzheitliche Behandlungsmethoden, die die körperlichen und seelischen Probleme gleichermaßen ansprechen

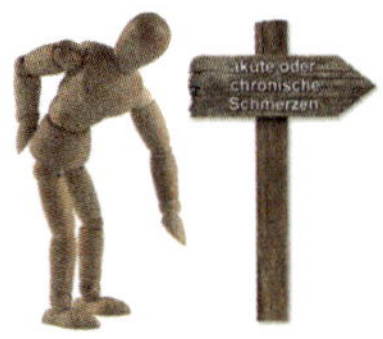

- Ziel ist die Beseitigung der Ursachen des Schmerzes und die Schmerzfreiheit
- Chronische Schmerzen
- dieser Schmerz hat eine Warnfunktion
- Schmerzen sind von kurzer Dauer, maximal 6 Monate
- Ursache oft nicht bekannt oder therapierbar
- Ziel ist ein optimales Schmerzmanagement, um die Lebensqualität zu verbessern

2. In der Übersicht sind die verschiedenen Schmerzformen erkennbar. Fügen Sie die vorgegebenen Beispiele in die Tabelle ein.

Oberbauchbeschwerden, Trigeminusneuralgie, Verbrennung, Kopfschmerzen, Nierenkolik, Knochenbruch, Polyneuropathie, Schnittverletzung, Bauchfellentzündung, Muskelkrämpfe

Schmerzform		Beispiele
Nozizeptiver Schmerz	Oberflächenschmerz	
	Tiefenschmerz	
	Eingeweideschmerz	
Neuropathischer Schmerz		
Psychosomatischer Schmerz		

3. Wie im Expertenstandard „Schmerzmanagement in der Pflege“ festgelegt, hat unmittelbar nach Feststellen von Schmerzen oder schmerzbedingten Problemen eine systematische Schmerzeinschätzung durch die Pflegefachperson zu erfolgen. Dazu benötigt sie zielgruppenspezifische Einschätzungs- und Dokumentationsinstrumente. In der Übersicht finden Sie drei Skalen zur Schmerzerfassung. Erklären Sie die wesentlichen Unterschiede und bestimmen Sie abschließend die dargestellte Skala.

Skalen zur Schmerzerfassung	Erläuterung
BESD-Skala	
Wong-Baker-Skala	
Numerische Rating-Skala	

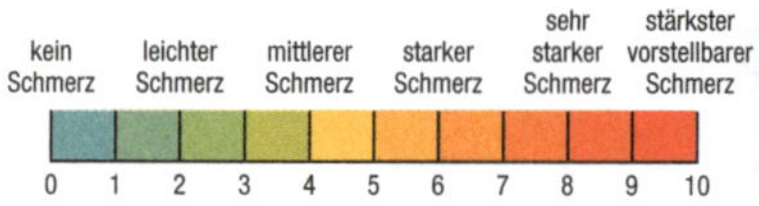

4. Neben der medikamentösen Behandlung von Schmerzen können auch nicht medikamentöse Maßnahmen zur Schmerzlinderung angewendet werden. Ein Beispiel sehen Sie in der Abbildung. Geben Sie weitere Beispiele an.

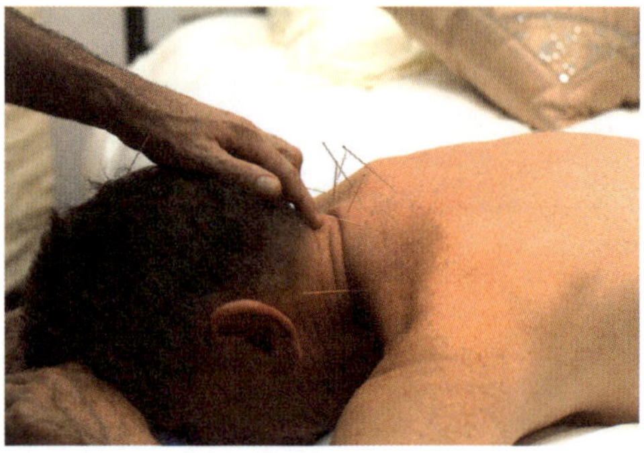

.2.2 Bei der Pflege von Menschen mit Tumorerkrankungen mitwirken

1. In der linken Spalte sind Skizzen eines gutartigen (benignen) und eines bösartigen (malignen) Tumors erkennbar. Ordnen Sie die Begriffe „gutartiger Tumor" und „bösartiger Tumor" den Abbildungen zu.
In der rechten Spalte der Übersicht sind die Merkmale von Tumoren aufgeführt. Entscheiden Sie durch Setzen des Buchstabens „G" oder „B", für welchen Tumor das Merkmal charakteristisch ist. (G = gutartiger Tumor, B = bösartiger Tumor)

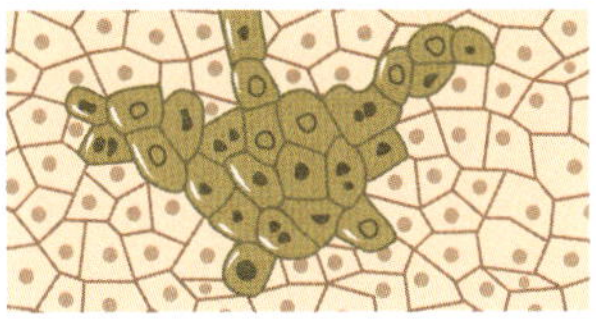 ______________ ______________	______	meist langsames Wachstum
	______	die Bildung von Tochtergeschwülsten ist charakteristisch
	______	destruierendes Wachstum (zerstört gesundes Nachbargewebe)
	______	keine Tendenz zur Bildung von Tochtergeschwülsten
	______	infiltrierendes Wachstum (in gesundes Gewebe hineinwachsend)
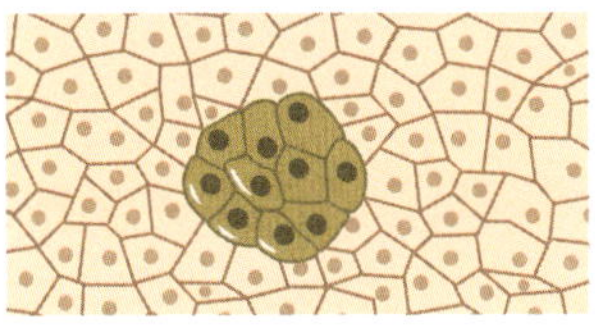 ______________ ______________	______	meist schnelles Wachstum
	______	nach Entfernen keine Rezidivneigung (Rückfall)
	______	klare Abgrenzung zum gesunden Gewebe
	______	Rezidivneigung (Rückfall) vorhanden
	______	Tumor wächst expansiv (verdrängt gesundes Nachbargewebe)

2. Erläutern Sie mithilfe der Abbildungen die Phasen der Metastasierung.

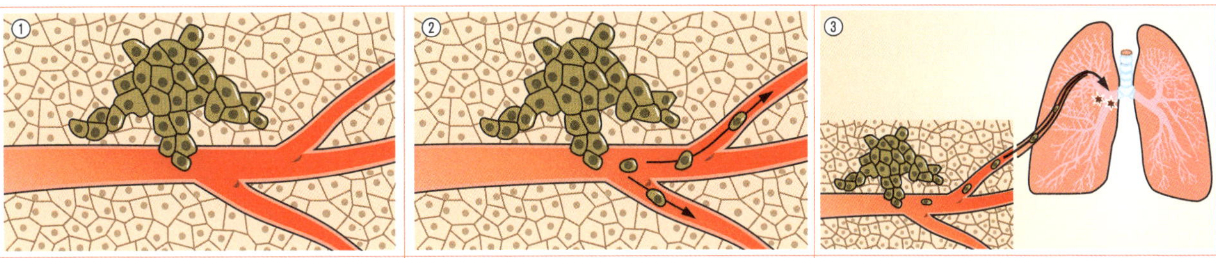

①	②	③
______________	______________	______________
______________	______________	______________
______________	______________	______________
______________	______________	______________
______________	______________	______________
______________	______________	______________
______________	______________	______________
______________	______________	______________
______________	______________	______________

3. Bei gutartigen Tumoren kann man das Herkunftsgewebe ableiten. Von welchem Gewebe geht ein … aus?

Fibrom	______________
Myom	______________

Osteom	______________
Lipom	______________

4. Vervollständigen Sie den Lückentext zum Thema „Fatigue" unter Zuhilfenahme der vorgegebenen Begriffe.

Wechsel, Schlafgewohnheiten, Erschöpfung, Familie, körperliche, Tumorpatienten, Leben, Appetit, Aufklärungsgespräche, Aktivität, Ruhe, Desinteresse, Angehörigen

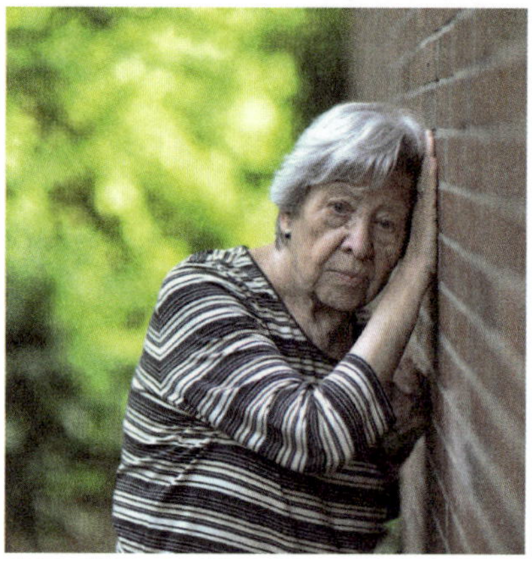

Fatigue ist ein Zustand schwerer ______________ und Müdigkeit, der besonders bei chronisch Kranken und ______________ im Verlauf der Erkrankung auftritt. Kennzeichnend ist neben der extremen Müdigkeit eine verminderte ______________ Belastbarkeit, Motivationsverlust, zunehmendes ______________ an der Umwelt, Isolation gegenüber Freunden und der ______________ und ein nachlassendes Interesse am ______________ selbst. Diesem Komplex aus Symptomen versucht man in der Pflege mit verschiedenen Strategien zu begegnen. Dazu gehören u.a. ______________ über Fatigue mit den Betroffenen, aber auch mit ihren ______________, eine angemessene körperliche ______________ (Spaziergänge, Rad fahren), ggf. eine Änderung der bisherigen ______________ (Tag-Nacht-Rhythmus, Frischluftzufuhr), eine trotz mangelndem ______________ ausgewogene Ernährung und ein dem Zustand angepasster ______________ zwischen ______________ und Aktivität.

5. Geben Sie Schwerpunkte der Krebsbehandlung an.

6. Eine Form der Krebstherapie ist die Bestrahlung. Trotz gezielter Applikation kann es zu unerwünschten Reaktionen des gesunden Nachbargewebes kommen. Zeigen Sie Pflegemaßnahmen auf, die den dargestellten Nebenwirkungen entgegenwirken.

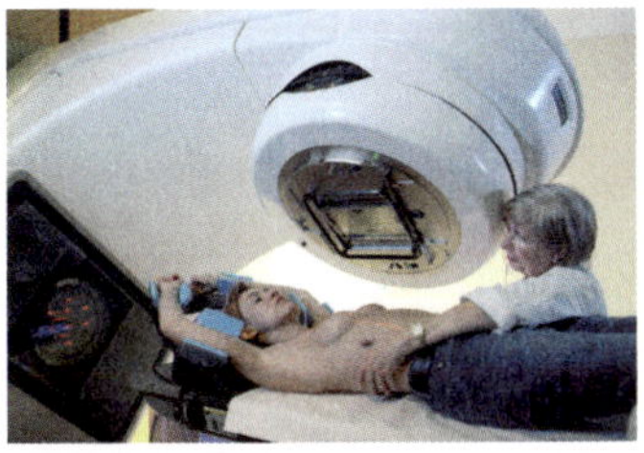

Bestrahlungsgebiet	Reaktion auf Bestrahlung	Pflegemaßnahmen
Oberhaut (unabhängig von der Lokalisation)	Erythem, Ödembildung, feuchte Abschuppung, Ulzerationen bis hin zur Nekrose	
Mundschleimhaut	Entzündungen der Mundschleimhaut, Schmerzen, ggf. Soor	
Hals, Speiseröhre	Entzündung, Schluckprobleme, Schmerzen, Appetitlosigkeit	

6.2.3 Bei der Pflege von Sterbenden mitwirken

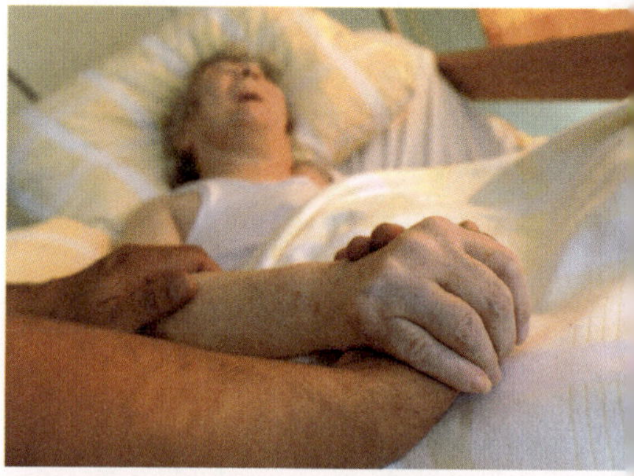

1. Elisabeth Kübler-Ross war eine der ersten Sterbeforscherinnen, die den Prozess des Sterbens anhand zahlreicher Interviews mit Sterbenden in fünf „Sterbephasen" unterschied.
Bringen Sie die Phasen in die richtige Reihenfolge und charakterisieren Sie diese anschließend.

Depression, Zorn, Zustimmung, Nichtwahrhabenwollen und Isolierung, Verhandeln

Phasen	Erläuterung
1. Phase	
2. Phase	
3. Phase	
4. Phase	
5. Phase	

2. Vervollständigen Sie den Lückentext unter Verwendung der vorgegebenen Begriffe.

Bedürfnisse, lindernde, Schwerstkranken, Kinder, Atmosphäre, Hospize, Heilung, Sterbebegleitung, Palliativ, Versorgung, Tageskliniken, Schmerzlinderung

Die moderne Hospiz- und ________________bewegung begann 1967, als die Krankenschwester und Ärztin Cicely Saunders in London ein erstes Haus für sterbende Menschen eröffnete. In ihrem Wirken verband sie ________________ mit Möglichkeiten der ________________, um den unheilbar kranken Menschen den letzten Abschnitt ihres Lebens in würdiger ________________ verbringen zu lassen. Seit 1986 entstehen auch in Deutschland immer mehr Einrichtungen mit dieser Zielsetzung; z. B. stationäre ________________, ambulante Hospizdienste, Tageshospize, palliativmedizinische ________________, Palliativstationen in Krankenhäusern und ________________hospize. Alle Versorgungsformen eint das Ziel, dass die ________________ des Sterbenden bzw. ________________ und seiner Angehörigen im Mittelpunkt stehen. Es besteht kein ________________sbestreben, die medizinische ________________ ist nur noch auf das Nötigste beschränkt, beispielsweise auf schmerzlindernde Medikamente. Diese Form der Behandlung nennt man palliative oder ________________ Therapie.

3. Erklären Sie den Unterschied zwischen einem Hospiz und einer Palliativstation. Nutzen Sie dazu externe Quellen, z. B. das Internet.

Hospiz ________________

Palliativstation ________________

4. Geben Sie einen Überblick über pflegerische Maßnahmen bei der Betreuung von Sterbenden in der finalen Phase.

5. Nach einer Umfrage der Deutschen Hospiz Stiftung haben viele Menschen den Wunsch, die letzte Lebenszeit in vertrauter Umgebung zu verbringen.

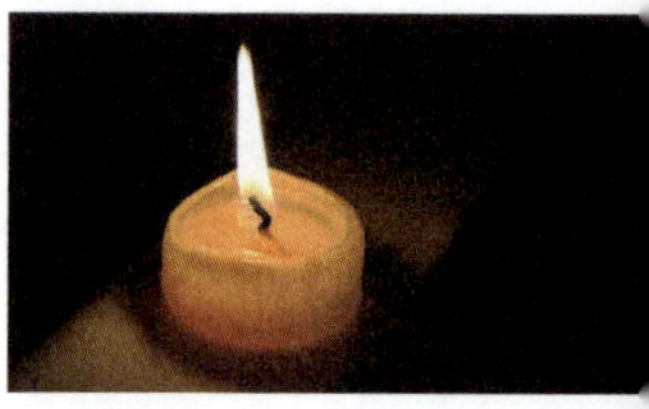

a) Positionieren Sie sich zu dieser Aussage. Tritt diese gewünschte Situation bei der Mehrzahl der Bevölkerung ein?

b) Zeigen Sie Orte des Sterbens auf. Wo würden Sie Angehörige versorgt wissen wollen?

c) Geben Sie Kernbedürfnisse sterbender Menschen an.

6. Wahrscheinlich haben auch Sie schon Sterbende betreut. Bei der Krankenbeobachtung kann man verschiedene körperliche Zeichen erkennen, die auf einen nahenden Tod hinweisen.
Kreuzen Sie die zutreffenden Aussagen an.

	richtig	falsch
tiefe und verlängerte Atemzüge, die oftmals schnarchend sind	▢	▢
weiße Nasenspitze, Gesicht fällt zunehmend ein	▢	▢
blasse, bläulich marmorierte Haut	▢	▢
leichter Blutdruckanstieg	▢	▢
Augen sind geschlossen	▢	▢
zunehmende Apathie und Bewusstseinseintrübung	▢	▢
beim Öffnen der Augenlider gesteigerte Pupillenreaktion	▢	▢
kalte Extremitäten	▢	▢

7. Haben Sie in Ihrer Pflegeeinrichtung schon einmal erlebt, dass Trauerrituale nach dem Versterben von Patienten/Bewohnern gepflegt werden? Beschreiben und stellen Sie diese im Unterrichtsgespräch vor.

1 Lebensphasen des Menschen und Besonderheiten im Alter berücksichtigen

Tragen Sie, ggf. unter Zuhilfenahme externer Quellen, einige charakteristische Merkmale der einzelnen Lebensphasen zusammen. Vergleichen Sie Ihre Ergebnisse im Unterrichtsgespräch.

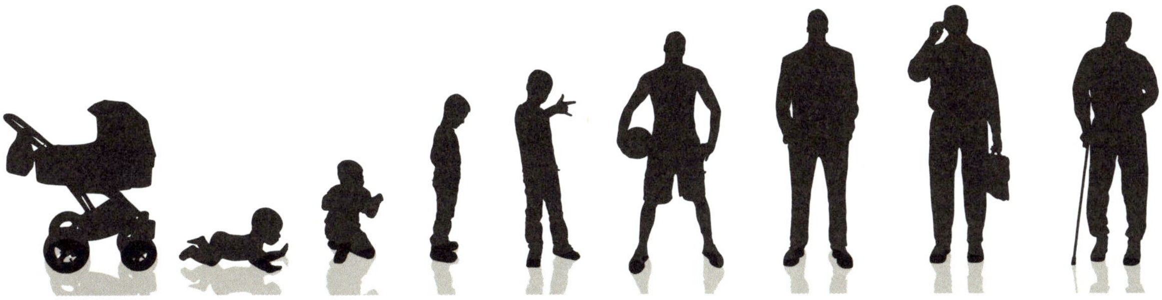

Lebensphasen	Merkmale
Säuglingsalter	
Kindheit	
Jugendalter	
Erwachsenenalter	
Alter	

2. Beim Alter eines Menschen unterscheidet man zwischen dem kalendarischen und dem biologischen Alter. Erklären Sie die Unterschiede der beiden Begriffe.

Kalendarisches Alter: ______________________________

Biologisches Alter: ______________________________

____

3. Zwischen dem kalendarischen und dem biologischen Alter können große Schwankungen auftreten. Betrachten Sie die nachfolgenden Bilder und versuchen Sie, das Alter der abgebildeten Personen zu schätzen.

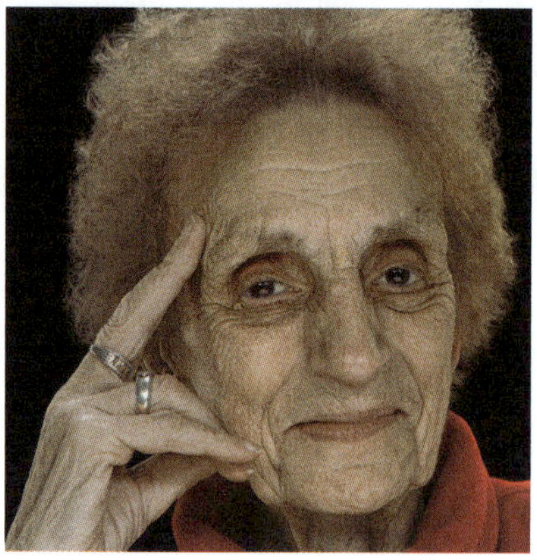

______ Jahre

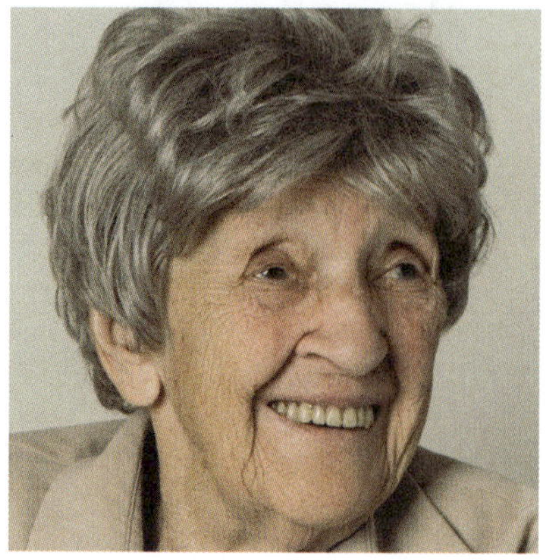

______ Jahre

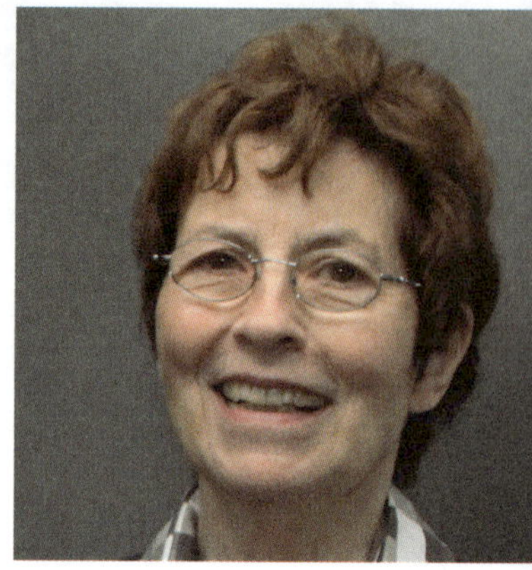

______ Jahre

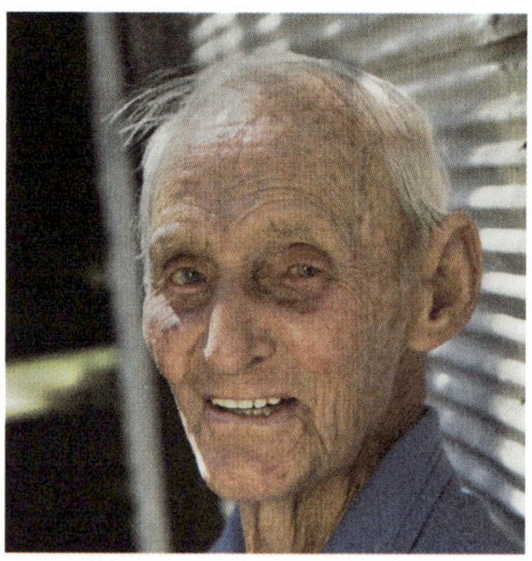

______ Jahre

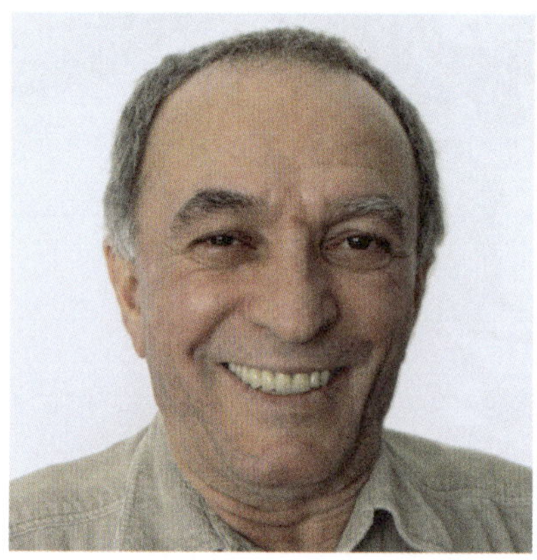

______ Jahre

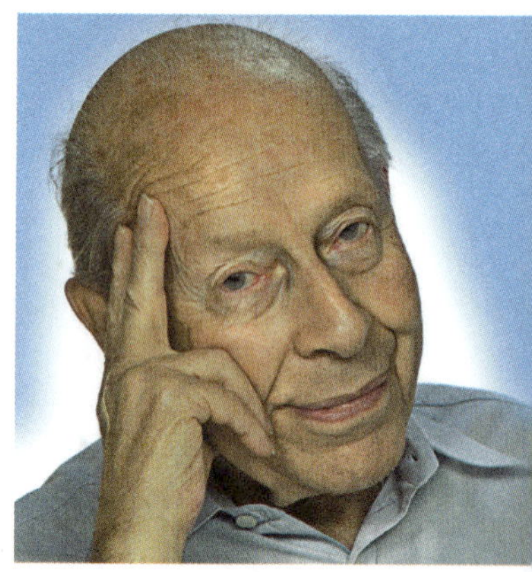

______ Jahre

4. Konnten Sie das Alter der Personen gut einschätzen oder gab es auffällige Differenzen? Geben Sie Ursachen für die Unterschiede zwischen dem kalendarischen und dem biologischen Alter an.

____

____

____

____

____

____

____

____

5. Altern ist keine Krankheit. Trotzdem treten bei jedem Menschen mit Fortschreiten des Lebensalters mehr oder weniger ausgeprägte Rückbildungsprozesse auf. Tragen Sie typische Veränderungen im Alter zusammen. Zur Hilfestellung werden Oberbegriffe vorgegeben.

Haut

___

___

Schmecken

___

___

Muskeln

___

___

Gelenke

___

___

Sehvermögen

___

___

Stoffwechsel

___

___

Thermoregulation

___

___

Imunsystem

___

___

Hörvermögen

___

___

Organfunktionen

___

___

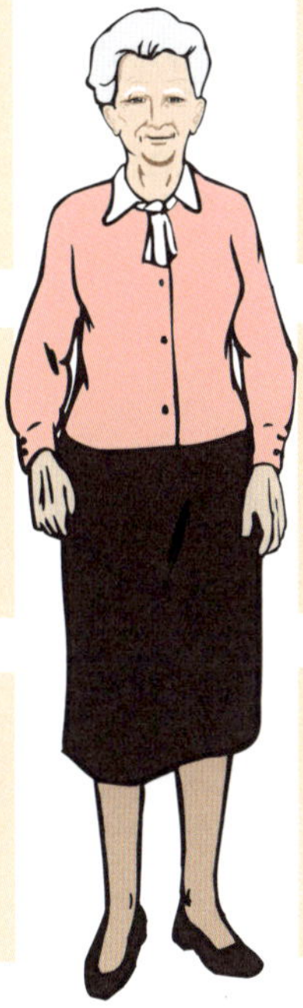

Geistige Veränderungen

___

___

Fortpflanzung

Frau: ___

___

Mann: ___

___

Knochen

___

___

___

6. Ergänzen Sie die Aussagen zum Thema Lebenserwartung.

Die Lebenserwartung stieg in Deutschland in den letzten 100 Jahren fast um das Doppelte. Bei heute Geborenen liegt sie im Durchschnitt bei ca. 86 Jahren. Zählen Sie mögliche Gründe für diesen Anstieg auf:

7. Die hohe Lebenserwartung hat in Verbindung mit den anhaltend niedrigen Geburtenraten eine Veränderung der Altersstruktur zur Folge. Mit grafischen Darstellungen kann man den Wandel im Altersaufbau der deutschen Bevölkerung sehr gut verdeutlichen. Versuchen Sie, mithilfe der Abbildung folgende Fragen zu beantworten:

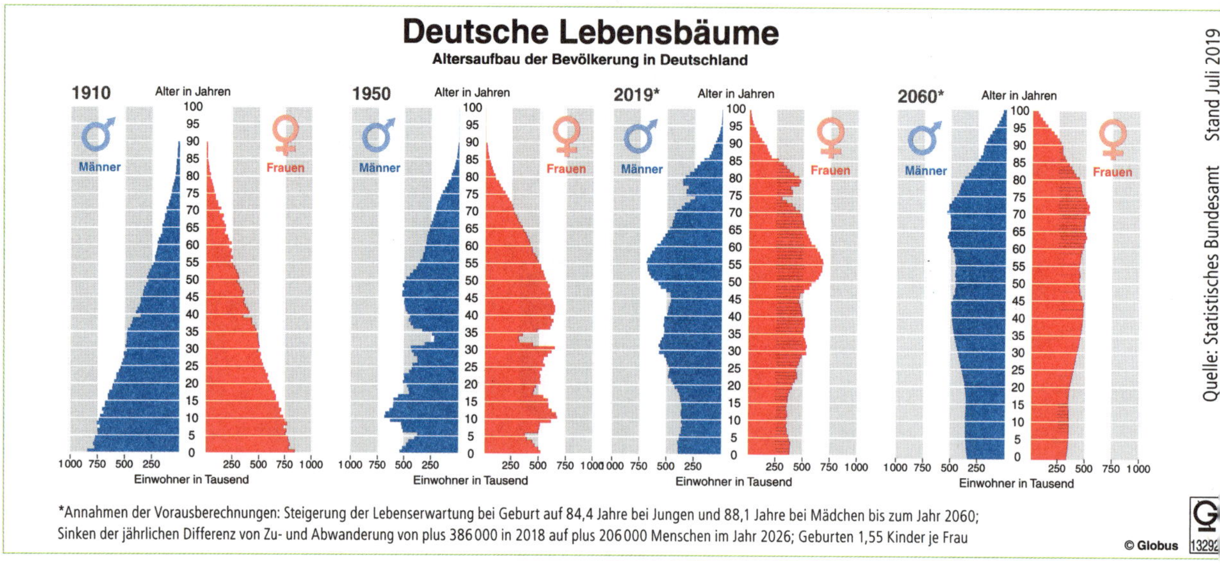

a) Wie verändert sich der Anteil der älteren Bevölkerung?

b) Welche Aussagen können Sie zum Anteil der jüngeren Bevölkerung (Kindesalter) machen?

c) Wie sieht die zukünftige Prognose der Bevölkerungszahlen im erwerbsfähigen Alter aus?

8. Diskutieren Sie über daraus resultierende Probleme im Unterricht. Entwickeln Sie Lösungsvorschläge.

7.2 Pflegebedürftigkeit und Versorgungsformen in der Pflege kennen

1. Ergänzen Sie die laut Pflegeversicherungsgesetz (SGB XI, § 14 Abs.1) im Januar 2017 aktualisierte Definition „Pflegebedürftigkeit" mithilfe der vorgegebenen Begriffe. Informieren Sie sich im Anschluss über die Inhalte des SGB XI § 15.

körperliche, Dauer, Selbstständigkeit, § 15, psychische, sechs, kompensieren, Beeinträchtigungen

Pflegebedürftig (…) sind Personen, die gesundheitlich bedingte ______________ der ______________ oder der Fähigkeiten aufweisen und deshalb der Hilfe durch Andere bedürfen. Es muss sich um Personen handeln, die ______________, kognitive oder ______________ Beeinträchtigungen oder gesundheitlich bedingte Belastungen oder Anforderungen nicht selbstständig ______________ oder bewältigen können. Die Pflegebedürftigkeit muss auf ______________, voraussichtlich für mindestens ______________ Monate und mit mindestens der in ______________ festgelegten Schwere bestehen.

2. Worin besteht der fundamentale Fortschritt bei der aktualisierten Definition des „Pflegebedürftigkeitsbegriffs"?

3. Tragen Sie auf der Grundlage Ihrer bereits vorhandenen Pflegeerfahrungen Versorgungsmöglichkeiten in der Pflege zusammen. Vergleichen und ergänzen Sie im Unterrichtsgespräch.

4. Beschreiben Sie die wesentlichen Unterscheidungsmerkmale der in Aufgabe 3 zusammengetragenen Versorgungsformen in der Pflege.

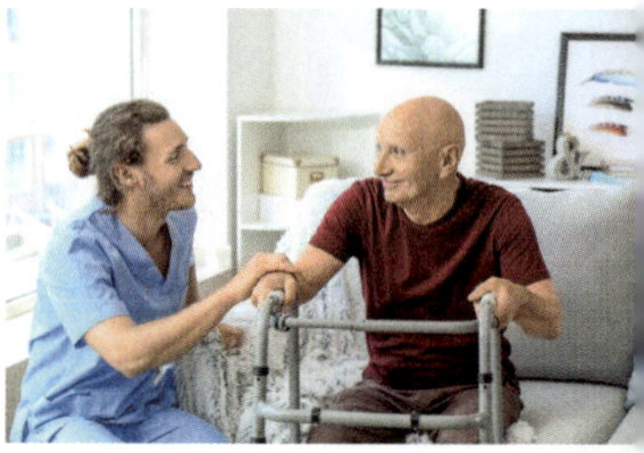

5. Lesen Sie das Fallbeispiel.

Frau Meier pflegt seit zwei Monaten ihre Mutter in ihrem Haus, nachdem diese nach einer Oberschenkelhalsfraktur auf Hilfe angewiesen ist. Sie hat den Pflegegrad 2. Vor langer Zeit plante Frau Meier bereits einen Urlaub mit ihrem Mann, der in 3 Wochen beginnt. Sie sucht nun eine Möglichkeit der Versorgung ihrer Mutter. Sie hat durch Gespräche im Bekanntenkreis gehört, dass es eine Möglichkeit durch eine Kurzzeit- oder Verhinderungspflege gibt.

Erklären und begründen Sie Frau Meier, welche Art in ihrem Fall Anwendung finden würde.

7.3 Lebenswelten und soziale Netzwerke berücksichtigen

1. Finden Sie im Suchworträtsel zum Thema „Soziale Netzwerke“ 12 Begriffe und ordnen Sie diese anschließend den drei Arten zu. (ö = oe, ü = ue, → ↓ ↘)

A	A	R	D	H	Z	U	I	O	P	F	D	E	R	W	V	D	E	R	T	Z	U	M	N	S	I	A
Y	D	R	T	I	V	G	H	V	F	R	E	S	A	W	Q	E	R	W	Q	X	C	D	E	W	M	Z
C	G	H	K	U	E	L	A	N	H	T	Z	Z	U	I	O	P	R	E	D	W	F	A	Y	S	E	J
W	J	K	R	E	T	N	U	N	F	X	A	S	Y	O	C	S	W	E	R	G	R	T	Z	U	I	Y
C	S	A	Q	W	E	R	S	V	P	F	L	E	G	E	D	I	E	N	S	T	E	B	N	C	S	H
W	Q	E	R	A	R	F	H	T	B	G	D	S	A	F	R	H	J	U	Z	T	U	V	D	E	R	I
E	W	B	L	R	Y	A	A	C	E	V	D	E	T	F	B	H	Z	U	M	K	N	I	L	O	I	S
Y	C	D	E	B	W	V	L	K	L	D	E	U	I	E	H	Z	N	J	U	I	D	L	N	F	R	P
G	T	R	E	E	S	A	T	C	S	W	B	F	R	N	N	R	A	M	U	T	E	Z	U	I	I	R
K	K	J	U	I	Z	T	S	Y	A	V	E	S	T	T	B	N	C	M	J	U	Z	U	D	S	A	T
W	C	D	D	T	E	E	H	R	E	N	A	M	T	L	I	C	H	E	V	F	R	B	U	T	Z	O
F	M	A	E	S	Z	K	I	I	S	C	V	B	G	I	N	T	B	E	W	E	H	K	Z	U	J	L
J	A	B	R	K	W	Q	L	Y	L	F	D	C	X	C	Y	A	A	N	Z	T	R	K	I	P	A	K
H	P	M	N	O	R	T	F	Z	C	F	I	U	A	H	Y	X	R	W	A	S	E	T	Z	U	I	J
K	U	Z	I	L	G	F	E	D	B	U	E	R	G	E	R	I	N	I	T	I	A	T	I	V	E	N
V	Q	W	Y	L	E	T	Z	U	I	U	I	G	J	K	I	Z	T	R	E	D	F	G	C	X	Y	Z
Q	X	S	D	E	I	H	Z	U	I	O	N	F	R	N	U	Z	T	M	J	U	Z	T	R	F	D	S
A	Y	X	C	G	E	E	G	T	R	D	S	A	A	U	J	H	Z	T	R	E	W	Q	A	S	A	M
V	E	R	K	E	H	R	S	S	Y	S	T	E	M	E	P	M	U	I	Z	F	D	S	A	V	D	A
X	S	W	A	N	A	Y	Z	U	I	O	B	F	R	E	W	P	M	H	Z	S	A	W	E	Q	A	G
Y	X	G	F	R	E	T	Z	U	I	O	N	M	F	F	N	R	E	S	W	Q	V	L	E	S	Y	H
C	S	W	D	E	N	G	T	R	F	V	K	L	O	U	M	L	P	N	B	G	S	X	E	W	Y	Z

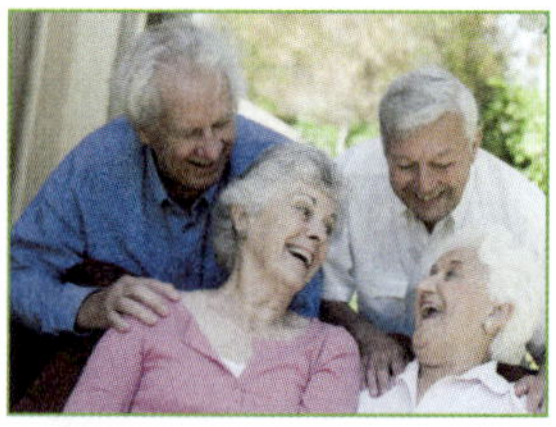

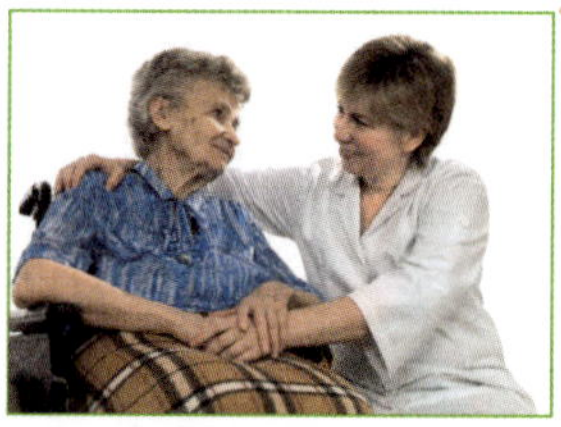

Soziale Netzwerke

Persönliche soziale Netzwerke (Primäres Netzwerk)

____

____

____

____

Gesellschaftliche Netzwerke (Sekundäres Netzwerk)

soziale ______________________

____

Einrichtungen

____

____

Mitarbeit

Netzwerke mit vermittelnder Funktion (Tertiäres Netzwerk)

____

____

____

____

2. Die klassische Vater-Mutter-Kind-Familie, die sogenannte Kernfamilie, beginnt sich in Deutschland zu verändern. Eine Vielfalt neuer Lebens- und Familienformen sind entstanden. Ergänzen Sie die Übersicht, indem Sie die Wörter und Wortsilben sinngebend einsetzen.

Fern, gemeinschaften, schwule, Hausmann, Allein, verdiener, kinderlose, Singles, Paare, Patchwork, erziehende, Familie, end, mutter

MODERNISIERTE FAMILIEN

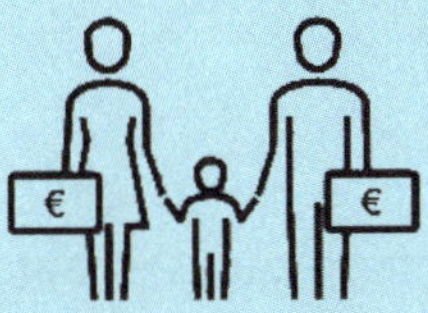

Doppel______________-Familie

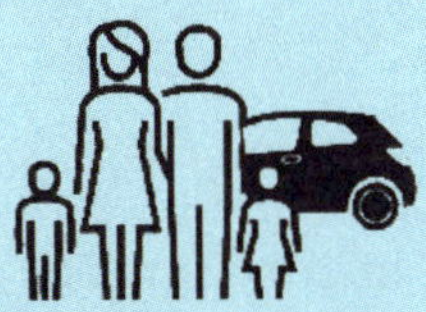

Wochen______________-Familie

Familie mit ______________

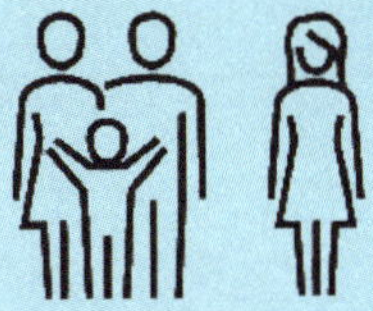

Familie mit Tages-______________

„NEUE ELTERN"

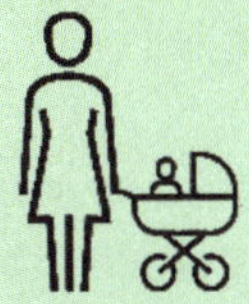

Allein______________ Mutter

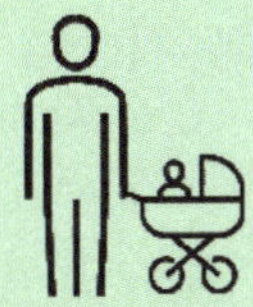

______________erziehender Vater

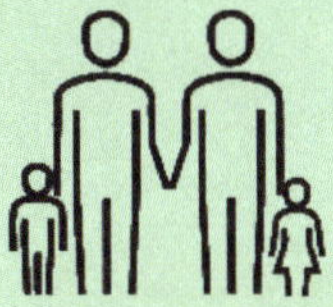

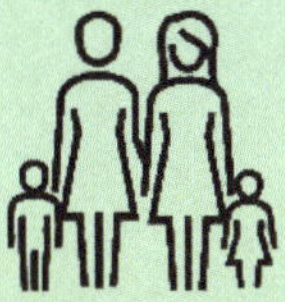

Homosexuelle ______________ mit Kind(ern)

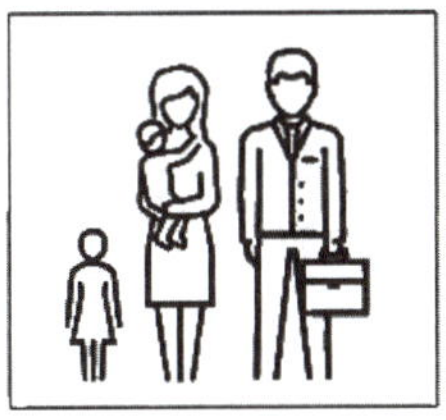

Traditionelle ______________

KINDERLOSE

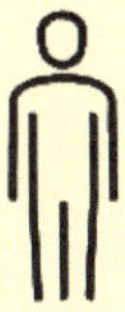

____

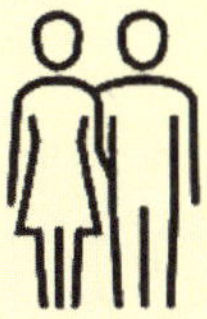

______________ Paare

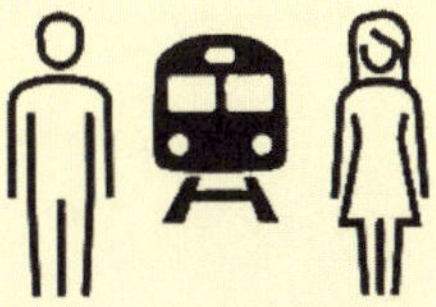

______________beziehung

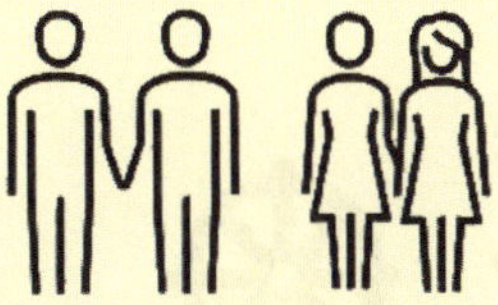

______________ und lesbische Partnerschaften

ZUSAMMENGESETZTE LEBENSFORMEN

____

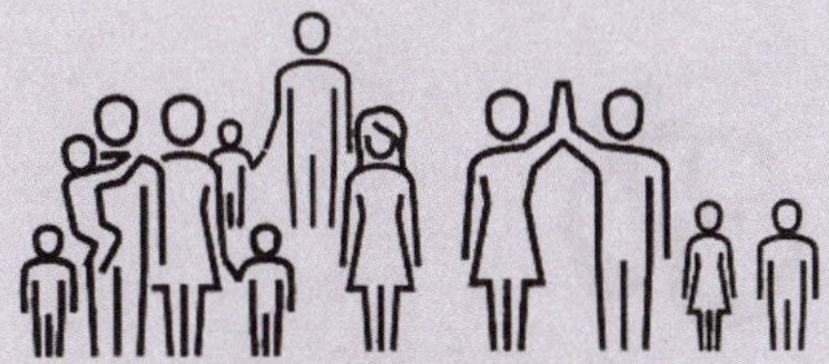

Stief- und Fortsetzungsfamilien

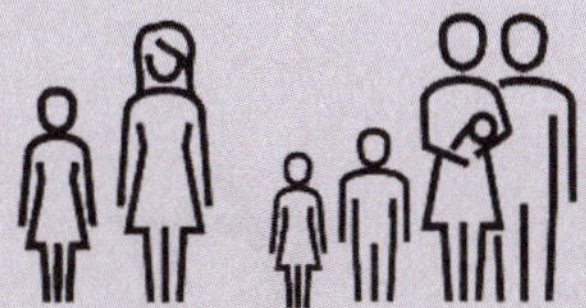

Freie Wohn- und Lebens-______________

3. Lesen Sie das Fallbeispiel und beantworten Sie die nachfolgenden Fragen.

Frau Sinner, 67 Jahre, hat große Probleme mit dem Verlust ihres geliebten Mannes Hermann. Er verstarb vor einem halben Jahr an den Folgen eines Herzinfarktes. Sie hatten noch so viel geplant und wollten das Rentenalter genießen. Sohn Mark, der im Schichtsystem arbeitet und neben der Betreuung der eigenen Familie mit schulpflichtigen Kindern wenig Zeit für die Mutter hat, nimmt den zunehmenden Rückzug seiner Mutter mit großer Besorgnis wahr. Einladungen zum gemeinsamen Essen am Wochenende schlägt sie aus, sie will am liebsten allein zu Hause sein. Der Sohn ergreift die Initiative und sucht den Kontakt zu zwei ehemaligen Kolleginnen der Mutter. Diese ermutigen Frau Sinner, sie einmal wöchentlich in den nahegelegenen Seniorentreff zum Kaffee- und Spielenachmittag zu begleiten.
… drei Monate später …
Sohn Mark ist sehr erfreut zu sehen, dass seine Mutter jetzt regelmäßig die Angebote des Seniorentreffs nutzt und auch wieder Freude an Besuchen bei ihrem Sohn und ihren Enkeln zeigt. Auf Nachfrage sagt sie heute: „Ich wollte euch nicht zur Last fallen, ihr habt doch auch kaum Zeit füreinander, aber in Gedanken war ich immer bei euch …"

a) Welche sozialen Netzwerke halfen Frau Sinner maßgeblich, sich aus der Isolation zu lösen?

b) Zeigen Sie weitere Möglichkeiten auf, die es Frau Sinner ermöglichen, ein selbstbestimmtes und mit neuen Lebenszielen verbundenes Leben zu führen.

4. Der Glaube spielt im Leben vieler Menschen eine große Rolle. Er kann ihnen im täglichen Leben Halt und Orientierung geben. Weltweit gibt es eine Vielzahl von Religionen und Glaubensgemeinschaften. Im Allgemeinen werden aber nur fünf von ihnen als Weltreligionen bezeichnet. Tragen Sie diese unter Zuhilfenahme der Symbole zusammen

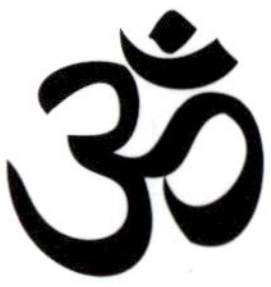
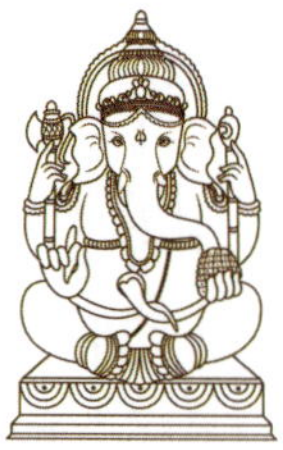
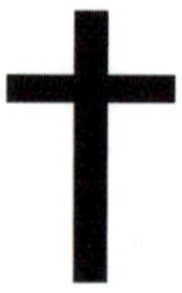
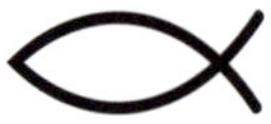

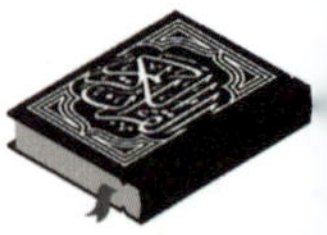
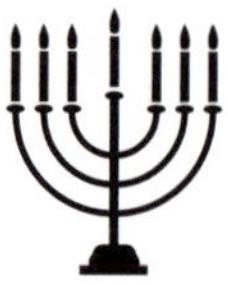
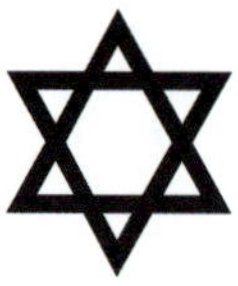
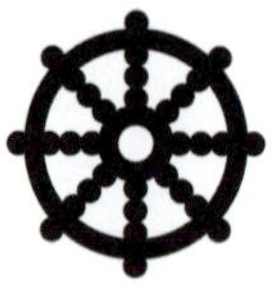
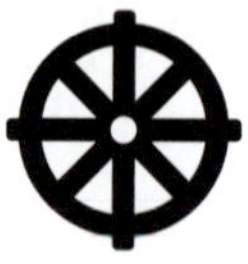

5. In der Tabelle sind eine Reihe der wichtigsten Feste und Feiertage der Weltreligionen aufgeführt. In welcher Religion werden diese Tage gefeiert und welche Bedeutung haben sie? Nutzen Sie dazu Ihr Wissen und ggf. weitere Quellen, z.B. das Internet (interkultureller Kalender).

	Fest / Feiertag	Bedeutung und Religion
1	Holi-Fest	
2	Ostern	
3	Vesakh-Fest	
4	Schawuot-Fest	
5	Pfingsten	
6	Ramadan	
7	Sart-Thai-Tag	
8	Ramadanfest	
9	Rosch ha-Schana	

10	Divali-Fest	
11	Opferfest (Kurban Bayami)	
12	Weihnachten	

6. Die Zahl der zu betreuenden migrierten Menschen steigt. Das erfordert von den Pflegepersonen ein Grundwissen über die fünf Weltreligionen. Überprüfen Sie Ihr Wissen im nachfolgenden Quiz. Kreuzen Sie jeweils eine Antwort an. Sollten Sie in der anschließenden Auswertung nicht überall Lösungen gefunden haben, recherchieren Sie im Internet.

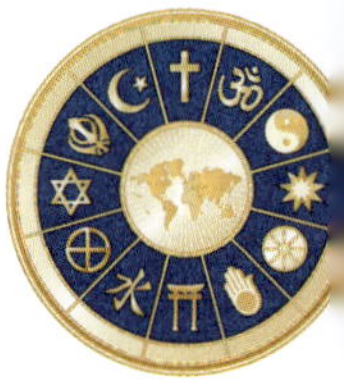

a) Welches Symbol steht für das Christentum?

- ▢ Halbmond
- ▢ Kreuz
- ▢ Davidstern

b) Wie nennt man die Bauwerke, in denen Hindus beten?

- ▢ Synagogen
- ▢ Kirchen
- ▢ Tempel

c) An welchem Ort soll Jesus zur Welt gekommen sein?

- ▢ in einem Wüstenzelt
- ▢ in einer Entbindungsklinik
- ▢ in einem Stall

d) An welchem Tag in der Woche ist im Judentum ein Tag der Ruhe?

- ▢ Samstag
- ▢ Mittwoch
- ▢ Sonntag

e) Was heißt „Christus" wörtlich übersetzt?

- ▢ das Lamm Gottes
- ▢ der Gesalbte
- ▢ der Gekreuzigte

f) Welches Fest wird am Ende des Ramadans gefeiert?

- ▢ Zuckerfest
- ▢ Freitagsfest
- ▢ Opferfest

g) Wie nennt man die Abspaltung der evangelischen Kirche von der katholischen Kirche?

- ▢ Restriktion
- ▢ Resorption
- ▢ Reformation

h) Wie heißt die älteste Religion, in der die Menschen nur an einen Gott glaubten?

- ▢ Judentum
- ▢ Christentum
- ▢ Islam

i) Was bedeutet „koscher"?

- ▢ schmackhaft
- ▢ rein
- ▢ merkwürdig

j) Wie viele Speichen hat das Rad des Lebens?

- ▢ 6 Speichen
- ▢ 12 Speichen
- ▢ 8 Speichen

k) In welchem Ort steht die Kaaba, das zentrale Heiligtum des Islams?

- ▢ Jerusalem
- ▢ Mekka
- ▢ Eilat

l) Welche Aussage ist eines der zehn Gebote?

- ▢ Du sollst Deinen Vater und Deine Mutter ehren
- ▢ Du sollst stets fleißig sein
- ▢ Du sollst beständig nach Selbstverwirklichung streben

m) Welche Pflicht gehört zu den fünf Säulen des Islams?

- ▢ nach Vollkommenheit streben
- ▢ achtmal täglich beten
- ▢ Almosen, Abgabe an die Armen

n) Welche drei Götter werden im Hinduismus verehrt?

- ▢ Artemis, Apollon, Hermes
- ▢ Brahma, Vishnu, Shira
- ▢ Anubis, Re, Isis

o) Lukas, Matthäus, Johannes sind drei der vier Evangelisten. Wie heißt der Vierte?

- ▢ Samuel
- ▢ Paulus
- ▢ Markus

p) Wie werden die Gruppen bezeichnet, in die die Hindus auch heute noch die Gesellschaft einteilt?

- ▢ Kaste
- ▢ Klasse
- ▢ Clique

q) Wo finden jüdische Gottesdienste statt?

- ▢ Tempel
- ▢ Synagoge
- ▢ Moschee

r) Wie heißt die Heilige Schrift des Islams?

- ▢ Pali-Kanon
- ▢ Tanach
- ▢ Koran

s) Welches ist das bedeutendste Fest der Christenheit?

- ▢ Weihnachten
- ▢ Ostern
- ▢ Pfingsten

t) Welches Gebet steht auf den Papierstreifen der Gebetsmühlen der Buddhisten?

- ▢ Amen
- ▢ Ave
- ▢ Om

7. Die Betreuung von zu Pflegenden mit Migrationshintergrund setzt Kenntnis und Beachtung fremder Normen und Werte voraus. Ergänzen Sie den Lückentext mit den vorgegebenen Begriffen und finden Sie heraus, ob die Aussage für jüdische oder muslimische Bewohnerinnen und Bewohner relevant ist.

Sabbat, Familie, rechten, Kopfbedeckung, fließendem, Flossen, Milch(-produkte), Mekka, Gebetszeit, Schweinefleisch, Gebete, Sabbat, Bartrasur, Ramadans, Käppchen, Rabbiners, stehendes, Schuppen, Männer, Körperwaschung, Entfernung, sterbende

Zutreffend für	Islam	Judentum
Kein Essen von Sonnenaufgang bis Sonnenuntergang während des ________ (für alte und kranke Menschen nicht zwingend vorgeschrieben).	▢	▢
Bei Sterbenden sollte der Besuch eines ________ ermöglicht werden.	▢	▢
Die ________ wird nicht nass, sondern immer trocken vorgenommen.	▢	▢
Vor jeder ________ sollte die Waschung von Gesicht, Ohren, Händen, Unterarmen und Füßen ermöglicht werden.	▢	▢
________ (vor allem Intimpflege) bei Frauen darf nur von weiblichen Pflegepersonen übernommen werden.	▢	▢
Gegessen wird immer mit der ________ Hand (wichtig beim Anrichten der Mahlzeiten).	▢	▢
Der ________ (Sonnabend) ist heilig und jegliche Arbeit ist verboten.	▢	▢
Bei der Körperpflege wird auf die regelmäßige ________ der Scham- und Achselbehaarung geachtet.	▢	▢
Es darf kein ________ verarbeitet und in Speisen angeboten werden.	▢	▢
Fleisch und ________ nicht zusammen auf einen Tisch stellen.	▢	▢
Die ________ Person darf in den letzten Stunden ihres Lebens nicht allein gelassen werden. In den meisten Fällen übernimmt die ________ die Versorgung während dieser Zeit.	▢	▢
Es dürfen nur Meerestiere zu Speisen verarbeitet werden, die ________ und ________ haben (kein Aal, keine Muscheln …).	▢	▢
Bettlägerige dürfen die vorgeschriebenen fünf ________ pro Tag auch sitzend oder liegend durchführen. Dabei den Betroffenen auf die rechte Seite und mit dem Gesicht Richtung ________ positionieren.	▢	▢
Frauen müssen ________ (Kopftuch) tragen.	▢	▢
Körperwaschung erfolgt unter „________" Wasser (Dusche oder bei Bettlägerigen Begießen, z. B. aus Krügen), kein „________" Wasser verwenden (Waschbecken).	▢	▢
Während dieser Zeit (________) erfolgt keine Körperpflege (außer in begründeten pflegerelevanten Fällen).	▢	▢
________ tragen immer Hut oder ________, auch zu Pflegende.	▢	▢

3. Lesen Sie das Fallbeispiel. Geben Sie Alternativen an, die es dem Ehepaar Müller erlauben, seine Sehnsucht nach Liebe und Sexualität zu leben.

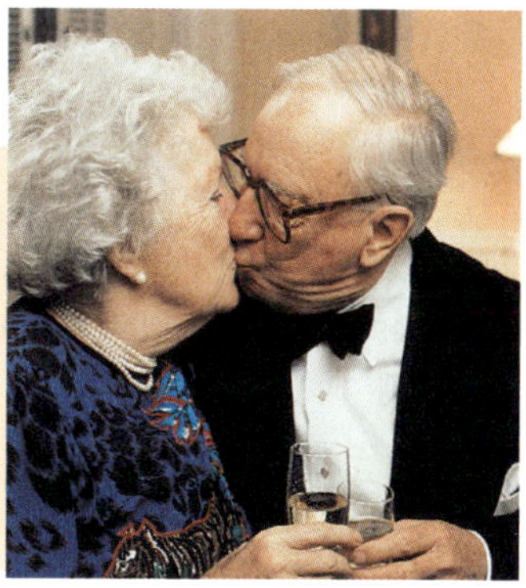

Das Ehepaar Hilde und Heinrich Müller lebt seit einem halben Jahr im Seniorenzentrum „Birkenhain" in einem Zweibettzimmer. Beide vermissen ihre vertraute Umgebung sehr und leiden unter der spürbaren Betriebsamkeit im Wohnbereich. Der Wunsch nach Austausch von Zärtlichkeiten und Liebkosungen ist bei beiden vorhanden. So schrecken die Beiden eines Nachmittags verschämt auf, als eine Pflegeperson, ohne anzuklopfen das Zimmer betritt und mitteilt, dass es gleich Abendessen gibt.

. Pflege von alten Menschen mit geistigen Behinderungen ist ein Thema, das zunehmend an Bedeutung gewinnt. Geben Sie Ursachen für den Anstieg der zu betreuenden älteren Menschen mit geistigen Behinderungen an.

0. Geben Sie Ursachen zur Entwicklung einer geistigen Behinderung an. Nutzen Sie dazu die vorgegebenen Silben, um die Lücken zu schließen.

Stür, krank, Encepha, Schwanger, somen, schaft, Früh, Infekt, fälle, Chromo, Röt, gifte, Drog

1. ______________ defekte
2. ______________ ionserkrankungen der Mutter, z.B. ______________ eln
3. Infektionser ______________ ungen des Kindes, z.B. ______________ litis
4. ______________ geburt
5. ______________ en während der ______________ schaft
6. Un ______________ oder ______________ ze während der Schwanger ______________
7. Umwelt ______________

11. Viele Senioreneinrichtungen sind noch nicht in ausreichendem Maße auf die Bedürfnisse von älteren Menschen mit geistigen Behinderungen eingerichtet. Welche Schwerpunkte sollten in den Pflegekonzepten der Einrichtungen Beachtung finden? Ergänzen Sie eigene Vorschläge.

Für Menschen mit geistigen Behinderungen müssen Möglichkeiten geschaffen werden, den letzten Lebensabschnitt nach ihren Bedürfnissen zu gestalten.

Dazu gehört:
Ausrichtung der Pflege auf größtmögliche Selbstständigkeit des Bewohners …

7.4 Wohnraum und -umfeld lebensweltorientiert gestalten sowie im Haushalt unterstützen

1. In der Tabelle finden Sie ein Gerüst mit Angaben zu Wohnformen im Alter. Vervollständigen Sie die Tabelle mithilfe der vorgegebenen Begriffe im Kasten.

> stationäre Wohneinrichtung, barrierefreie Anpassung, Senioren-WGs, Betreutes, ohne altengerechten, zusätzliche Betreuungsdienste, gemeinschaftlich genutzten Wohnung, altengerechte

Wohnformen im Alter	Merkmal
Eigene Wohnung	häufigste Wohnform, Wohnen in vertrauter Umgebung ___ ___ Umbau
___ Wohnung	seniorengerechte, ___ der Wohnung an spezielle Bedürfnisse im Alter
___ Wohnen	Wohnen in eigener, altengerecht angepasster Häuslichkeit mit der Möglichkeit, ___ in Anspruch zu nehmen
___	Leben in einer seniorengerecht angepassten, ___ ___, in der jeder, neben den gemeinschaftlich genutzten Bereichen, eigenen Wohnraum hat; ggf. Nutzung von Betreuungsdiensten
Pflegeheim	___, die die hauswirtschaftliche und pflegerische Versorgung alter schwer kranker Menschen und Menschen mit Behinderungen ermöglicht

2. Arbeiten Sie Vor- und Nachteile der angegebenen Wohnformen heraus. Vergleichen Sie im Unterrichtsgespräch.

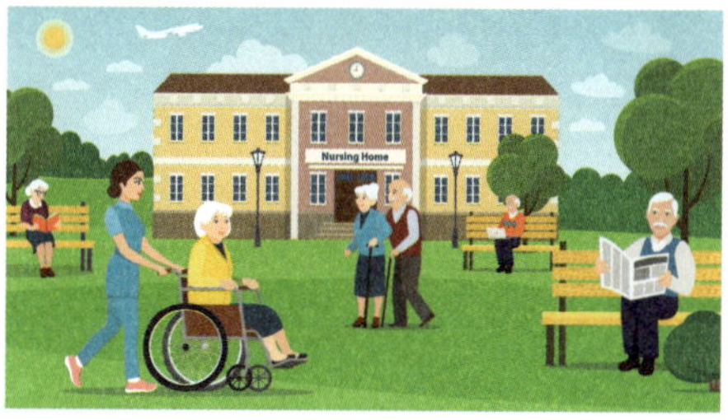

Eigene Wohnung

Vorteile: ___

Nachteile: ___

Betreutes Wohnen

Vorteile: ___

Nachteile: ___

Senioren-WGs

Vorteile: ___

Nachteile: ___

Stationäre Altenpflegeeinrichtung

Vorteile: ___

Nachteile: ___

3. Für Menschen mit Behinderungen gibt es zusätzlich zu den in Aufgabe 1 erarbeiteten Wohnformen weitere Möglichkeiten des Wohnens. Tragen Sie diese anhand Ihrer praktischen Erfahrungen und ggf. unter Nutzung externer Quellen, z. B. Internet, zusammen.

4. Lesen Sie das Fallbeispiel. Welche Anpassungen wären im Fall von Frau Friedrich nötig bzw. empfehlenswert? Erstellen Sie eine Liste.

Frau Friedrich ist seit einer Oberschenkelamputation auf den Rollstuhl angewiesen. Seit drei Wochen hat sie nun eine Einstufung in den Pflegegrad 2. Ihre Parterrewohnung in einem Mehrfamilienhaus ist über eine Treppe vor dem Haus erreichbar. Die Wohnung soll nun an die neuen Gegebenheiten angepasst werden.

Zugang zur Wohnung

Küche

Toilette/Bad

Wohnzimmer/Schlafzimmer/Balkon

5. Um Stürze in der häuslichen Umgebung zu vermeiden, sollten Stolperfallen rechtzeitig erkannt und beseitigt werden. Benennen Sie die in der Abbildung dargestellten Gefahrenpunkte.

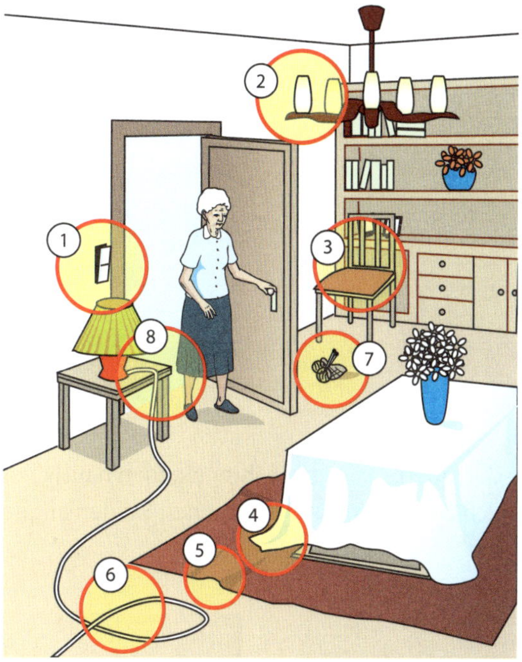

① ______________________________

② ______________________________

③ ______________________________

④ ______________________________

⑤ ______________________________

⑥ ______________________________

⑦ ______________________________

⑧ ______________________________

6. Entwerfen Sie die „ideale" alten- und behindertengerechte Wohnanlage. Welche Faktoren, bezogen auf die Wohnungen bzw. das Umfeld, sollten unbedingt bedacht werden? Versuchen Sie, Kriterien von A – Z zu benennen (... zugegeben, für „X" und „Y" ist es wirklich schwer, etwas zu finden).

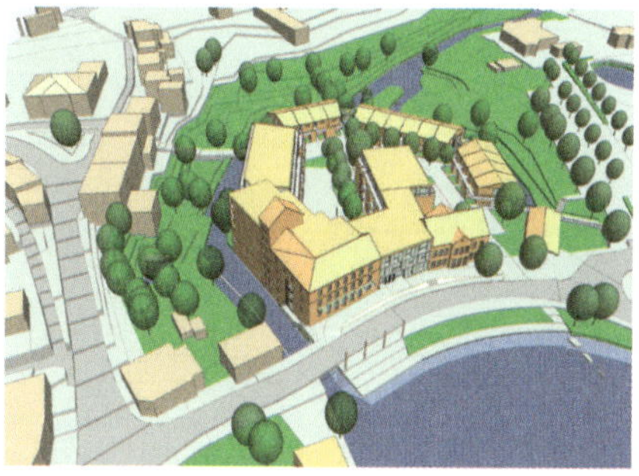

A ______________________________

B ______________________________

C ______________________________

D ______________________________

E ______________________________

F ______________________________

G ______________________________

H ______________________________

I ______________________________

J ______________________________

K ______________________________

L ______________________________

M ______________________________

N ______________________________

O ______________________________

P ______________________________

Q ______________________________

R ______

S ______

T ______

U ______

V ______

W ______

X ______

Y ______

Z ______

7. Ihr Tätigkeitsbereich umfasst auch die Betreuung von pflegebedürftigen Personen in ihrer eigenen häuslichen Umgebung. Dabei fallen mitunter auch Aufgaben aus dem Bereich „Haushaltshilfe" an. Ordnen Sie den angegebenen Schwerpunkten konkrete Haushaltsaufgaben zu.

Reinigung der Wohnung

______

______

______

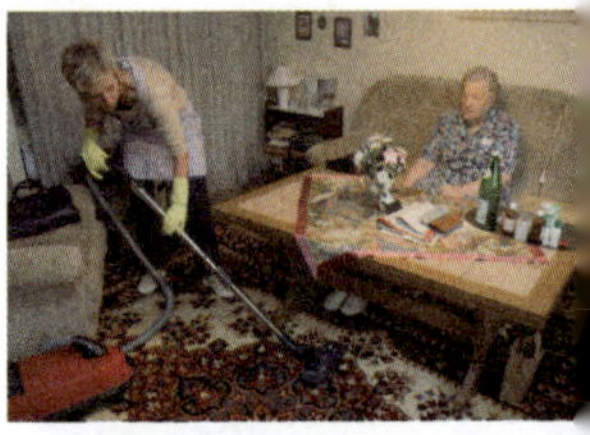

Reinigung des Sanitärbereichs

______

______

______

______

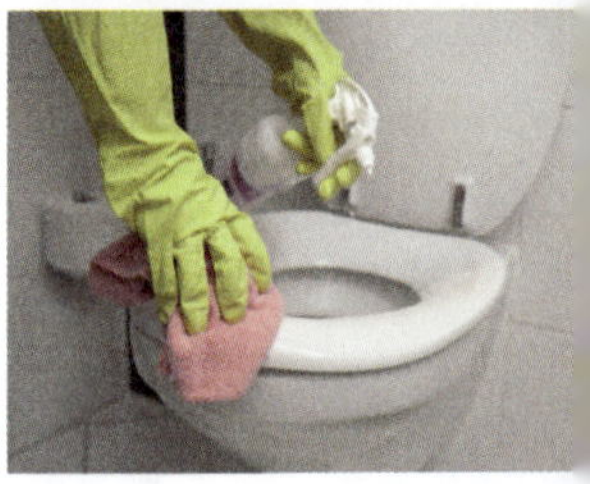

Kleidungs- und Wäschepflege

______

______

______

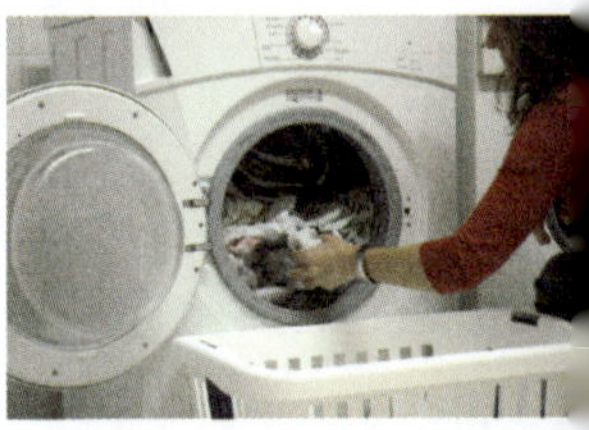

Nahrungszubereitung

______

______

______

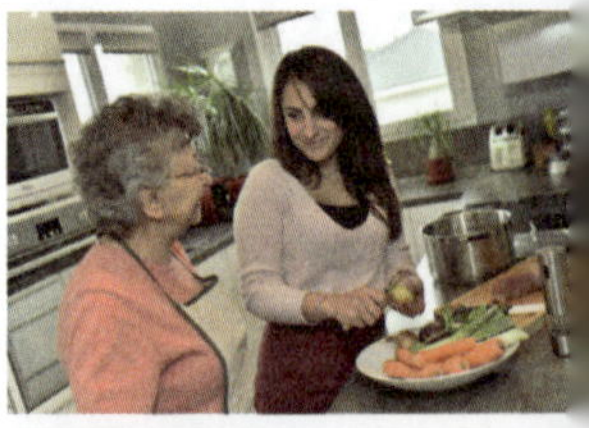

Sonstiges (Individuelle Beantwortung)

______

______

______

______

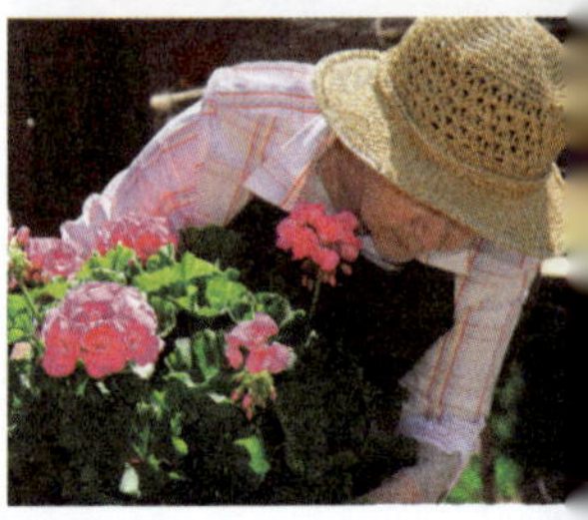

3. Die Tabelle zeigt häufige Quellen für Bakterienansammlungen im Haushalt auf. Geben Sie für jedes Beispiel Vorschläge zur Vermeidung an.

Quellen für Bakterien-anhäufungen im Haushalt	Tipps für deren Vermeidung
Reinigungstücher, Küchenschwämme	
Sanitärräume mit hoher Luftfeuchtigkeit	
Kühlschrank	
Toilettenbecken	
Küche/Arbeitsflächen	

4. Nennen Sie Gründe, die eine selbstständige Haushaltsführung beeinträchtigen können.

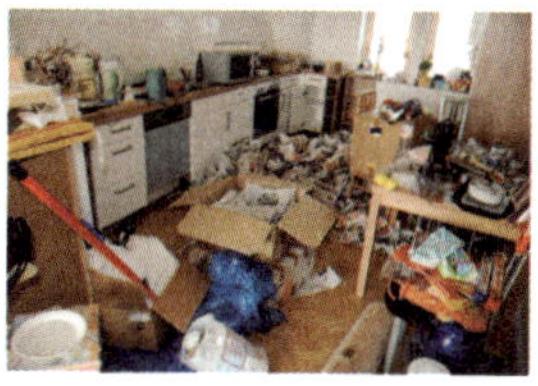

7.5 Beschäftigungs-, Bildungs- und Freizeitangebote als Möglichkeit der Tagesstrukturierung kennen

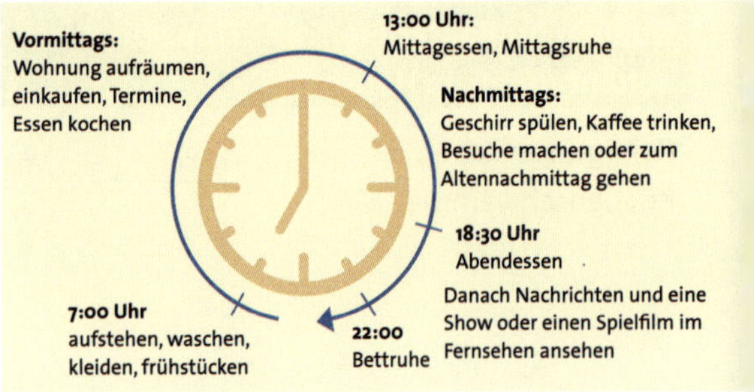

1. Die meisten Menschen haben eine regelmäßige, mitunter fast rituelle Tagesstruktur. Bei Pflegebedürftigkeit und daraus evtl. resultierender Versorgung in stationären Pflegeeinrichtungen kommt es bei vielen zu einschneidenden Veränderungen im gewohnten Tagesablauf. Die Beibehaltung eines strukturierten Tagesablaufs ist daher von großer Bedeutung, um Orientierung und Sicherheit zu gewährleisten. In der oberen Abbildung ist der Tagesablauf einer älteren Dame in ihrer eigenen Wohnung erkennbar. Stellen Sie analog zu diesem Beispiel den Tagesablauf eines alten Menschen in seiner gewohnten Häuslichkeit dar (können z.B. auch die Großeltern sein) und ein Beispiel für den Tagesablauf eines Bewohners in einer Pflegeeinrichtung. Vergleichen Sie die Ergebnisse im Unterrichtsgespräch.

Tagesablauf von ______________________________ in der eigenen Wohnung/Haus

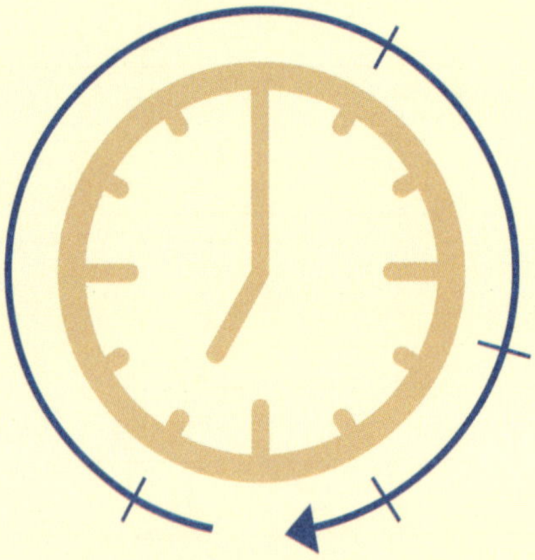

Tagesablauf von ______________________________ in einer stationären Reha-/Pflegeeinrichtung

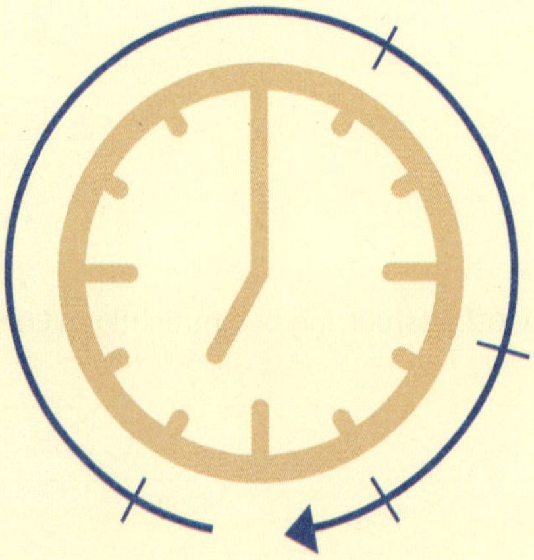

2. Entwerfen Sie einen Wochenplan mit tagesstrukturierten Maßnahmen. Bedenken Sie Aktivitäts- und Ruhezeiten. Nutzen Sie Ihre Praxiserfahrungen.

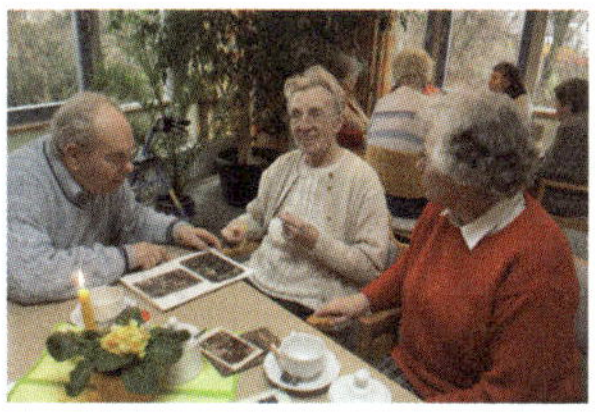
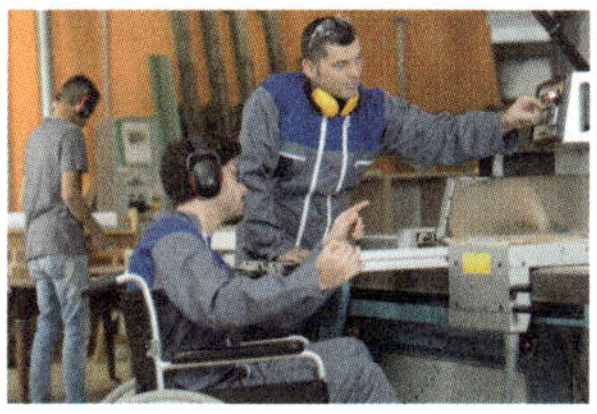
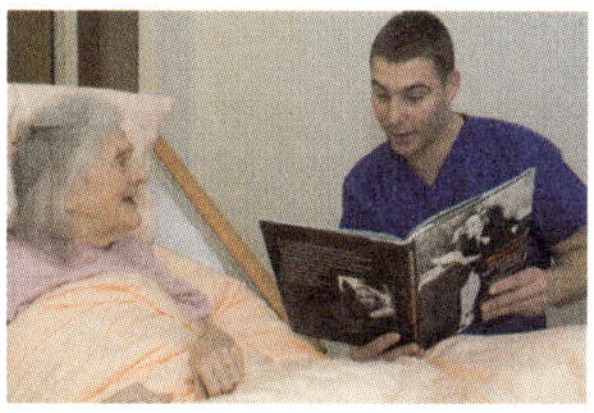
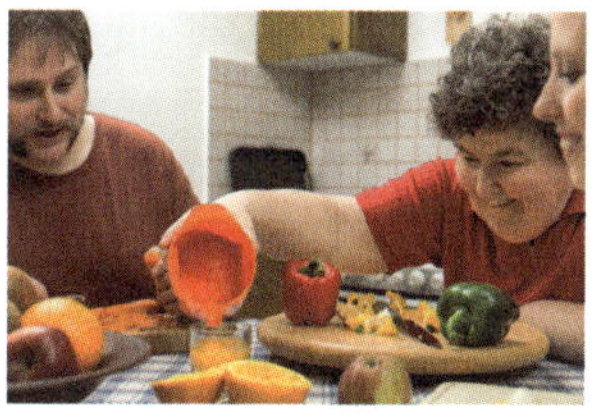

Zeit	Montag	Dienstag	Mittwoch	Donnerstag	Freitag	Samstag	Sonntag
Frühstück							
Mittagessen							
Kaffe- / Teestunde							
Abendessen							

3. Die tagesstrukturierten Angebote müssen sorgfältig geplant und ausgewählt werden, um einen reibungslosen Verlauf zu gewährleisten und um allen Teilnehmer/-innen das Gefühl einer sinnvollen Lebensgestaltung zu geben. Erarbeiten Sie allgemeine Planungskriterien zu den vorgegebenen Stichpunkten.

	Planungskriterien
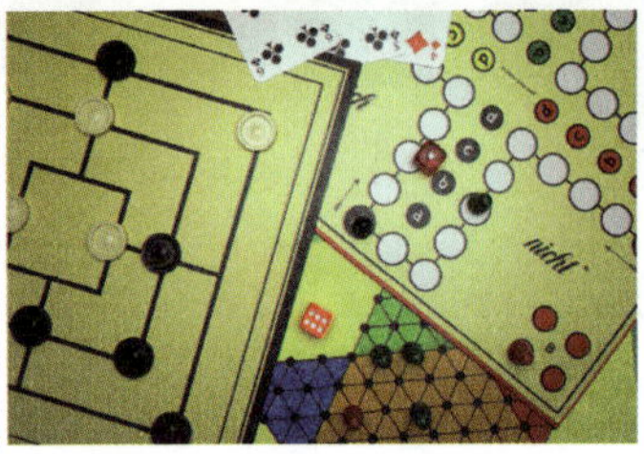	Vorüberlegungen
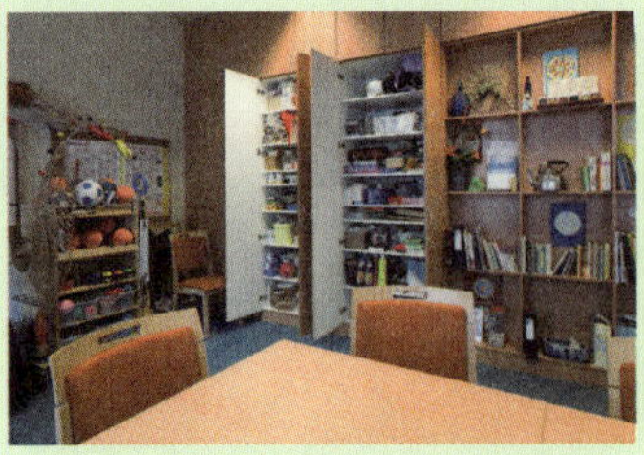	Vorbereitung 1. Sachbezogene Vorbereitung 2. Personenbezogene Vorbereitung
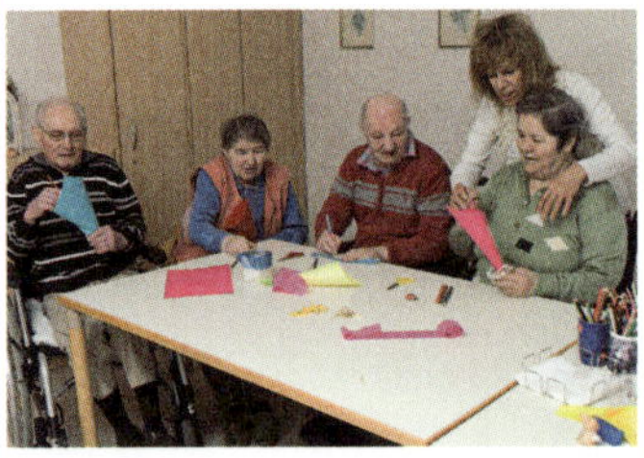	Durchführung
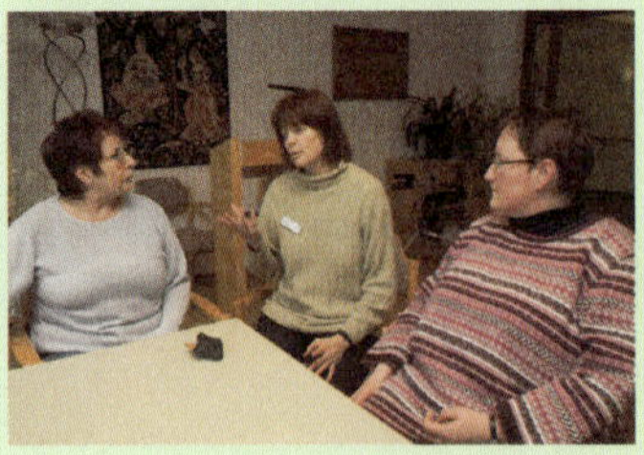	Nachbereitung, Auswertung

4. Finden Sie im Suchworträtsel 16 Aktivierungsangebote und ordnen Sie diese anschließend den Beschäftigungsbereichen zu. (ä = ae, ö = oe, ü = ue, ß = ss, → ↓ ↘)

C	E	R	Q	W	B	N	H	A	R	K	E	N	S	A	Q	R	T	I	U	Z	T
M	C	S	Z	D	F	R	T	E	K	A	Q	S	D	E	Y	S	R	T	X	A	K
D	W	A	E	S	C	H	E	P	F	L	E	G	E	V	F	R	E	G	I	Z	A
N	M	T	I	N	A	S	R	C	Y	D	E	T	A	E	T	Q	C	I	V	R	R
S	C	F	T	W	I	Q	R	T	Z	U	I	O	S	N	B	G	T	E	R	E	T
P	I	V	U	S	H	O	E	R	B	U	E	C	H	E	R	A	W	S	Q	C	E
R	S	N	N	Q	W	E	R	C	V	G	T	Z	T	R	L	Y	S	S	E	A	N
I	X	S	G	W	R	B	N	E	V	D	W	Q	A	S	Y	A	E	E	R	T	S
C	N	H	E	E	Y	B	H	A	N	D	A	R	B	E	I	T	E	N	N	M	P
H	X	S	N	W	N	C	D	E	R	G	Y	B	G	T	F	T	X	S	D	R	I
W	B	N	M	Z	T	R	U	I	O	C	Y	A	S	E	R	T	Z	B	N	M	E
O	A	S	W	D	F	R	E	W	S	A	W	M	V	B	N	H	T	T	C	S	L
E	X	C	D	D	R	U	C	K	T	E	C	H	N	I	K	E	N	Q	A	A	E
R	V	F	G	T	Z	U	R	O	G	Y	C	D	E	A	W	F	G	H	J	N	X
T	C	D	F	T	U	E	Y	C	X	B	R	E	T	T	S	P	I	E	L	E	Z
E	B	N	M	J	Z	K	L	H	O	U	Z	T	R	S	Y	T	X	C	D	E	T
R	H	M	U	S	I	Z	I	E	R	E	N	H	T	R	D	C	I	C	B	N	H
W	Q	C	A	D	E	R	T	N	B	H	J	H	Z	U	I	I	N	K	M	K	J

Medienangebote

____

____

Gedächtnistraining

____

____

Angebote aus dem musikalischen Bereich

____

____

Spielen

____

____

Haushaltsnahe Beschäftigungen

____

____

Gesundheitsfördernde Angebote

____

____

Angebote aus dem Gartenbereich

____

____

Werken und Gestalten

____

____

5. Die Orientierung an der Biografie ist bei der Auswahl von Angeboten sehr wichtig. Lesen Sie dazu die drei Fallbeispiele. Mit welchen Aktivierungsangeboten könnte man das Interesse der jeweiligen Seniorinnen und Senioren wecken? Geben Sie Vorschläge an.

Herr Schmidt, 84 Jahre, war bis zum Heimeinzug ein begeisterter Gärtner und Handwerker. Bis zum 70. Lebensjahr spielte er in der Altherren-Mannschaft seiner Gemeinde Fußball.

Frau Mangelsdorf, 88 Jahre, wuchs in guten Verhältnissen auf und hatte schon als junges Mädchen großes Interesse an Musik und Literatur.

Frau Borek, 92 Jahre, hat durch die Kriegszeiten nie einen richtigen Beruf erlernen können. Sie blieb Hausfrau und kümmerte sich um ihre drei Kinder. Eine große Leidenschaft neben dem Gärtnern war das Nähen.

6. Gesang spielt im Leben vieler Menschen eine große Rolle. Erstaunt stellt man immer wieder fest, wie textsicher viele Lieder von älteren Menschen vorgetragen werden können. Erarbeiten Sie eine Zusammenstellung (je 7 Lieder) bedeutender

- Volkslieder/Schlager
- Kinderlieder
- Weihnachtslieder

Nutzen Sie das Wissen der Seniorinnen und Senioren und befragen Sie sie im nächsten Praxiseinsatz. Tauschen Sie Ihre Ergebnisse im Unterricht aus.

Volkslieder/Schlager	Kinderlieder	Weihnachtslieder

7. Sie sind beauftragt, in der Tagespflege „Sonnenschein" ein Angebot aus dem Bereich „Seniorengymnastik" mit drei demenzerkrankten Tagesgästen durchzuführen. Eine Dame sitzt im Rollstuhl, die anderen beiden Tagesgäste haben ihren Rollator an der Seite des Zimmers abgestellt und nehmen auf den bereitgestellten Stühlen Platz.

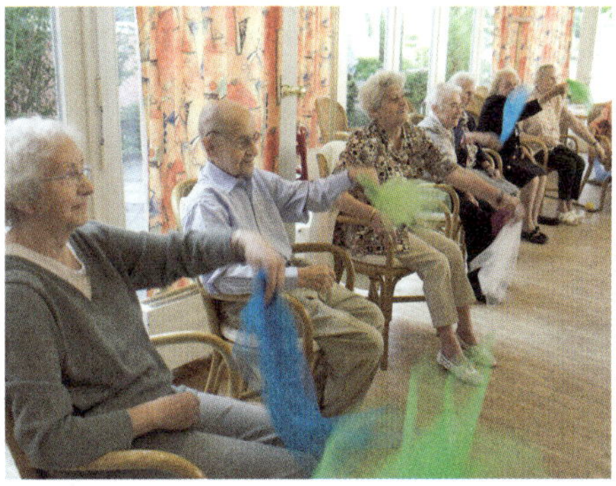

a) Entwickeln Sie ein Übungsprogramm mit einfachen und verständlichen Anleitungen. Geben Sie dabei auch an, ob Sie Sportgeräte oder andere Hilfsmittel anwenden werden. Die Aktivierung soll für zehn Minuten geplant werden.

b) Stellen Sie Ihre Vorschläge im nächsten Unterricht in Form eines Rollenspiels vor.

c) Welche Körperregionen wurden in Ihrem Übungsprogramm speziell aktiviert?

8. Welche Ziele können mit einer regelmäßig durchgeführten Seniorengymnastik erreicht werden?

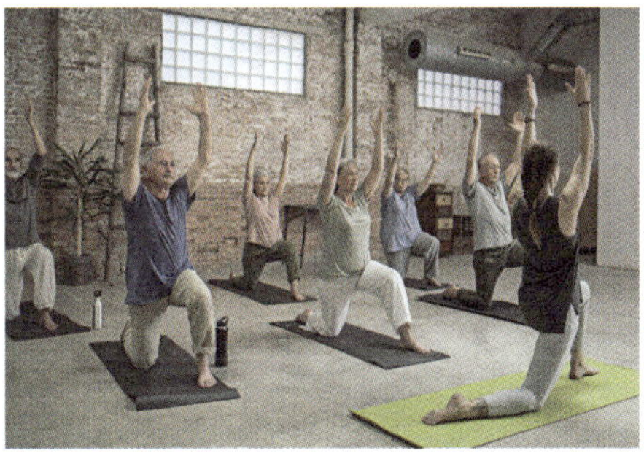

9. Eine Form der Aktivierung ist das Spielen. Es gibt Menschen, die ausgesprochen gern spielen und die kaum motiviert werden müssen. Auf der anderen Seite gibt es Personen, die eher „Spielmuffel" sind und das Spielen als „Kinderkram" empfinden. Nennen Sie eine kleine Auswahl an Spielen, die von Kindern und Erwachsenen mit Förderbedarf sowie von Seniorinnen und Senioren gern gespielt werden.

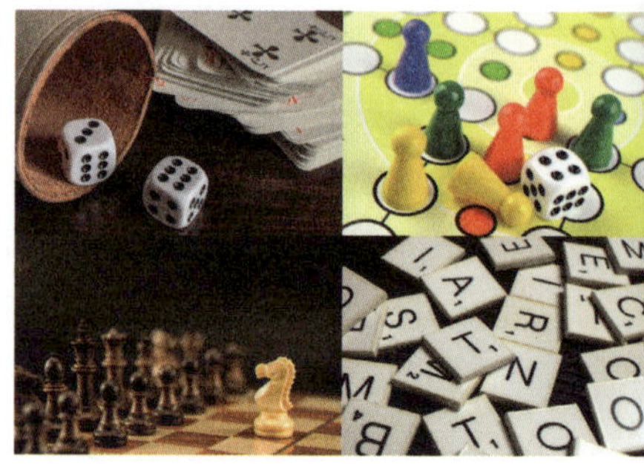

10. Welche Besonderheiten weisen senioren- und behindertengerechte Spiele auf?

11. Ein Beispiel für Gedächtnistraining ist das Ergänzen von Sprichwörtern. Kennen Sie die Sprichwörter? Vervollständigen Sie.

Was Hänschen nicht lernt, ______________________.

______________________ nicht weit vom Stamm.

Ein Unglück ______________________.

Ein blindes Huhn ______________________.

______________________ muss fühlen.

Eine Krähe hackt ______________________.

______________________ so liegt man.

Ist die Katze aus dem Haus, ______________________.

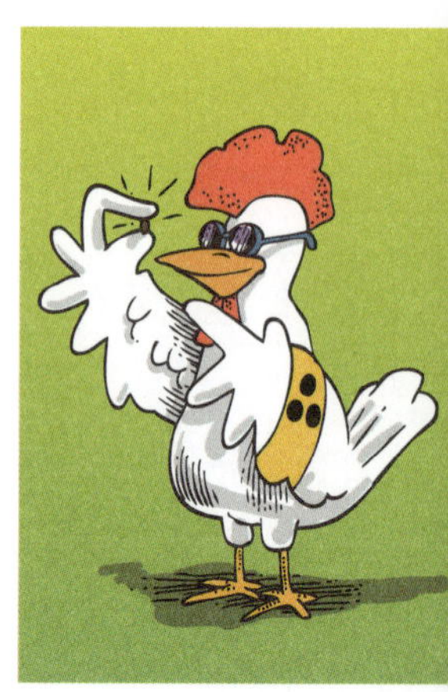

12. Eine Methode, die speziell für Demenzkranke entwickelt wurde, ist die sogenannte 10-Minuten- Aktivierung. Einfache, vertraute Gegenstände sollen Erinnerungen wecken. Dazu werden themenspezifische Sammlungen zusammengestellt. „Füllen" Sie fünf Kartons mit passenden Materialien (je sechs verschiedene Dinge). Orientieren Sie sich an dem vorgegebenen Beispiel.

Thema Schule

Bleistift, Kreide, Schulheft,
Füller, Lineal

Thema Kindheit

____
____
____
____

Thema Haushalt

____
____
____
____

Thema Weihnachten

____
____
____
____

Thema Garten

____
____
____
____

Thema Heimwerker

____
____
____
____

13. Ergänzen Sie den Lückentext zum Thema „Basale Stimulation"®. Nutzen Sie dazu die vorgegebenen Begriffe.

Initialberührung, Schlaganfall, Orientierung, Demenzkranken, Körpergefühl, Stimulation, Körperwahrnehmung, Basalen Stimulation®

Basale Stimulation® ist ein Konzept zur Aktivierung der ______________________. In der Pflege findet es vor allem bei ______________________ und bei Pflegebedürftigen nach einem ______________________ mit schweren neurologischen Beeinträchtigungen Anwendung. Durch gezielte ______________________ wird versucht, das ______________________ des Betroffenen zu sich selbst und zu seiner Umgebung zu verbessern. Große Bedeutung hat dabei die ______________________, die Beginn und Abschluss der ______________________ anzeigt und der ______________________ und des Sicherheitsgefühls des Betroffenen dient.

14. Die Angebote der Basalen Stimulation® können verschiedene Sinne aktivieren. Geben Sie an, welche Sinne jeweils aktiviert werden, und ergänzen Sie die Tabelle durch selbst gewählte Beispiele für Stimulationsangebote.

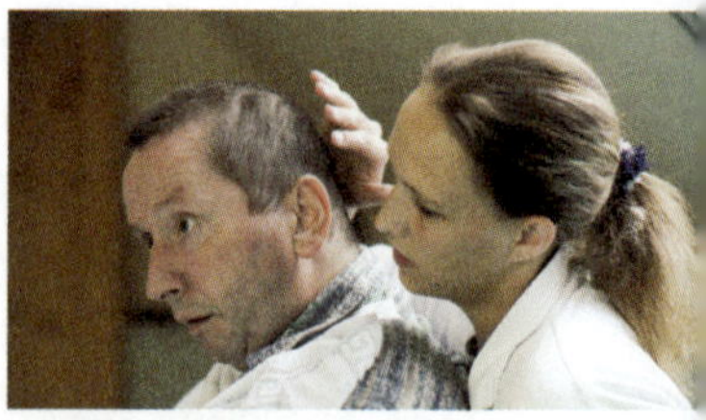

Fachbezeichnung	Erläuterung	Beispiele
Somatische Stimulation	Aktivierung durch ______	______
Taktil-haptische Stimulation	Aktivierung durch ______	______
Vibratorische Stimulation	Aktivierung durch ______	______
Auditive Stimulation	Aktivierung durch ______	______
Vestibuläre Stimulation	Aktivierung durch ______	______
Gustatorische/ orale Stimulation	Aktivierung durch ______	______
Olfaktorische Stimulation	Aktivierung durch ______	______
Visuelle Stimulation	Aktivierung durch ______	______

7.6 Biografiearbeit im pflegerischen Handeln einbeziehen (leisten)

1. Befragen Sie im nächsten Praxiseinsatz zwei zu Pflegende in Ihrem Bereich (aus Datenschutzgründen nur mit X bzw. Y bezeichnet) zu ihren wichtigsten Erlebnissen in den vier Phasen einer Biografie (Kindheit, Jugendzeit, Erwachsenenalter, Ruhestand). Notieren Sie Ihre Ergebnisse. Vergleichen Sie diese im Unterrichtsgespräch. Gibt es Parallelen zu Ihren Erinnerungen an Kindheit und Jugendzeit? Worin bestehen Unterschiede?

2. Neben den Lebensphasen kann eine Biografie auch nach den Lebensbereichen aufgearbeitet werden. Erarbeiten Sie einen Fragenkatalog zu den einzelnen Bereichen, um gezielte Antworten zu erhalten.

Wohnen 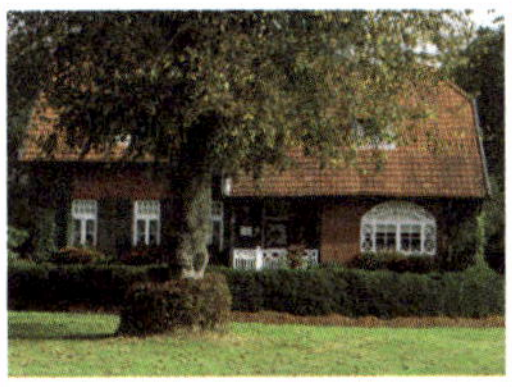	
Arbeit 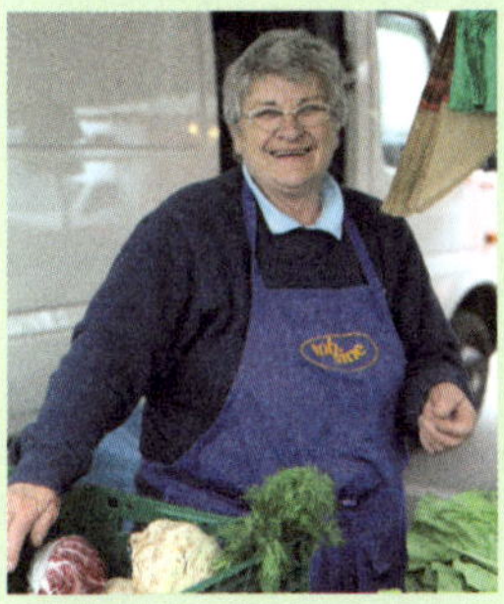	
Freizeit 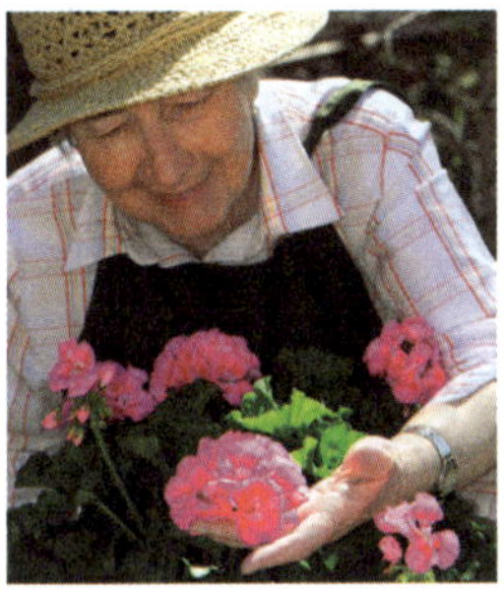	
Bildung 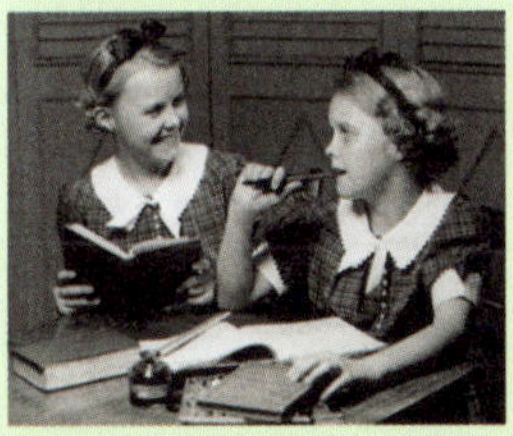	

3. Die Nutzung verschiedener Materialien (Fotos, alte Werkzeuge, Haushaltsgegenstände, Landkarten u. a.) erweist sich in der Biografiearbeit als sehr hilfreich, um Erinnerungen auszulösen und darüber zu sprechen. Im nachfolgenden Beispiel zeigt der Senior Herr Kunze mithilfe einer Karte Stationen seines Lebenswegs bezogen auf Wohnorte auf.

a) Markieren Sie in der Karte, wo sich diese Orte befinden.

geboren am 25.11.1932 in Stettin, heute Szczecin (Polen)

nach dem Krieg (1945) Unterkunft bei Verwandten in Erfurt

1958 Umzug nach Würzburg, Hochzeit und Geburt der Tochter

1965 berufsbedingter Umzug nach Nürnberg und Geburt des Sohnes

2006 Tod der Ehefrau, Umzug nach Bremen in eine Wohnung in der Nähe der Tochter

2015 nach Schlaganfall Einzug in das Pflegeheim „Sonnenhof" in Bremen

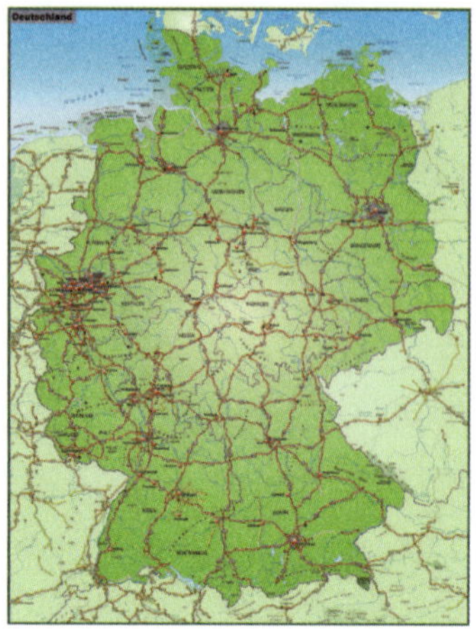

b) Erarbeiten Sie ein zweites Beispiel, indem Sie eine zu Pflegende/einen zu Pflegenden Ihres Praxisbereichs nach den Stationen im Lebensweg (bezogen auf Wohnorte) befragen. Nutzen Sie beim Gespräch eine größere Karte und tragen Sie anschließend Ihre Ergebnisse im Arbeitsheft ein.

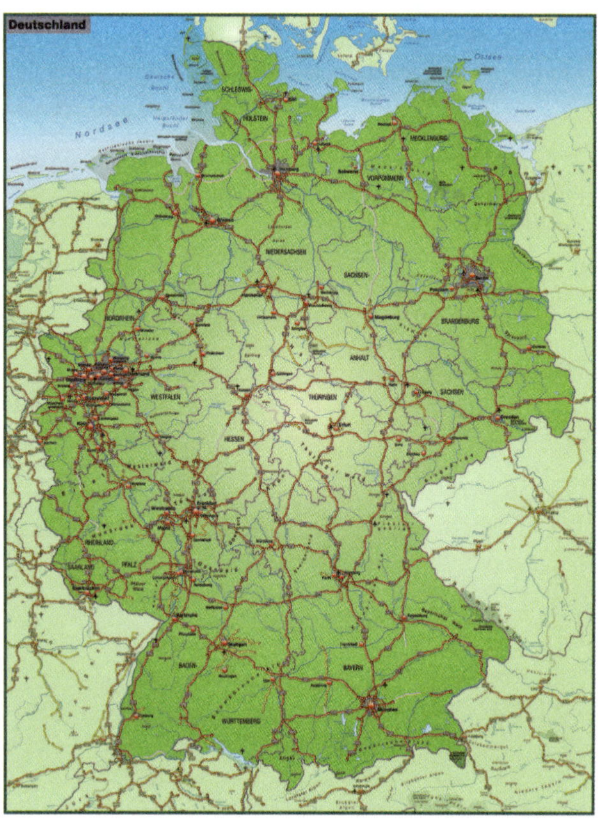

Stationen im Leben von Frau/Herrn X

4. Ein Biografiebogen in der Pflegedokumentation enthält eine Vielzahl von biografierelevanten Daten. Einen kleinen Auszug finden Sie in der Übersicht. Füllen Sie die Fragen einmal aus Ihrer Sicht und einmal aus der Sicht einer zu betreuenden Person in Ihrem Praxisbereich aus. Vergleichen Sie die Einträge im Unterrichtsgespräch.

	Antworten der zu betreuenden Person	Antworten der Auszubildenden
Essen – Lieblingsessen – Abneigungen		
Liebe/Heirat/Geburt – positive Erinnerungen – negative Erinnerungen		
Vorlieben/Abneigungen im täglichen Leben		

5. Frau Tuchel lebt in einer 2-Zimmer-Wohnung in der ersten Etage eines Mehrfamilienhauses am Stadtrand von Hannover. Täglich wird sie zweimal vom ambulanten Pflegedienst „Sonnenschein" aufgesucht und gepflegt. Lesen Sie das Fallbeispiel von Frau Tuchel und tragen Sie anschließend die biografierelevanten Daten in den Biografiebogen auf Seite 208 ein.

Frau Erna Tuchel wurde am 22.05.1938 in Gütersloh als Jüngste von vier Geschwistern geboren. Ihr Vater arbeitete als Anwalt, die Mutter war Hausfrau. Frau Tuchel hat ihre Kindheit in sehr angenehmer Erinnerung. Ihre drei Schwestern leben leider nicht mehr. Nach der Ausbildung heiratete sie ihren Mann Karl, der vor 12 Jahren an einem Herzinfarkt verstarb. Noch heute spricht sie gern über die gemeinsamen Jahre mit ihm. Sie hat zwei Kinder, Sohn Rolf, der in München lebt und sie immer zu den Feiertagen besucht und Tochter Franziska, die auch in Hannover lebt und wöchentlich zweimal bei ihr vorbeischaut. Frau Tuchel hatte einen großen Freundeskreis, der in den letzten Jahren auf zwei Schulfreundinnen schrumpfte. Noch heute treffen sie sich einmal im Jahr. Dieses Treffen bedeutet ihr sehr viel.
Als ehemalige Deutsch- und Geschichtslehrerin liest sie noch immer sehr gern und ist auch am aktuellen Zeitgeschehen interessiert. Sie nutzt die Zeit nach dem Frühstück, um ausgiebig die Tageszeitung zu lesen. Dazu braucht sie allerdings ihre Brille, da ihr Sehvermögen eingeschränkt ist.
Durch eine fortgeschrittene Arthrose in den Kniegelenken fällt ihr das Laufen zunehmend schwerer. Deshalb nutzt sie häufig einen Rollator. Sie bedauert das sehr, da sie früher sehr sportlich war und sich in einer Gymnastikgruppe bis zu ihrem 75. Lebensjahr fit hielt. Auch heute noch nimmt sie an den Sportveranstaltungen teil.
Durch die Schmerzen in den Kniegelenken hat sie oft Probleme beim Ein- und Durchschlafen. Daher schaut sie meist lange fern, um sich von dem Problem abzulenken und sich „müde" zu sehen. Sie mag dann nicht vor 8.00 Uhr geweckt werden. Bei der Körperpflege freut sie sich, wenn sie von der Pflegefachperson Frau Salman, ihrer Bezugspflegerin, betreut wird. Sie findet es sehr angenehm, gemeinsam mit ihr die tägliche Garderobe zusammenzustellen, denn ansprechend gekleidet zu sein, ist für sie sehr wichtig. Von männlichen Pflegern möchte sie nicht gewaschen werden.

Biografiebogen des ambulanten Pflegedienstes „Sonnenschein“	
Name: ______	Vorname: ______
Geburtsdatum: ______	Geburtsort: ______
Eltern (Beruf) Vater: ______	Mutter: ______
Geschwister: ______	
Eigene Familie (verheiratet/verwitwet/geschieden und Kinder): ______ ______ ______ ______ ______	
Beruf: ______	
Kontaktpersonen/Freundeskreis: ______ ______ ______ ______ ______	
Hilfsmittel: ______	
Hobbys/Beschäftigungen, Interessen früher: ______ ______ heute: ______ ______	
Gewohnheiten im Tagesablauf: ______ ______	
Gewohnheiten bei der Körperpflege und Bekleidung: ______ ______ ______ ______ ______	